DRG 支付方式下
临床检验项目
选择手册

DRG ZHIFU FANGSHI XIA LINCHUANG
JIANYAN XIANGMU XUANZE SHOUCE

赵友云　刘光忠　倪 维　韩竖霞　赵 妍 ◎ 主编

U0232687

长江出版传媒
湖北科学技术出版社

图书在版编目（CIP）数据

DRG 支付方式下临床检验项目选择手册／赵友云等主编 . 一武汉：湖北科学技术出版社，2023.11（2024.1 重印）

ISBN 978-7-5706-2821-6

Ⅰ . ① D… Ⅱ . ①赵… Ⅲ . ①临床医学—医学检验—手册 Ⅳ . ① R446.1-62

中国国家版本馆 CIP 数据核字（2023）第 154888 号

策　划：冯友仁	责任校对：秦　艺
责任编辑：张荔菲	封面设计：张子容

出版发行：湖北科学技术出版社

地　　址：武汉市雄楚大街 268 号（湖北出版文化城 B 座 13—14 层）

电　　话：027-87679468　　　　　　　　邮　　编：430070

印　　刷：武汉图物印刷有限公司　　　　　邮　　编：430071

787×1092　　　1/32	15.25 印张	528 千字
2023 年 11 月第 1 版		2024 年 1 月第 2 次印刷
定　价：55.00 元		

（本书如有印装问题，可找本社市场部更换）

《DRG支付方式下临床检验项目选择手册》
编　委　会

主　审　李晓东

主　编　赵友云　刘光忠　倪　维　韩竖霞　赵　妍

副主编　张凡雄　蔡望喜　李　波　李玉桃　王　飞　王汉敏
　　　　王江平　周立勤

编　委　（按姓氏笔画排序）
　　　　王　玉　王　娇　王冰清　王兴兰　王艳秋　王原野
　　　　毛馨迪　尹　谧　邓　星　邓嘉慧　甘　甜　艾俊杰
　　　　古扎力努尔买提沙　龙思洁　卢　哲　卢艾婧怡
　　　　卢振华　叶肖慕　朱　燕　邬幸梓　刘　帅　刘　念
　　　　刘　玲　刘小园　汤　伦　孙　攀　孙玉良　严　翼
　　　　杜雪仪　李　尧　李　玲　李　勍　李　婧　杨　柳
　　　　肖萍萍　吴晓曼　邱梦琪　何志阳　余　倩　邹玉寅
　　　　沈　花　张迎亚　张建雪　张越瀚　陈　欣　陈丹妮
　　　　陈凤萍　陈家良　邵红玲　林晓娟　卓　奇　明安萍
　　　　易天骄　罗马一杰　周立勤　周俊豪　郑　毅　赵　丹
　　　　赵　娜　胡晶晶　饶　珺　秦　昊　唐碧珺　黄　洁(大)
　　　　黄　洁(小)　黄　琴　梅丽萍　喻　超　童　菲　曾令帅
　　　　雷　倩　谭　婕

前　　言

为全面落实国务院办公厅印发《关于进一步深化基本医疗保险支付方式改革的指导意见》中提出的"全面推行以按病种付费为主的多元复合式医保支付方式"和中共中央、国务院印发《关于深化医疗保障制度改革的意见》中提出的"建立管用高效的医保支付机制"的改革任务，2021年底国家医疗保障局下发了《关于印发DRG/DIP支付方式改革三年行动计划的通知》，明确到2025年底按疾病诊断相关分组（DRG）/按病种分值付费（DIP）支付方式覆盖所有符合条件的开展住院服务的医疗机构。推广DRG/DIP支付方式改革，是撬动医疗保障和医疗服务高质量发展的重要支点，也让医院检验科的关注点从"项目"转变为"疾病"，更多地注重检验科作为学科的核心价值，回归诊断初心。

随着临床医学、材料科学、信息及人工智能技术的不断进步，越来越多的检验指标被开发、引入临床诊断的过程。它们在临床活动中发挥着日趋重要的作用，影响着60％～80％的临床决策。尤其是近来"精准医疗""个体化医疗"等概念的提出，使检验医学走上了个体与特定临床治疗配套的道路，直接参与并指导临床的具体实践，被赋予了不可替代的作用。所以，检验项目的合理选择与应用也是临床专病诊治路径的重要支撑，这也要求检验结果具有高效性、准确性和经济性。只有重点挖掘检验项目在临床专病诊治中的意义、规范各项检验项目在临床路径中的应用，才能充分发挥检验医学学科的内涵价值。

本书旨在帮助读者打破既定的"实验室指标/疾病"的拘束和思维定式，从另一个角度看待临床专病。我们选择了1000余种国家卫生健康委员会颁布的重点病种，像编写"词典"一样，顺藤摸瓜，层层递进，提供清晰的住院必需和可选检验项目。同时，我们从临床实用角度，系统、灵活地理解和运用常用临床医学诊断国际疾病分类（ICD）编码，供临床医生参考、选择，以利于临床医生对各类系统疾病进行准确诊断、个体化用药、靶向治疗及分析药物有效性等。

本书的编写集中了湖北中医药大学及其附属医院内一批权威的专家学者、资深的骨干员工，主要读者为广大的临床医生、检验人员和医学生。随着重点病种临床路径和 ICD 编码的日益完善，以及人们对疾病的认识、诊断参与的深度、民众对科普的要求不断提升，我们会在再版时对内容加以修订。

最后，由衷感谢湖北省中医院医务处李婧及检验科所有编委在本书编写过程中付出的大量心血。鉴于时间仓促，尽管所有编者们竭尽心智，力求精益求精，但难免存在一些疏漏、不妥或错误之处，恳请读者在使用本书的过程中提出宝贵意见和建议，以便在再版时加以修订和改进。

赵友云

2023 年 1 月

目　　录

第一篇　内　科

第二篇　外　科

第三篇　妇产科

第四篇　儿　科

第五篇　五官科

目录

第一篇　内　科

第一章 心血管内科

第一节 心力衰竭

【常用临床医学诊断 ICD 编码】

I50.900(疾病分类与代码国家临床版 2.0)，I50.900(ICD-10 疾病编码国家医保版 2.0)。

【住院期间的检验项目】

1. 必需的检验项目：血液分析、尿液分析、粪便常规、潜血试验、电解质、肝功能、肾功能、血糖(空腹＋餐后 2 小时)、糖化血红蛋白、凝血功能、C 反应蛋白、N-端脑利钠肽前体、心肌钙蛋白 I、心肌损伤标志物、血气分析、甲状腺功能、24 小时尿蛋白定量。

2. 根据患者病情可选择的检验项目：某些特定心力衰竭患者应进行血色病或人类免疫缺陷病毒(HIV)的筛查，在相关人群中进行风湿性疾病、淀粉样变性、嗜铬细胞瘤的诊断性检查。

第二节 急性左心功能衰竭

【常用临床医学诊断 ICD 编码】

I50.101(疾病分类与代码国家临床版 2.0)，I50.101(ICD-10 疾病编码国家医保版 2.0)。

【住院期间的检验项目】

必需的检验项目：血液分析、尿液分析、肾功能、电解质、血糖、N-端脑利钠肽前体、心肌损伤标志物、D-二聚体、血气分析。

第三节 房性心动过速

【常用临床医学诊断 ICD 编码】

I47.101(疾病分类与代码国家临床版 2.0),I47.101(ICD-10 疾病编码国家医保版 2.0)。

【住院期间的检验项目】

必需的检验项目:血液分析、血型、尿液分析、粪便常规、肝功能、肾功能、电解质、血糖、血气分析、凝血功能、心肌损伤标志物、感染性疾病筛查(乙肝、丙肝、梅毒、艾滋病)。

第四节 心房颤动介入治疗

【常用临床医学诊断 ICD 编码】

心房颤动:I48.x01(疾病分类与代码国家临床版 2.0),I48.900x004(ICD-10 疾病编码国家医保版 2.0)。

【住院期间的检验项目】

必需的检验项目:血液分析、血型、尿液分析、粪便常规、肝功能、肾功能、电解质、血糖、甲状腺功能、血气分析、凝血功能、心肌损伤标志物、感染性疾病筛查(乙肝、丙肝、梅毒、艾滋病)。

第五节 阵发性室上性心动过速

【常用临床医学诊断 ICD 编码】

I47.102(疾病分类与代码国家临床版 2.0),I47.102(ICD-10 疾病编码国家医保版 2.0)。

【住院期间的检验项目】

1.必需的检验项目:血液分析、血型、肝功能、肾功能、电解质、凝血功能、心肌损伤标志物和心肌钙蛋白 I、感染性疾病筛查(乙肝、丙肝、梅毒、艾滋病)。

2.根据患者病情可选择的检验项目:血气分析。

【术后住院恢复期的检验项目】

根据病情需要复查的检验项目:血气分析、电解质等。

第六节 持续性室性心动过速

【常用临床医学诊断 ICD 编码】

I47.203(疾病分类与代码国家临床版 2.0),I47.203(ICD-10 疾病编码国家医保版 2.0)。

【住院期间的检验项目】

必需的检验项目:血液分析、血型、尿液分析、粪便常规、肝功能、肾功能、电解质、血糖、血气分析、心肌损伤标志物、凝血功能、感染性疾病筛查(乙肝、丙肝、梅毒、艾滋病)。

第七节 病态窦房结综合征

【常用临床医学诊断 ICD 编码】

I49.500(疾病分类与代码国家临床版 2.0),I49.500(ICD-10 疾病编码国家医保版 2.0)。

【住院期间的检验项目】

必需的检验项目:血液分析、血型、尿液分析、粪便常规、潜血试验、肝功能、肾功能、电解质、心肌损伤标志物、血糖、凝血功能、感染性疾病筛查(乙肝、丙肝、梅毒、艾滋病)。

第八节 房室传导阻滞

【常用临床医学诊断 ICD 编码】

I44.303(疾病分类与代码国家临床版 2.0),I44.303(ICD-10 疾病编码国家医保版 2.0)。

【住院期间的检验项目】

必需的检验项目:血液分析、血型、尿液分析、粪便常规、潜血试验、肝功能、肾功能、电解质、血糖、凝血功能、感染性疾病筛查(乙肝、丙肝、梅毒、艾滋病)。

第九节　冠状动脉粥样硬化性心脏病

【常用临床医学诊断 ICD 编码】

I25.103(疾病分类与代码国家临床版 2.0),I25.103(ICD-10 疾病编码国家医保版 2.0)。

【住院期间的检验项目】

1.必需的检验项目:血液分析、血型、尿液分析、电解质、肝功能、肾功能、血糖、凝血功能、血气分析、感染性疾病筛查(乙肝、丙肝、梅毒、艾滋病)。

2.根据患者病情可选择的检验项目:心肌损伤标志物、心肌钙蛋白 I。

【术后住院恢复期的检验项目】

根据病情需要复查的检验项目:血液分析、电解质、肝功能、肾功能、血糖。

第十节　稳定型冠心病

【常用临床医学诊断 ICD 编码】

稳定型心绞痛:I20.801(疾病分类与代码国家临床版 2.0),I20.801(ICD-10 疾病编码国家医保版 2.0)。

【住院期间的检验项目】

1.必需的检验项目:血液分析、血型、尿液分析、粪便常规、潜血试验、肝功能、肾功能、电解质、血脂全套、空腹血糖、餐后 2 小时血糖、凝血功能、C 反应蛋白、N-端脑利钠肽前体、血小板聚集功能、感染性疾病筛查(乙肝、丙肝、梅毒、艾滋病)。

2.根据患者病情可选择的检验项目:糖化血红蛋白。

第十一节 慢性稳定型心绞痛介入治疗

【常用临床医学诊断 ICD 编码】

1. 慢性稳定型心绞痛：I20.806(疾病分类与代码国家临床版 2.0)，I20.806(ICD-10 疾病编码国家医保版 2.0)。

2. 冠状动脉药物涂层支架置入术：36.0601(手术操作与代码国家临床版 2.0)，36.0601(ICD-9 手术编码国家医保版 2.0)。

3. 冠状动脉裸支架置入术：36.0602(手术操作与代码国家临床版 2.0)，36.0602(ICD-9 手术编码国家医保版 2.0)。

4. 药物洗脱冠状动脉支架置入术：36.0700(手术操作与代码国家临床版 2.0)，36.0700(ICD-9 手术编码国家医保版 2.0)。

5. 经皮冠状动脉覆膜支架置入术：36.0700x004(手术操作与代码国家临床版 2.0)，36.0700x004(ICD-9 手术编码国家医保版 2.0)。

6. 冠状动脉生物可吸收支架置入术：36.0701(手术操作与代码国家临床版 2.0)，36.0701(ICD-9 手术编码国家医保版 2.0)。

7. 单根导管的冠状动脉造影术：88.5500(手术操作与代码国家临床版 2.0)，88.5500(ICD-9 手术编码国家医保版 2.0)。

8. 用两根导管的冠状动脉造影术：88.5600(手术操作与代码国家临床版 2.0)，88.5600(ICD-9 手术编码国家医保版 2.0)。

【住院期间的检验项目】

1. 必需的检验项目：血液分析、血型、尿液分析、粪便常规、潜血试验、肝功能、肾功能、电解质、血脂全套、血糖、凝血功能、心肌损伤标志物、感染性疾病筛查(乙肝、丙肝、梅毒、艾滋病)。

2. 根据患者病情可选择的检验项目：N-端脑利钠肽前体、血气分析、D-二聚体、红细胞沉降率、C 反应蛋白。

【术后住院恢复期的检验项目】

1. 术后第 1 天必须复查的检验项目：心肌损伤标志物、血液分析、尿液分析。

2. 必要时根据需要复查的检验项目：潜血试验、肝功能、肾功能、电解质、血糖、凝血功能、血气分析。

第十二节　不稳定型心绞痛介入治疗

【常用临床医学诊断 ICD 编码】

1. 不稳定型心绞痛：I 20.000(疾病分类与代码国家临床版 2.0)，I20.000(ICD-10 疾病编码国家医保版 2.0)。

2. 冠状动脉药物涂层支架置入术：36.0601(手术操作与代码国家临床版 2.0)，36.0601(ICD-9 手术编码国家医保版 2.0)。

3. 冠状动脉裸支架置入术：36.0602(手术操作与代码国家临床版 2.0)，36.0602(ICD-9 手术编码国家医保版 2.0)。

4. 药物洗脱冠状动脉支架置入术：36.0700(手术操作与代码国家临床版 2.0)，36.0700(ICD-9 手术编码国家医保版 2.0)。

5. 经皮冠状动脉覆膜支架置入术：36.0700x004(手术操作与代码国家临床版 2.0)，36.0700x004(ICD-9 手术编码国家医保版 2.0)。

6. 冠状脉生物可吸收支架置入术：36.0701(手术操作与代码国家临床版 2.0)，36.0701(ICD-9 手术编码国家医保版 2.0)。

【住院期间的检验项目】

1. 必需的检验项目：血液分析、血型、尿液分析、粪便常规、潜血试验、肝功能、肾功能、电解质、血脂全套、血糖、心肌损伤标志物、凝血功能、感染性疾病筛查(乙肝、丙肝、梅毒、艾滋病)。

2. 根据患者病情可选择的检验项目：N-端脑利钠肽前体、D-二聚体、红细胞沉降率、C反应蛋白。

【术后住院恢复期的检验项目】

1. 术后第 1 天必须复查的检验项目：心肌损伤标志物、血液分析、尿液分析。

2. 必要时根据需要复查的检验项目：潜血试验、肝功能、肾功能、电解质、血糖、凝血功能、血气分析。

第十三节　急性心肌梗死

【常用临床医学诊断 ICD 编码】

I21.900(疾病分类与代码国家临床版 2.0),I21.900(ICD-10 疾病编码国家医保版 2.0)。

【住院期间的检验项目】

1.必需的检验项目:血液分析、尿液分析、粪便常规、潜血试验、肝功能、肾功能、电解质、血脂全套、空腹血糖和餐后 2 小时血糖、凝血功能、C 反应蛋白、N-端脑利钠肽前体、血气分析、血小板聚集功能。

2.根据患者病情可选择的检验项目:肝炎系列(甲肝、乙肝、丙肝、戊肝等)。

第十四节　急性 ST 段抬高心肌梗死

【常用临床医学诊断 ICD 编码】

I21.300x004(疾病分类与代码国家临床版 2.0),I21.300x004(ICD-10 疾病编码国家医保版 2.0)。

【住院期间的检验项目】

1.必需的检验项目:血液分析、血型、肝功能、肾功能、电解质、血脂全套、血糖、心肌损伤标志物、凝血功能、感染性疾病筛查(乙肝、丙肝、梅毒、艾滋病)。

2.根据患者病情可选择的检验项目:血脂全套、D-二聚体、N-端脑利钠肽前体、尿液分析、粪便常规、潜血试验、血气分析。

【术后住院恢复期的检验项目】

术后第 1 天必须复查的检验项目:心肌损伤标志物(6 小时测 1 次,至发病 24 小时)、血液分析、尿液分析、粪便常规、潜血试验、凝血功能、电解质、肝功能、肾功能、血糖、血气分析、N-端脑利钠肽前体、C 反应蛋白、D-二聚体。

第十五节　非 ST 段抬高型急性冠状动脉综合征介入治疗

【常用临床医学诊断 ICD 编码】

1.急性非 ST 段抬高型急性冠脉综合征：I24.800x007(疾病分类与代码国家临床版 2.0)，I24.800x007(ICD-10 疾病编码国家医保版 2.0)。

2.冠状动脉药物涂层支架置入术：36.0601(手术操作与代码国家临床版 2.0)，36.0601(ICD-9 手术编码国家医保版 2.0)。

3.冠状动脉裸支架置入术：36.0602(手术操作与代码国家临床版 2.0)，36.0602(ICD-9 手术编码国家医保版 2.0)。

4.药物洗脱冠状动脉支架置入术：36.0700(手术操作与代码国家临床版 2.0)，36.0700(ICD-9 手术编码国家医保版 2.0)。

5.经皮冠状动脉覆膜支架置入术：36.0700x004(手术操作与代码国家临床版 2.0)，36.0700x004(ICD-9 手术编码国家医保版 2.0)。

6.冠状动脉生物可吸收支架置入术：36.0701(手术操作与代码国家临床版 2.0)，36.0701(ICD-9 手术编码国家医保版 2.0)。

【住院期间的检验项目】

1.必需的检验项目：血液分析、尿液分析、粪便常规、潜血试验、肝功能、肾功能、电解质、血脂全套、血糖、心肌损伤标志物、凝血功能、感染性疾病筛查(乙肝、丙肝、梅毒、艾滋病)。

2.根据患者病情可选择的检验项目：血气分析、N-端脑利钠肽前体、D-二聚体、红细胞沉降率、C 反应蛋白。

第十六节　急性非 ST 段抬高型心肌梗死介入治疗

【常用临床医学诊断 ICD 编码】

1.急性非 ST 段抬高型心肌梗死：I21.401(疾病分类与代码国家临床版 2.0)，I21.401(ICD-10 疾病编码国家医保版 2.0)。

2..冠状动脉药物涂层支架置入术：36.0601(手术操作与代码国家

临床版 2.0),36.0601(ICD-9 手术编码国家医保版 2.0)。

3.冠状动脉裸支架置入术:36.0602(手术操作与代码国家临床版 2.0),36.0602(ICD-9 手术编码国家医保版 2.0)。

4.药物洗脱冠状动脉支架置入术:36.0700(手术操作与代码国家临床版 2.0),36.0700(ICD-9 手术编码国家医保版 2.0)。

5.经皮冠状动脉覆膜支架置入术:36.0700x004(手术操作与代码国家临床版 2.0),36.0700x004(ICD-9 手术编码国家医保版 2.0)。

6.冠状动脉生物可吸收支架置入术:36.0701(手术操作与代码国家临床版 2.0),36.0701(ICD-9 手术编码国家医保版 2.0)。

7.单根导管的冠状动脉造影术:88.5500(手术操作与代码国家临床版 2.0),88.5500(ICD-9 手术编码国家医保版 2.0)。

8.用两根导管的冠状动脉造影术:88.5600(手术操作与代码国家临床版 2.0),88.5600(ICD-9 手术编码国家医保版 2.0)。

【住院期间的检验项目】

1.必需的检验项目:血液分析、血型、尿液分析、粪便常规、潜血试验、凝血功能、肝功能、肾功能、电解质、血糖、血脂全套、心肌损伤标志物、感染性疾病筛查(乙肝、丙肝、梅毒、艾滋病)。

2.根据患者病情可选择的检验项目:N-端脑利钠肽前体、D-二聚体、血气分析、红细胞沉降率、C反应蛋白。

第十七节 冠心病合并瓣膜病(内科治疗)

【常用临床医学诊断 ICD 编码】

1.冠状动脉粥样硬化性心脏病:I25.103(疾病分类与代码国家临床版 2.0),I25.103(ICD-10 疾病编码国家医保版 2.0)。

2.心脏瓣膜病:I38.x01(疾病分类与代码国家临床版 2.0),I38.x01(ICD-10 疾病编码国家医保版 2.0)。

3.冠状动脉药物涂层支架置入术:36.0601(手术操作与代码国家临床版 2.0),36.0601(ICD-9 手术编码国家医保版 2.0)。

4.冠状动脉裸支架置入术:36.0602(手术操作与代码国家临床版 2.0),36.0602(ICD-9 手术编码国家医保版 2.0)。

5.药物洗脱冠状动脉支架置入术:36.0700(手术操作与代码国家临床版 2.0),36.0700(ICD-9 手术编码国家医保版 2.0)。

6.经皮冠状动脉覆膜支架置入术:36.0700x004(手术操作与代码国家临床版 2.0),36.0700x004(ICD-9 手术编码国家医保版 2.0)。

7.冠状动脉生物可吸收支架置入术:36.0701(手术操作与代码国家临床版 2.0),36.0701(ICD-9 手术编码国家医保版 2.0)。

【住院期间的检验项目】

1.必需的检验项目:血液分析、尿液分析、粪便常规、潜血试验、肝功能、肾功能、电解质、血糖、血脂全套、心肌损伤标志物、凝血功能、血气分析、N-端脑利钠肽前体、感染性疾病筛查(乙肝、丙肝、梅毒、艾滋病)。

2.根据患者病情可选择的检验项目:D-二聚体、红细胞沉降率、C反应蛋白。

第十八节 原发性高血压

【常用临床医学诊断 ICD 编码】

I10.x09(疾病分类与代码国家临床版 2.0),I10.x09(ICD-10 疾病编码国家医保版 2.0)。

【住院期间的检验项目】

1.必需的检验项目:电解质、肝功能、肾功能、血糖、肌酐清除率或肾小球滤过率、血液分析、尿液分析。

2.根据患者病情可选择的检验项目:餐后 2 小时血糖、糖化血红蛋白或糖耐量试验(当空腹血糖＞6.1mmol 时测定)、同型半胱氨酸、C 反应蛋白、尿蛋白定量(糖尿病患者必查项目)、24 小时尿蛋白定量(用于尿液分析检查蛋白阳性者)。

第十九节 继发性高血压

【常用临床医学诊断 ICD 编码】

I15.900(疾病分类与代码国家临床版 2.0),I15.900(ICD-10 疾病

编码国家医保版 2.0)。

【住院期间的检验项目】

1.必需的检验项目:分计日夜尿量、血液分析、尿液分析、粪便常规、肝功能、肾功能、肾小球滤过率或肌酐清除率、电解质、血糖、血脂全套、甲状腺功能、尿微量白蛋白、24 小时尿蛋白定量;低钾血症者测 24 小时尿钾。

2.根据患者病情可选择的检验项目:红细胞沉降率、C 反应蛋白、血/尿儿茶酚胺、血/尿苄肾上腺素、苄去甲肾上腺素、血皮质醇节律、尿游离皮质醇、血浆肾素、醛固酮、性激素六项。

第二十节 肾血管性高血压

【常用临床医学诊断 ICD 编码】

I15.000(疾病分类与代码国家临床版 2.0),I15.000(ICD-10 疾病编码国家医保版 2.0)。

【住院期间的检验项目】

1.必需的检验项目:血液分析、血型、尿液分析、粪便常规、潜血试验、凝血功能、肝功能、肾功能、电解质、血糖、血脂全套、血气分析、红细胞沉降率、C 反应蛋白或高敏 C 反应蛋白、感染性疾病筛查(乙肝、丙肝、梅毒、艾滋病)。

2.根据患者病情可选择的检验项目:卧、立位肾素-血管紧张素-醛固酮系统(RAAS)水平。

第二十一节 肾动脉狭窄

【常用临床医学诊断 ICD 编码】

I70.101(疾病分类与代码国家临床版 2.0),I70.101(ICD-10 疾病编码国家医保版 2.0)。

【住院期间的检验项目】

1.必需的检验项目:血液分析、尿液分析、粪便常规、肝功能、肾功能、电解质、血糖、血脂全套、凝血功能、纤维蛋白原、感染性疾病筛查

(乙肝、丙肝、梅毒、艾滋病)、肾素-血管紧张素。

2.根据患者病情可选择的检验项目:同型半胱氨酸、抗凝血酶Ⅲ、蛋白C、蛋白S、抗O试验、抗核抗体、抗可提取性核抗原抗体谱、类风湿因子、C反应蛋白、红细胞沉降率等。

第二十二节　感染性心内膜炎

【常用临床医学诊断 ICD 编码】

I33.000x004(疾病分类与代码国家临床版 2.0),I33.000x004 (ICD-10 疾病编码国家医保版 2.0)。

【住院期间的检验项目】

1.必需的检验项目。

(1)血液分析、尿液分析、粪便常规、肝功能、肾功能、电解质、血糖、类风湿因子、红细胞沉降率、C反应蛋白。

(2)血培养:应该在使用抗生素之前进行。如果患者病情允许,应该考虑在停止经验性抗生素治疗后进行。至少采集3套血培养标本。如果病情进展速度为亚急性,且病情并不危重,在等待血培养及其他诊断性实验结果时,推迟开始抗生素治疗是合理的。在急性起病的情况下,应在开始经验性抗生素治疗前1小时内采集3套血培养标本。

2.根据患者病情可选择的检验项目:抗核抗体、抗双链DNA抗体、抗可提取性核抗原抗体、补体等,以鉴别是否为系统性红斑狼疮引起的无菌性心内膜炎。

第二十三节　扩张型心肌病(CRT/CRT-D)

【常用临床医学诊断 ICD 编码】

I42.000(疾病分类与代码国家临床版 2.0),I42.000(ICD-10 疾病编码国家医保版 2.0)。

【住院期间的检验项目】

必需的检验项目:血液分析、血型、肝功能、肾功能、电解质、凝血功能、感染性疾病筛查(乙肝、丙肝、梅毒、艾滋病)、粪便常规、尿液分析、心肌损伤标记物、心肌钙蛋白 I、N-端脑利钠肽前体、D-二聚体、血气分析。

第二十四节　肥厚型梗阻性心肌病

【常用临床医学诊断 ICD 编码】

I42.101(疾病分类与代码国家临床版 2.0),I42.101(ICD-10 疾病编码国家医保版 2.0)。

【住院期间的检验项目】

1. 必需的检验项目:血液分析、血型、尿液分析、粪便常规、潜血试验、心肌损伤标记物、凝血功能、肝功能、肾功能、电解质、血糖、血脂全套、感染性疾病筛查(乙肝、丙肝、梅毒、艾滋病)。

2. 根据患者病情可选择的检验项目:N-端脑利钠肽前体。

第二十五节　先天性心脏病介入治疗

【常用临床医学诊断 ICD 编码】

1. 胎儿先天性心脏病:O35.800x013(疾病分类与代码国家临床版 2.0),O35.819(ICD-10 疾病编码国家医保版 2.0)。

2. 经皮动脉导管未闭封堵术:39.7900x008(手术操作与代码国家临床版 2.0),39.7900x008(ICD-9 手术编码国家医保版 2.0)。

3. 经皮房间隔缺损封堵术:35.5200x001(手术操作与代码国家临床版 2.0),35.5200x001(ICD-9 手术编码国家医保版 2.0)。

4. 经皮室间隔缺损封堵术:35.5500x001(手术操作与代码国家临床版 2.0),35.5500x001(ICD-9 手术编码国家医保版 2.0)。

【住院期间的检验项目】

1. 必需的检验项目:血液分析、血型、尿液分析、血气分析、电解质、肝功能、肾功能、血糖、感染性疾病筛查(乙肝、丙肝、梅毒、艾滋病)、凝血功能。

2. 根据患者病情可选择的检验项目:粪便常规、甲状腺功能、风湿系列、肿瘤系列。

第二十六节　风湿性二尖瓣狭窄

【常用临床医学诊断 ICD 编码】

I05.000x001（疾病分类与代码国家临床版 2.0），I05.000x001（ICD-10 疾病编码国家医保版 2.0）。

【住院期间的检验项目】

1. 必需的检验项目：血液分析、尿液分析、粪便常规、电解质、肝功能、肾功能、血糖、红细胞沉降率、抗链球菌 O、C 反应蛋白、凝血功能、心肌损伤标记物、N-端脑利钠肽前体。

2. 根据患者病情可选择的检验项目：血型、感染性疾病筛查（乙肝、丙肝、梅毒、艾滋病）。

第二十七节　急性心包炎

【常用临床医学诊断 ICD 编码】

I30.900（疾病分类与代码国家临床版 2.0），I30.900（ICD-10 疾病编码国家医保版 2.0）。

【住院期间的检验项目】

1. 必需的检验项目：血液分析、肝功能、肾功能、红细胞沉降率、C 反应蛋白、心肌损伤标记物、甲状腺功能。

2. 根据患者病情可选择的检验项目。

(1)细菌性：血培养。

(2)结核性：结核菌素试验、结核感染 T 细胞斑点试验、结核杆菌 PCR 检查。

(3)病毒性：常见病毒如肠道病毒、腺病毒、细小病毒 B19、疱疹病毒、EBV 的聚合酶链反应基因组学检测；感染性疾病筛查（乙肝、丙肝、梅毒、艾滋病）。

(4)自身免疫性：抗核抗体、抗中性粒细胞抗体、抗核抗原等。

(5)肿瘤性：肿瘤标志物。

第二十八节　缩窄性心包炎

【常用临床医学诊断 ICD 编码】

I31.100x002(疾病分类与代码国家临床版 2.0)，I31.100(ICD-10 疾病编码国家医保版 2.0)

【住院期间的检验项目】

1.必需的检验项目：血液分析、电解质、肝功能、肾功能、血糖、红细胞沉降率、C 反应蛋白。

2.根据患者病情可选择的检验项目：结核菌素试验等。

第二十九节　主动脉夹层(内科)

【常用临床医学诊断 ICD 编码】

主动脉夹层形成：I71.000x002(疾病分类与代码国家临床版 2.0)，I71.000x002(ICD-10 疾病编码国家医保版 2.0)。

【住院期间的检验项目】

1.必需的检验项目：血液分析、尿液分析、粪便常规、潜血试验、肝功能、肾功能、电解质、血脂全套、血糖、血型、凝血功能、血气分析、红细胞沉降率、C 反应蛋白。

2.根据患者病情可选择的检验项目：心肌损伤标记物、感染性疾病筛查(乙肝、丙肝、梅毒、艾滋病)、D-二聚体等。

第三十节　冠状动脉瘘(内科治疗)

【常用临床医学诊断 ICD 编码】

I25.800x005(疾病分类与代码国家临床版 2.0)，I25.800x005(ICD-10 疾病编码国家医保版 2.0)。

【住院期间的检验项目】

1.必需的检验项目：血液分析、尿液分析、粪便常规、潜血试验、肝

功能、肾功能、电解质、血糖、血脂全套、心肌损伤标记物、凝血功能、感染性疾病筛查(乙肝、丙肝、梅毒、艾滋病)、血气分析、N-端脑利钠肽前体。

　　2.根据患者病情可选择的检验项目:D-二聚体、红细胞沉降率、C反应蛋白。

第二章 消化内科

第一节 胃食管反流病

【常用临床医学诊断 ICD 编码】

K21.900x003(疾病分类与代码国家临床版 2.0),K21.900x003(ICD-10 疾病编码国家医保版 2.0)。

【住院期间的检验项目】

必需的检验项目:血液分析、尿液分析、粪便常规、潜血试验、肝功能、肾功能、电解质、感染性疾病筛查(乙肝、丙肝、梅毒、艾滋病)。

第二节 反流性食管炎

【常用临床医学诊断 ICD 编码】

K21.001(疾病分类与代码国家临床版 2.0),K21.001(ICD-10 疾病编码国家医保版 2.0)。

【住院期间的检验项目】

必需的检验项目:血液分析、尿液分析、粪便常规、潜血试验、肝功能、肾功能、电解质、感染性疾病筛查(乙肝、丙肝、梅毒、艾滋病)。

第三节 食管狭窄

【常用临床医学诊断 ICD 编码】

K22.205(疾病分类与代码国家临床版 2.0),K22.205(ICD-10 疾病编码国家医保版 2.0)。

【住院期间的检验项目】

必需的检验项目:血液分析、尿液分析、粪便常规、潜血试验、肝功

能、肾功能、电解质、血型、凝血功能、红细胞沉降率、感染性疾病筛查（乙肝、丙肝、梅毒、艾滋病）。

第四节　急性胃炎

【常用临床医学诊断 ICD 编码】

K29.100x001（疾病分类与代码国家临床版 2.0），K29.100x001（ICD-10 疾病编码国家医保版 2.0）。

【住院期间的检验项目】

必需的检验项目：血液分析、尿液分析、粪便常规、潜血试验、肝功能、肾功能、电解质、感染性疾病筛查（乙肝、丙肝、梅毒、艾滋病）。

第五节　慢性胃炎

【常用临床医学诊断 ICD 编码】

K29.500（疾病分类与代码国家临床版 2.0），K29.500（ICD-10 疾病编码国家医保版 2.0）。

【住院期间的检验项目】

1.必需的检验项目：血液分析、尿液分析、粪便常规、潜血试验、肝功能、肾功能、电解质、血糖、感染性疾病筛查（乙肝、丙肝、梅毒、艾滋病）。

2.根据患者病情可选择的检验项目：血型、胃泌素 G17、胃蛋白酶原、肿瘤标志物、凝血功能、贫血 3 项、网织红细胞计数。

第六节　消化性溃疡

【常用临床医学诊断 ICD 编码】

K27.901（疾病分类与代码国家临床版 2.0），K27.901（ICD-10 疾病编码国家医保版 2.0）。

【住院期间的检验项目】

1.必需的检验项目：血液分析、尿液分析、粪便常规、潜血试验、肝

功能、肾功能、凝血功能、电解质、感染性疾病筛查(乙肝、丙肝、梅毒、艾滋病)。

2.根据患者病情可选择的检验项目:血型、胃泌素、胃蛋白酶原、肿瘤标志物。

第七节 胃溃疡合并出血(药物治疗)

【常用临床医学诊断 ICD 编码】

K25.400x001(疾病分类与代码国家临床版 2.0),K25.400x001(ICD-10 疾病编码国家医保版 2.0)。

【住院期间的检验项目】

1.必需的检验项目:血液分析、尿液分析、粪便常规、潜血试验、肝功能、肾功能、凝血功能、电解质、感染性疾病筛查(乙肝、丙肝、梅毒、艾滋病)。

2.根据患者病情可选择的检验项目:肿瘤标志物。

第八节 十二指肠溃疡出血

【常用临床医学诊断 ICD 编码】

K26.400x001(疾病分类与代码国家临床版 2.0),K26.400x003(ICD-10 疾病编码国家医保版 2.0)。

【住院期间的检验项目】

必需的检验项目:血液分析、尿液分析、粪便常规、潜血试验、肝功能、肾功能、凝血功能、电解质、感染性疾病筛查(乙肝、丙肝、梅毒、艾滋病)。

第九节 胃十二指肠溃疡

【常用临床医学诊断 ICD 编码】

十二指肠溃疡:K26.900x001(疾病分类与代码国家临床版 2.0),

K26.900x001(ICD-10 疾病编码国家医保版 2.0)。

【住院期间的检验项目】

1.必需的检验项目:血液分析、尿液分析、粪便常规、潜血试验、肝功能、肾功能、凝血功能、电解质、血型、感染性疾病筛查(乙肝、丙肝、梅毒、艾滋病)。

2.根据患者病情可选择的检验项目:胃泌素、肿瘤标志物。

第十节　内镜黏膜下剥离术和内镜下黏膜切除术

【常用临床医学诊断 ICD 编码】

1.内镜黏膜下剥离术:43.4107(手术操作与代码国家临床版 2.0),43.4107(ICD-9 手术编码国家医保版 2.0)。

2.内镜黏膜下切除术:43.4108(手术操作与代码国家临床版 2.0),43.4108(ICD-9 手术编码国家医保版 2.0)。

【住院期间的检验项目】

必需的检验项目:血液分析、尿液分析、粪便常规、潜血试验、肝功能、肾功能、凝血功能、电解质、血型、感染性疾病筛查(乙肝、丙肝、梅毒、艾滋病)。

第十一节　溃疡性结肠炎

【常用临床医学诊断 ICD 编码】

K51.900(疾病分类与代码国家临床版 2.0),K51.900(ICD-10 疾病编码国家医保版 2.0)。

【住院期间的检验项目】

1.必需的检验项目:血液分析、尿液分析、粪便常规、潜血试验、肝功能、肾功能、电解质、凝血功能、C 反应蛋白、甲状腺功能、血型、红细胞沉降率、免疫学检查(如抗核抗体、抗线粒体抗体、抗平滑肌抗体、抗中性粒细胞胞质抗体等)。

2.根据患者病情可选择的检验项目:肿瘤标志物、炎症性结肠病相关的检查(如抗中性粒细胞胞质抗体、抗酿酒酵母抗体等)。

第十二节　溃疡性结肠炎(中度)

【常用临床医学诊断 ICD 编码】

K51.902(疾病分类与代码国家临床版 2.0),K51.902(ICD-10 疾病编码国家医保版 2.0)。

【住院期间的检验项目】

1.必需的检验项目:血液分析、尿液分析、粪便常规、潜血试验、病原微生物培养、粪便找寄生虫、肝功能、肾功能、电解质、凝血功能、感染性疾病筛查(乙肝、丙肝、梅毒、艾滋病)。

2.根据患者病情可选择的检验项目:粪便找阿米巴、粪便难辨梭菌毒素检测、粪便找结核菌、粪便找霉菌、免疫学检查(如抗核抗体、抗线粒体抗体、抗平滑肌抗体、抗中性粒细胞胞质抗体等)、EBV 检测、TORCH 筛查、肿瘤标志物。

第十三节　克 罗 恩 病

【常用临床医学诊断 ICD 编码】

K50.900(疾病分类与代码国家临床版 2.0),K50.900(ICD-10 疾病编码国家医保版 2.0)。

【住院期间的检验项目】

1.必需的检验项目:血液分析、尿液分析、粪便常规、潜血试验、粪便培养、粪便找寄生虫、肝功能、肾功能、电解质、凝血功能、感染性疾病筛查(乙肝、丙肝、梅毒、艾滋病)。

2.根据患者病情可选择的检验项目:粪便找阿米巴、粪便难辨梭菌毒素检测、粪便找结核菌、粪便找霉菌、免疫学检查(如抗核抗体、抗线粒体抗体、抗中性粒细胞胞质抗体、抗酿酒酵母抗体)、肿瘤标志物。

第十四节　缺血性肠病

【常用临床医学诊断 ICD 编码】

K55.902(疾病分类与代码国家临床版 2.0),K55.902(ICD-10 疾病编码国家医保版 2.0)。

【住院期间的检验项目】

1.必需的检验项目:血液分析、尿液分析、粪便常规、潜血试验、肝功能、肾功能、电解质、凝血功能、感染性疾病筛查(乙肝、丙肝、梅毒、艾滋病)。

2.根据患者病情可选择的检验项目:肿瘤标志物。

第十五节　功能性肠病

【常用临床医学诊断 ICD 编码】

K63.902(疾病分类与代码国家临床版 2.0),K63.902(ICD-10 疾病编码国家医保版 2.0)。

【住院期间的检验项目】

1.必需的检验项目:血液分析、尿液分析、粪便常规、潜血试验、肝功能、肾功能、电解质、血脂全套、凝血功能、感染性疾病筛查(乙肝、丙肝、梅毒、艾滋病)。

2.根据患者病情可选择的检验项目:甲状腺功能、肿瘤标志物。

第十六节　感染性腹泻

【常用临床医学诊断 ICD 编码】

A09.004(疾病分类与代码国家临床版 2.0),A09.004(ICD-10 疾病编码国家医保版 2.0)。

【住院期间的检验项目】

1.必需的检验项目:血液分析、尿液分析、粪便常规、潜血试验、病原微生物培养、肝功能、肾功能、电解质、血脂全套、凝血功能、感染性疾病筛查(乙肝、丙肝、梅毒、艾滋病)、降钙素原。

2.根据患者病情可选择的检验项目:血型、心肌损伤标志物、血淀粉酶、血脂肪酶、尿淀粉酶、血培养(T>38℃时)、血气分析。

第十七节 非酒精性脂肪性肝病

【**常用临床医学诊断 ICD 编码**】

非酒精性脂肪性肝炎:K76.000x002(疾病分类与代码国家临床版 2.0),K75.806(ICD-10 疾病编码国家医保版 2.0)。

【**住院期间的检验项目**】

1.必需的检验项目:血液分析、尿液分析、粪便常规、潜血试验、肝功能、肾功能、电解质、病毒性肝炎标志物、自身免疫性肝病检查。

2.根据患者病情可选择的检验项目:餐后 2 小时血糖、糖化血红蛋白、糖耐量试验、乙肝病毒核酸、丙肝病毒核酸。

第十八节 自身免疫性肝炎

【**常用临床医学诊断 ICD 编码**】

K75.400(疾病分类与代码国家临床版 2.0),K75.400(ICD-10 疾病编码国家医保版 2.0)。

【**住院期间的检验项目**】

1.必需的检验项目:血液分析、尿液分析、粪便常规、潜血试验、肝功能、肾功能、电解质、血脂全套、凝血功能、胆碱酯酶、免疫固定电泳、病毒性肝炎标志物全套、免疫球蛋白 E、免疫球蛋白 M、免疫球蛋白 G、免疫球蛋白 G4、铜蓝蛋白、抗核抗体、抗线粒体抗体、抗平滑肌抗体、抗中性粒细胞胞质抗体、甲胎蛋白、肝硬化相关指标。

2.根据患者病情可选择的检验项目:铜蓝蛋白、甲状腺功能。

第十九节　酒精性肝炎

【常用临床医学诊断 ICD 编码】

K70.100(疾病分类与代码国家临床版 2.0),K70.100(ICD-10 疾病编码国家医保版 2.0)。

【住院期间的检验项目】

必需的检验项目:血液分析、尿液分析、粪便常规、潜血试验、肝功能、肾功能、电解质、血糖、凝血功能、病毒性肝炎标志物、抗核抗体、抗线粒体抗体、抗平滑肌抗体、抗中性粒细胞胞质抗体、肿瘤标志物、感染性疾病筛查(乙肝、丙肝、梅毒、艾滋病)。

第二十节　原发性胆汁性肝硬化

【常用临床医学诊断 ICD 编码】

K74.300(疾病分类与代码国家临床版 2.0),K74.300(ICD-10 疾病编码国家医保版 2.0)。

【住院期间的检验项目】

1. 必需的检验项目:血液分析、尿液分析、粪便常规、潜血试验、肝功能、肾功能、电解质、血脂全套、凝血功能、感染性疾病筛查(乙肝、丙肝、梅毒、艾滋病)、免疫球蛋白 E、免疫球蛋白 M、免疫球蛋白 G、免疫球蛋白 G4、铜蓝蛋白、抗核抗体、抗线粒体抗体、抗平滑肌抗体、抗中性粒细胞胞质抗体、骨质疏松相关检查、甲胎蛋白、肝纤维化指标。

2. 根据患者病情可选择的检验项目:唾液酸糖蛋白受体、甲状腺功能、类风湿因子、甲肝抗体、戊肝抗体、巨细胞病毒核酸、EB 病毒核酸、铜蓝蛋白、贫血 3 项、α-抗胰蛋白酶等。

第二十一节　药物性肝损伤

【常用临床医学诊断 ICD 编码】

K71.901(疾病分类与代码国家临床版 2.0),K71.901(ICD-10 疾病编码国家医保版 2.0)。

【住院期间的检验项目】

必需的检验项目:血液分析、尿液分析、粪便常规、潜血试验、肝功能、肾功能、血脂全套、血糖、糖化血红蛋白、血脂肪酶、凝血功能、各种病毒性肝炎标志物、非嗜肝性病毒(CMV、EBV)抗体、自身免疫性肝病检查、免疫球蛋白 E、免疫球蛋白 M、免疫球蛋白 G、免疫球蛋白 G4、铜蓝蛋白、铁蛋白、铁代谢等。

第二十二节　失代偿肝硬化

【常用临床医学诊断 ICD 编码】

肝硬化失代偿期:K74.607(疾病分类与代码国家临床版 2.0),K74.607(ICD-10 疾病编码国家医保版 2.0)。

【住院期间的检验项目】

1.必需的检验项目:血液分析、尿液分析、粪便常规、潜血试验、肝功能、肾功能、电解质、血糖、血型、凝血功能、肿瘤标志物、感染性疾病筛查(乙肝、丙肝、梅毒、艾滋病)、腹水常规、生化检查、血清腹水蛋白梯度。

2.根据患者病情可选择的检验项目:乙肝病毒核酸、丙肝病毒核酸、铜蓝蛋白、自身免疫性肝病检查、腹水病原学检查、24 小时尿钠排出量或尿钠/钾比值、腹水脱落细胞学检查、肌酐清除率、肾小球滤过率。

第二十三节　肝硬化腹水

【常用临床医学诊断 ICD 编码】

肝硬化:K74.100(疾病分类与代码国家临床版 2.0),K74.100(ICD-10 疾病编码国家医保版 2.0)。

【住院期间的检验项目】

1.必需的检验项目:血液分析、尿液分析、粪便常规、潜血试验、肝功能、肾功能、电解质、血糖、血型、凝血功能、肿瘤标志物、感染性疾病筛查(乙肝、丙肝、梅毒、艾滋病)、腹水常规、生化检查。

2.根据患者病情可选择的检验项目:腹水病原学检查、24 小时尿钠排出量或尿钠/钾比值。

第二十四节　肝硬化合并食管胃
静脉曲张出血(内科治疗)

【常用临床医学诊断 ICD 编码】

K74.617＋I98.3＊(疾病分类与代码国家临床版 2.0),K74.617＋I98.3＊(ICD-10 疾病编码国家医保版 2.0)。

【住院期间的检验项目】

1.必需的检验项目:血液分析、血型、粪便常规、潜血试验、尿液分析、肝功能、肾功能、电解质、血糖、血脂全套、血氨、凝血功能、感染性疾病筛查(乙肝、丙肝、梅毒、艾滋病)、肝纤维化指标、肿瘤标志物。

2.根据患者病情可选择的检验项目:血气分析、心肌损伤标志物、肝硬化病因相关检测。

第二十五节　肝硬化并发肝性脑病

【常用临床医学诊断 ICD 编码】

肝性脑病:K72.903(疾病分类与代码国家临床版 2.0),K72.903

（ICD-10 疾病编码国家医保版 2.0）。

【住院期间的检验项目】

1.必需的检验项目:血液分析、尿液分析、粪便常规、潜血试验、肝功能、肾功能、电解质、血糖、凝血功能、血氨、血气分析。

2.根据患者病情可选择的检验项目:怀疑有颅内感染者可选择脑脊液检查。

第二十六节　原发性肝癌经皮肝动脉化疗栓塞术

【常用临床医学诊断 ICD 编码】

39.7903(手术操作与代码国家临床版 2.0),39.7903(ICD-9 手术编码国家医保版 2.0)。

【住院期间的检验项目】

必需的检验项目:血液分析、尿液分析、粪便常规、潜血试验、肝功能、肾功能、电解质、血型、凝血功能、肿瘤标志物、感染性疾病筛查(乙肝、丙肝、梅毒、艾滋病)。

第二十七节　轻症急性胰腺炎

【常用临床医学诊断 ICD 编码】

K85.800x005(疾病分类与代码国家临床版 2.0),K85.800x005(ICD-10 疾病编码国家医保版 2.0)。

【住院期间的检验项目】

1.必需的检验项目:血液分析、尿液分析、粪便常规、潜血试验、肝功能、肾功能、血脂全套、电解质、血糖、血淀粉酶、血脂肪酶、C 反应蛋白、凝血功能、血气分析。

2.根据患者病情可选择的检验项目:血型、肿瘤标志物、免疫学检查(抗核抗体谱、抗可提取性核抗原抗体谱)。

第二十八节 急性胰腺炎(水肿型,胆源性)

【常用临床医学诊断 ICD 编码】

K85.900(疾病分类与代码国家临床版 2.0),K85.900(ICD-10 疾病编码国家医保版 2.0)。

【住院期间的检验项目】

1.必需的检验项目:血液分析、尿液分析、粪便常规、潜血试验、肝功能、肾功能、血脂全套、电解质、血糖、血淀粉酶、血脂肪酶、C 反应蛋白、凝血功能、血气分析、血型。

2.根据患者病情可选择的检验项目:肿瘤标志物。

第二十九节 慢性胰腺炎

【常用临床医学诊断 ICD 编码】

K86.100x002(疾病分类与代码国家临床版 2.0),K86.100x002(ICD-10 疾病编码国家医保版 2.0)。

【住院期间的检验项目】

1.必需的检验项目:血液分析、尿液分析、粪便常规、潜血试验、肝功能、肾功能、血脂全套、电解质、血钙、血糖、糖化血红蛋白、血淀粉酶、血脂肪酶、C 反应蛋白、凝血功能、肿瘤标志物。

2.根据患者病情可选择的检验项目:免疫学检查(抗可提取性核抗原抗体谱、抗核抗体谱、免疫球蛋白 G、免疫球蛋白 G4)、胰岛素、C 肽。

第三十节 上消化道出血

【常用临床医学诊断 ICD 编码】

K92.208(疾病分类与代码国家临床版 2.0),K92.208(ICD-10 疾病编码国家医保版 2.0)。

【住院期间的检验项目】

1.必需的检验项目:血液分析、尿液分析、粪便常规、潜血试验、肝

功能、肾功能、电解质、血型、凝血功能、感染性疾病筛查（乙肝、丙肝、梅毒、艾滋病）。

2.根据患者病情可选择的检验项目:免疫学检查（如抗核抗体、抗中性粒细胞胞质抗体）、弥散性血管内凝血相关检查。

第三十一节　下消化道出血

【常用临床医学诊断 ICD 编码】

K92.209（疾病分类与代码国家临床版 2.0），K92.209（ICD-10 疾病编码国家医保版 2.0）。

【住院期间的检验项目】

必需的检验项目:血液分析、尿液分析、粪便常规、潜血试验、肝功能、肾功能、电解质、血型、凝血功能、感染性疾病筛查（乙肝、丙肝、梅毒、艾滋病）。

第三十二节　胆总管结石

【常用临床医学诊断 ICD 编码】

K80.501（疾病分类与代码国家临床版 2.0），K80.501（ICD-10 疾病编码国家医保版 2.0）。

【住院期间的检验项目】

必需的检验项目:血液分析、尿液分析、粪便常规、潜血试验、肝功能、肾功能、电解质、血糖、血淀粉酶、血型、凝血功能、感染性疾病筛查（乙肝、丙肝、梅毒、艾滋病）。

第三十三节　经内镜胆管支架置入术

【常用临床医学诊断 ICD 编码】

51.8700x003（手术操作与代码国家临床版 2.0），51.8700x003（ICD-9 手术编码国家医保版 2.0）。

【住院期间的检验项目】

必需的检验项目:血液分析、尿液分析、粪便常规、潜血试验、肝功能、肾功能、电解质、血糖、凝血功能、血型、感染性疾病筛查(乙肝、丙肝、梅毒、艾滋病)、肿瘤标志物(如 CEA、CA19-9、CA24-2)。

第三十四节　胆汁淤积性黄疸

【常用临床医学诊断 ICD 编码】

1.胆汁淤积症:K83.102(疾病分类与代码国家临床版 2.0),K83.102(ICD-10 疾病编码国家医保版 2.0)。

2.黄疸:R17.x00(疾病分类与代码国家临床版 2.0),R17.000(ICD-10 疾病编码国家医保版 2.0)。

【住院期间的检验项目】

1.必需的检验项目:血液分析、尿液分析、粪便常规、潜血试验、网织红细胞计数、肝功能、肾功能、电解质、血脂全套、凝血功能、C 反应蛋白、红细胞沉降率、血淀粉酶、血脂肪酶、感染性疾病筛查(甲肝、乙肝、丙肝、戊肝、梅毒、艾滋病)。

2.根据患者病情可选择的检验项目:抗核抗体、抗线粒体抗体、抗平滑肌抗体、抗中性粒细胞胞质抗体、免疫球蛋白 E、免疫球蛋白 M、免疫球蛋白 G、免疫球蛋白 G4 和铜蓝蛋白。

第三十五节　内镜下胃息肉切除术

【常用临床医学诊断 ICD 编码】

43.4105(手术操作与代码国家临床版 2.0),43.4105(ICD-9 手术编码国家医保版 2.0)。

【住院期间的检验项目】

1.必需的检验项目:血液分析、血型、尿液分析、粪便常规、潜血试验、肝功能、肾功能、电解质、血糖、感染性疾病筛查(乙肝、丙肝、梅毒、艾滋病)、凝血功能。

2.根据患者病情可选择的检验项目:消化道肿瘤标志物(CA19-9、CA24-2、CEA 等)。

第三十六节　肠息肉切除术后

【常用临床医学诊断 ICD 编码】

内镜下大肠息肉切除术:45.4200(手术操作与代码国家临床版 2.0),45.4200(ICD-9 手术编码国家医保版 2.0)。

【住院期间的检验项目】

1. 必需的检验项目:血液分析、尿液分析、粪便常规、潜血试验、凝血功能、肝功能、肾功能、电解质、血糖。

2. 根据患者病情可选择的检验项目:肿瘤标志物(CEA、AFP、CA19-9)。

第三十七节　大 肠 息 肉

【常用临床医学诊断 ICD 编码】

1. 直肠息肉:K62.100(疾病分类与代码国家临床版 2.0),K62.100(ICD-10 疾病编码国家医保版 2.0)。

2. 结肠息肉:K63.500(疾病分类与代码国家临床版 2.0),K63.500(ICD-10 疾病编码国家医保版 2.0)。

【住院期间的检验项目】

必需的检验项目:血液分析、尿液分析、粪便常规、潜血试验、肝功能、肾功能、电解质、血糖、凝血功能、血型、感染性疾病筛查(乙肝、丙肝、梅毒、艾滋病)、消化道肿瘤标志物(CA19-9、CA24-2、CEA 等)。

第三十八节　胃　　　石

【常用临床医学诊断 ICD 编码】

胃结石:K31.808(疾病分类与代码国家临床版 2.0),K31.808(ICD-10 疾病编码国家医保版 2.0)。

【住院期间的检验项目】

必需的检验项目:血液分析、尿液分析、粪便常规、潜血试验、肝功

能、肾功能、电解质、血糖、凝血酶原时间和凝血酶原活动度、感染性疾病筛查(乙肝、丙肝、梅毒、艾滋病)。

第三十九节　食道异物取出日间手术

【常用临床医学诊断 ICD 编码】

98.0201(手术操作与代码国家临床版 2.0),98.0201(ICD-9 手术编码国家医保版 2.0)。

【住院期间的检验项目】

必需的检验项目:血液分析、尿液分析、凝血功能、感染性疾病筛查(乙肝、丙肝、梅毒、艾滋病)。

第四十节　食管贲门失弛缓症

【常用临床医学诊断 ICD 编码】

K22.000x002(疾病分类与代码国家临床版 2.0),K22.000x002(ICD-10 疾病编码国家医保版 2.0)。

【住院期间的检验项目】

必需的检验项目:血液分析、尿液分析、粪便常规、潜血试验、肝功能、肾功能、电解质、血糖、凝血功能、感染性疾病筛查(乙肝、丙肝、梅毒、艾滋病)。

第四十一节　贲门失弛缓症内镜下气囊扩张术

【常用临床医学诊断 ICD 编码】

42.9201(手术操作与代码国家临床版 2.0),42.9201(ICD-9 手术编码国家医保版 2.0)。

【住院期间的检验项目】

必需的检验项目:血液分析、尿液分析、粪便常规、潜血试验、肝功能、肾功能、电解质、血糖、凝血酶原时间和凝血酶原活动度、感染性疾病筛查(乙肝、丙肝、梅毒、艾滋病)。

第三章 呼吸内科

第一节 急性上呼吸道感染

【常用临床医学诊断 ICD 编码】

J06.900(疾病分类与代码国家临床版 2.0),J06.900(ICD-10 疾病编码国家医保版 2.0)。

【住院期间的检验项目】

1.必需的检验项目:血液分析、尿液分析、粪便常规、鼻/咽拭子病原快速检测、肝功能、肾功能、血糖、电解质、C 反应蛋白。

2.根据患者病情可选择的检验项目:血气分析、病毒核酸检测、病毒培养等。

第二节 慢性支气管炎

【常用临床医学诊断 ICD 编码】

J42.x00(疾病分类与代码国家临床版 2.0),J42.x00(ICD-10 疾病编码国家医保版 2.0)。

【住院期间的检验项目】

1.必需的检验项目:血液分析、尿液分析、粪便常规、肝功能、肾功能、电解质、红细胞沉降率、C 反应蛋白、凝血功能、感染性疾病筛查(乙肝、丙肝、梅毒、艾滋病等)、病原学检查及药敏试验。

2.根据患者情况的检验项目:血气分析。

第三节　慢性阻塞性肺疾病

【常用临床医学诊断 ICD 编码】

J44.900(疾病分类与代码国家临床版 2.0),J44.900(ICD-10 疾病编码国家医保版 2.0)。

【住院期间的检验项目】

必需的检验项目:血液分析、尿液分析、粪便常规、肝功能、肾功能、电解质、血气分析、血功能、D-二聚体、红细胞沉降率、C 反应蛋白、感染性疾病筛查(乙肝、丙肝、梅毒、艾滋病)、痰涂片找细菌、痰涂片找真菌、痰涂片找抗酸杆菌、病原微生物培养、支原体抗体、衣原体抗体、结核抗体、军团菌抗体。

第四节　支气管哮喘(非危重)

【常用临床医学诊断 ICD 编码】

J45.903(疾病分类与代码国家临床版 2.0),J45.903(ICD-10 疾病编码国家医保版 2.0)。

【住院期间的检验项目】

1.必需的检验项目:血液分析、尿液分析、粪便常规、肝功能、肾功能、电解质、血糖、红细胞沉降率、C 反应蛋白、血气分析、D-二聚体、感染性疾病筛查(乙肝、丙肝、梅毒、艾滋病等)。

2.根据患者病情选择的检验项目:血清过敏原测定、血茶碱浓度、痰病原学检查等。

第五节　支气管哮喘

【常用临床医学诊断 ICD 编码】

J45.900x001(疾病分类与代码国家临床版 2.0),J45.900x001(ICD-10 疾病编码国家医保版 2.0)。

【住院期间的检验项目】

1.必需的检验项目:血液分析、尿液分析、粪便常规、肝功能、肾功

能、电解质、血糖、血脂全套、红细胞沉降率、C 反应蛋白、免疫球蛋白、补体、D-二聚体、N-端脑利钠肽前体、心肌损伤标志物、凝血功能、动脉血气分析、痰细胞学检查(细胞分类、找瘤细胞)、痰涂片细菌检查(普通细菌、抗酸杆菌、真菌)、病原微生物培养、感染性疾病筛查(乙肝、丙肝、梅毒、艾滋病)。

2.根据患者病情选择的检验项目:血茶碱浓度、过敏原测定(皮肤点刺、血清特异性 IgE 等)、病原微生物培养、病原学检查(支原体、衣原体、军团菌、病毒)、自身免疫抗体(如抗核抗体、抗可提取性核抗原抗体、抗中性粒细胞质抗体、抗双链 DNA 抗体、类风湿因子等)、呼吸气 NO 等。

第六节 支气管扩张症

【常用临床医学诊断 ICD 编码】

J47.x00(疾病分类与代码国家临床版 2.0),J47.x00(ICD-10 疾病编码国家医保版 2.0)。

【住院期间的检验项目】

1.必需的检验项目:血液分析、尿液分析、粪便常规、肝功能、肾功能、电解质、红细胞沉降率、C 反应蛋白、血糖、凝血功能、感染性疾病筛查(乙肝、丙肝、梅毒、艾滋病等)、痰病原学检查。

2.根据患者病情选择的检验项目:血气分析。

第七节 社区获得性肺炎

【常用临床医学诊断 ICD 编码】

J15.903(疾病分类与代码国家临床版 2.0),J15.903(ICD-10 疾病编码国家医保版 2.0)。

【住院期间的检验项目】

1.必需的检验项目。

(1)血液分析、尿液分析、粪便常规、肝功能、肾功能、血糖、电解质、红细胞沉降率、C 反应蛋白。

(2)呼吸道分泌物或血病原学检查、药敏试验(在医院实验室条件允许且患者可配合的情况下)。

2.根据患者病情选择的检验项目:感染性疾病筛查(乙肝、丙肝、梅毒、艾滋病等)、血气分析、D-二聚体等。

第八节　社区获得性肺炎(非重症)

【常用临床医学诊断 ICD 编码】

J15.902(疾病分类与代码国家临床版 2.0),J15.902(ICD-10 疾病编码国家医保版 2.0)。

【住院期间的检验项目】

1.必需的检验项目:血液分析、尿液分析、粪便常规、肝功能、肾功能、血糖、电解质、红细胞沉降率、C 反应蛋白、感染性疾病筛查(乙肝、丙肝、梅毒、艾滋病等)、病原学检查及药敏试验。

2.根据患者病情选择的检验项目:血培养、血气分析、D-二聚体、血氧饱和度等。

第九节　医院获得性肺炎

【常用临床医学诊断 ICD 编码】

J18.800x011(疾病分类与代码国家临床版 2.0),J18.802(ICD-10 疾病编码国家医保版 2.0)。

【住院期间的检验项目】

1.必需的检验项目。

(1)血液分析、血气分析、肝功能、肾功能、电解质、红细胞沉降率、C 反应蛋白、降钙素原。

(2)病原学检查及药敏试验:标本包括下呼吸道标本、无菌体液,检验项目包括细菌及真菌涂片、抗酸染色、细菌及真菌培养,注意各种感染病原体的机会。

2.根据患者病情选择的检验项目:D-二聚体、β-D-葡聚糖试验(G 试验)、半乳甘露聚糖抗原试验(GM 试验)。

第十节　肺　脓　肿

【常用临床医学诊断 ICD 编码】

1.肺脓肿伴有肺炎:J85.100(疾病分类与代码国家临床版 2.0),J85.100(ICD-10 疾病编码国家医保版 2.0)。

2.肺脓肿不伴有肺炎:J85.200(疾病分类与代码国家临床版 2.0),J85.200(ICD-10 疾病编码国家医保版 2.0)。

【住院期间的检验项目】

1.必需的检验项目:血液分析、尿液分析、粪便常规、肝功能、肾功能、电解质、血糖、红细胞沉降率、C 反应蛋白、凝血功能、感染性疾病筛查(乙肝、丙肝、梅毒、艾滋病等)、血气分析、痰病原学检查、药敏试验。

2.根据患者病情选择的检验项目:血培养、其他方法的病原学检查。

第十一节　原发性肺癌(内科治疗)

【常用临床医学诊断 ICD 编码】

肺恶性肿瘤:C34.900x001(疾病分类与代码国家临床版 2.0),C34.900x001(ICD-10 疾病编码国家医保版 2.0)。

【住院期间的检验项目】

1.必需的检验项目:血液分析、尿液分析、粪便常规、肝功能、肾功能、电解质、凝血功能、细胞学检查、病理检查。

2.根据患者病情选择的检验项目:肿瘤标志物,非小细胞肺癌行 *EGFR* 基因突变检测。

第十二节　胸膜间皮瘤

【常用临床医学诊断 ICD 编码】

C45.000(疾病分类与代码国家临床版 2.0),C45.000(ICD-10 疾

病编码国家医保版 2.0）。

【住院期间的检验项目】

1.必需的检验项目。

(1)血液分析、尿液分析、粪便常规、肝功能、肾功能、电解质、血气分析、凝血功能、感染性疾病筛查(乙肝、丙肝、梅毒、艾滋病等)、血清间皮素相关蛋白、癌胚抗原。

(2)有胸腔积液时,行胸膜活检,送病理组织学检查。若胸膜活检未能明确诊断,行胸腔镜胸膜组织活检及病理组织学检查。

2.根据患者病情可选择的检验项目:恶性胸膜间皮瘤的诊断应基于免疫组化检查。免疫组化检测包括核标志物(抗钙网膜蛋白、抗 Wilms 瘤抗原 1 抗体)、膜标志物(抗上皮膜抗体)。对上皮样间皮瘤,可采用抗细胞角蛋白 5 抗体、抗细胞角蛋白 6 抗体、抗 D2-40 抗体、抗间皮素抗体及两种具有阴性诊断价值的标志物(抗 Ber-EP4 抗体,一种膜标志物;抗甲状腺转录因子 1 抗体,一种核标志物)以确认诊断。为了鉴别肉瘤样间皮瘤与鳞癌和移行细胞癌,推荐使用两种广谱的抗角蛋白抗体和两种具有阴性预测价值的标志物(如抗 CD34 抗体、抗 B 细胞淋巴瘤 2 抗体标志物、抗结蛋白抗体、抗 S100 抗体)以明确诊断。

第十三节　间质性肺病

【常用临床医学诊断 ICD 编码】

J84.900(疾病分类与代码国家临床版 2.0),J84.900(ICD-10 疾病编码国家医保版 2.0)。

【住院期间的检验项目】

1.必需的检验项目:血液分析、尿液分析、粪便常规、肝功能、肾功能、血糖、血脂全套、电解质、红细胞沉降率、C 反应蛋白、血气分析、感染性疾病筛查(乙肝、丙肝、梅毒、艾滋病等)、风湿全套、病毒全套筛查、血管紧张素转化酶、血清蛋白电泳等。

2.根据患者病情可选择的检验项目:D-二聚体、肿瘤标志物、病原学检查等。

第十四节　特发性肺纤维化

【常用临床医学诊断 ICD 编码】

J84.100x012(疾病分类与代码国家临床版 2.0),J84.104(ICD-10 疾病编码国家医保版 2.0)。

【住院期间的检验项目】

1. 必需的检验项目:血液分析、尿液分析、粪便常规、肝功能、肾功能、血糖、电解质、红细胞沉降率、C 反应蛋白、血气分析、感染性疾病筛查(乙肝、丙肝、梅毒、艾滋病等)(必要时且病情允许)。

2. 根据患者病情可选择的检验项目:D-二聚体、肿瘤标志物、病原学检查等。

第十五节　孤立肺部结节

【常用临床医学诊断 ICD 编码】

R91.x00x011(疾病分类与代码国家临床版 2.0),R91.x04(ICD-10 疾病编码国家医保版 2.0)。

【住院期间的检验项目】

必需的检验项目:血液分析、尿液分析、粪便常规、肝功能、肾功能、电解质、血糖、血脂全套、血气分析、血型、凝血功能、D-二聚体、感染性疾病筛查(乙肝、丙肝、梅毒、艾滋病等)、肿瘤标志物、结明三项、结核感染 T 细胞斑点试验、G 实验、GM 实验、结核集菌、痰病理。

第十六节　肺血栓栓塞症

【常用临床医学诊断 ICD 编码】

I26.900x003(疾病分类与代码国家临床版 2.0),I26.900x003(ICD-10 疾病编码国家医保版 2.0)。

【住院期间的检验项目】

1. 必需的检验项目:血液分析、尿液分析、粪便常规、肝功能、肾功能、电解质、血气分析、血型、凝血功能、D-二聚体、感染性疾病筛查(乙肝、丙肝、梅毒、艾滋病等)、心肌钙蛋白I、肿瘤标志物。

2.根据患者病情可选择的检验项目:N-端脑利钠肽前体、免疫指标(包括抗心磷脂抗体)、蛋白S、蛋白C、抗凝血酶Ⅲ等。

第十七节　肺动脉高压

【常用临床医学诊断 ICD 编码】

I27.200x012(疾病分类与代码国家临床版 2.0),I27.200x012(ICD-10 疾病编码国家医保版 2.0)。

【住院期间的检验项目】

必需的检验项目:血液分析、尿液分析、粪便常规、肝功能、肾功能、电解质、血气分析、凝血功能、D-二聚体、红细胞沉降率、C 反应蛋白、感染性疾病筛查(乙肝、丙肝、梅毒、艾滋病等)、N-端脑利钠肽前体、肌钙蛋白 T 或 I、免疫指标(包括抗心磷脂抗体)、甲状腺功能、自身抗体检查、蛋白 S、蛋白 C、抗凝血酶Ⅲ、肿瘤标志物。

第十八节　原发性肺动脉高压

【常用临床医学诊断 ICD 编码】

I27.000(疾病分类与代码国家临床版 2.0),I27.000(ICD-10 疾病编码国家医保版 2.0)。

【住院期间的检验项目】

1.必需的检验项目:血液分析、肝功能、肾功能、电解质、凝血功能、D-二聚体、血气分析。

2.根据患者病情可选择的检验项目:红细胞沉降率、甲状腺功能、感染性疾病筛查(乙肝、丙肝、梅毒、艾滋病)、心肌损伤标志物、风湿免疫指标。

第十九节　慢性肺源性心脏病

【常用临床医学诊断 ICD 编码】

I27.900x002（疾病分类与代码国家临床版 2.0），I27.900x002（ICD-10 疾病编码国家医保版 2.0）。

【住院期间的检验项目】

1.必需的检验项目：血液分析、尿液分析、粪便常规、肝功能、肾功能、电解质、血气分析、凝血功能、D-二聚体、红细胞沉降率、C 反应蛋白、N-端脑利钠肽前体、感染性疾病筛查（乙肝、丙肝、梅毒、艾滋病等）、病原学检查。

2.根据患者病情可选择的检验项目：心肌损伤标志物检查。

第二十节　自发性气胸

【常用临床医学诊断 ICD 编码】

J93.001（疾病分类与代码国家临床版 2.0），J93.100x001（ICD-10 疾病编码国家医保版 2.0）。

【住院期间的检验项目】

1.必需的检验项目：血液分析、尿液分析、粪便常规、肝功能、肾功能、电解质、凝血功能。

2.根据患者病情可选择的检验项目：心肌损伤标志物、血气分析、D-二聚体等。

第二十一节　阻塞性睡眠呼吸暂停
低通气综合征

【常用临床医学诊断 ICD 编码】

G47.300x037（疾病分类与代码国家临床版 2.0），G47.300x037（ICD-10 疾病编码国家医保版 2.0）。

【住院期间的检验项目】

根据患者病情可选择的检验项目:血气分析、血液分析、甲状腺功能、空腹血糖、糖化血红蛋白、糖耐量试验、血脂全套、肝功能、肾功能、电解质、心肌损伤标志物等。

第二十二节 急性呼吸窘迫综合征

【常用临床医学诊断 ICD 编码】

J80.x00x002(疾病分类与代码国家临床版 2.0),J80.x01(ICD-10 疾病编码国家医保版 2.0)。

【住院期间的检验项目】

必需的检验项目:血液分析、尿液分析、粪便常规、肝功能、肾功能、电解质、血气分析、血型、血糖、凝血功能、感染性疾病筛查(乙肝、丙肝、梅毒、艾滋病等)、病原学检查、药敏试验。

第四章　肾脏内科

第一节　原发性肾病综合征

【常用临床医学诊断 ICD 编码】

肾病综合征：N04.900（疾病分类与代码国家临床版 2.0），N04.900（ICD-10 疾病编码国家医保版 2.0）。

【住院期间的检验项目】

必需的检验项目：血液分析、尿液分析、粪便常规、潜血试验、24 小时尿蛋白定量、尿蛋白-肌酐比值、肝功能、肾功能、电解质、血糖、糖化血红蛋白、血脂全套、血浆蛋白、红细胞沉降率、C 反应蛋白、N-端脑利钠肽前体、凝血功能、免疫指标（如抗核抗体、补体成分 3、补体成分 4、抗双链 DNA 抗体、抗干燥综合征抗原 A 抗体、抗干燥综合征抗原 B 抗体、抗可提取性核抗原抗体谱）、感染性疾病筛查（乙肝、丙肝、梅毒、艾滋病）、免疫电泳、免疫固定电泳、轻链定量、肿瘤标志物。

第二节　静脉使用环磷酰胺

【常用临床医学诊断 ICD 编码】

1. 肾病综合征：N04.900（疾病分类与代码国家临床版 2.0），N04.900（ICD-10 疾病编码国家医保版 2.0）。

2. 急进性肾小球肾炎：N01.900x003（疾病分类与代码国家临床版 2.0），N01.900x003（ICD-10 疾病编码国家医保版 2.0）。

3. IgA 肾病：N02.801（疾病分类与代码国家临床版 2.0），N02.801（ICD-10 疾病编码国家医保版 2.0）。

【住院期间的检验项目】

1. 必需的检验项目：血液分析、尿液分析、粪便常规、潜血试验、肝功能、肾功能、电解质、血糖、血脂全套、24 小时尿蛋白定量。

2.根据患者病情可选择的检验项目：抗中性粒细胞胞质抗体、抗肾小球基底膜抗体、C 反应蛋白、红细胞沉降率、抗核抗体、抗双链DNA 抗体、抗可提取性核抗原抗体谱、免疫球蛋白 G、免疫球蛋白 A、免疫球蛋白 M、补体成分 3、补体成分 4、类风湿因子、抗链球菌 O、感染性疾病筛查(乙肝、丙肝、梅毒、艾滋病)、T 淋巴细胞亚群分析等。

第三节　慢性肾炎综合征

【常用临床医学诊断 ICD 编码】

N03.900(疾病分类与代码国家临床版 2.0)，N03.900(ICD-10 疾病编码国家医保版 2.0)。

【住院期间的检验项目】

1.必需的检验项目：血液分析、尿液分析、粪便常规、潜血试验、24 小时尿蛋白定量、尿蛋白-肌酐比值、肝功能、肾功能、电解质、血糖、血脂全套、血浆蛋白、红细胞沉降率、C 反应蛋白、凝血功能、免疫学指标(如抗核抗体、抗双链 DNA 抗体、补体成分 3、补体成分 4、抗可提取性核抗原抗体谱、类风湿因子、抗中性粒细胞胞质抗体、抗肾小球基底膜抗体)、感染性疾病筛查(乙肝、丙肝、梅毒、艾滋病)、结核筛查。

2.根据患者病情可选择的检验项目：免疫电泳、免疫固定电泳、轻链定量、肿瘤标志物、人类白细胞抗原 B27(HLA-B27)、甲状腺功能、肾小管功能检测等。

第四节　急慢性肾炎综合征行肾穿刺活检

【常用临床医学诊断 ICD 编码】

1.急性肾炎综合征：N00.900(疾病分类与代码国家临床版 2.0)，N00.900(ICD-10 疾病编码国家医保版 2.0)。

2.慢性肾炎综合征：N03.900(疾病分类与代码国家临床版 2.0)，N03.900(ICD-10 疾病编码国家医保版 2.0)。

3.肾穿刺活组织检查：55.2301(手术操作与代码国家临床版 2.0)，

55.2301(ICD-9 手术编码国家医保版 2.0)。

【住院期间的检验项目】

1.必需的检验项目:血液分析、网织红细胞计数、尿液分析、尿红细胞形态分析、24 小时尿蛋白定量、粪便常规、潜血试验、肝功能、肾功能、电解质、血糖、血脂全套分析、凝血功能、感染性疾病筛查(乙肝、丙肝、梅毒、艾滋病)、抗核抗体、抗双链 DNA 抗体、抗可提取性核抗原抗体谱、抗中性粒细胞胞质抗体谱、抗肾小球基底膜抗体、抗磷脂酶 A2 受体抗体。

2.根据患者病情可选择的检验项目:T 淋巴细胞亚群分析、巨细胞病毒、尿本周蛋白电泳、免疫电泳、甲状腺功能、血型、血和尿轻链定量、肿瘤标志物检测等。

第五节　蛋白尿、血尿待查行肾穿刺活检

【常用临床医学诊断 ICD 编码】

1.蛋白尿:R80.x02(疾病分类与代码国家临床版 2.0),R80.x02(ICD-10 疾病编码国家医保版 2.0)。

2.血尿:R31.x00(疾病分类与代码国家临床版 2.0),R31.x00(ICD-10 疾病编码国家医保版 2.0)。

3.肾穿刺活组织检查:55.2301(手术操作与代码国家临床版 2.0),55.2301(ICD-9 手术编码国家医保版 2.0)。

【住院期间的检验项目】

1.必需的检验项目:血液分析、尿液分析、粪便常规、潜血试验、肝功能、肾功能、电解质、血糖、血脂全套、凝血功能、蛋白电泳、C 反应蛋白、红细胞沉降率、免疫指标、感染性疾病筛查(乙肝、丙肝、梅毒、艾滋病)、24 小时尿蛋白定量、尿红细胞形态分析。

2.根据患者病情可选择的检验项目:结核菌素试验、抗中性粒细胞胞质抗体、抗肾小球基底膜抗体、HLA-B27、甲状腺功能、血和尿 β_2 微球蛋白、尿 N-乙酰-β-葡萄糖苷酶、免疫固定电泳、血和尿轻链定量、血和尿重金属、肿瘤标志物、RAAS 水平、皮质醇、儿茶酚胺、香草扁桃酸等。

第六节 IgA 肾病行肾穿刺活检

【常用临床医学诊断 ICD 编码】

1.IgA 肾病:N02.801(疾病分类与代码国家临床版 2.0),N02.801(ICD-10 疾病编码国家医保版 2.0)。

2.肾穿刺活组织检查:55.2301(手术操作与代码国家临床版 2.0),55.2301(ICD-9 手术编码国家医保版 2.0)。

【住院期间的检验项目】

1.必需的检验项目:血液分析、尿液分析、粪便常规、肝功能、肾功能、电解质、血糖、血脂全套、凝血功能、蛋白电泳、C 反应蛋白、红细胞沉降率、免疫指标(抗核抗体谱、免疫球蛋白 G、免疫球蛋白 A、免疫球蛋白 M、补体成分 3、补体成分 4、类风湿因子、抗链球菌 O)、感染性疾病筛查(乙肝、丙肝、梅毒、艾滋病)、24 小时尿蛋白定量、尿红细胞形态分析。

2.根据患者病情可选择的检验项目:抗中性粒细胞胞质抗体、抗肾小球基底膜抗体、HLA-B27、甲状腺功能、血和尿 β_2 微球蛋白、尿 N-乙酰-β-葡萄糖苷酶、免疫固定电泳、血和尿轻链定量、肿瘤标志物等。

第七节 新月体肾炎

【常用临床医学诊断 ICD 编码】

1.新月体性肾炎:N05.700x001(疾病分类与代码国家临床版 2.0),N05.700x001(ICD-10 疾病编码国家医保版 2.0)。

2.急进性肾炎:N01.900x001(疾病分类与代码国家临床版 2.0),N01.900x001(ICD-10 疾病编码国家医保版 2.0)。

【住院期间的检验项目】

1.必需的检验项目:血液分析、血型、尿液分析、粪便常规、肾功能、电解质、肝功能、血糖、血脂全套、凝血功能(凝血酶原时间、活化部分凝血活酶时间、纤维蛋白原)、24 小时尿蛋白定量、尿红细胞形态分析、抗肾小球基底膜抗体、抗中性粒细胞胞质抗体、抗核抗体谱、免疫球蛋白、补体、C 反应蛋白、血红蛋白、红细胞沉降率、抗链球菌 O、类风湿因子、感染性疾病筛查(乙肝、丙肝、梅毒、艾滋病)。

2.根据患者病情可选择的检验项目:冷球蛋白、免疫固定电泳、血和尿轻链定量、肿瘤标志物等。

第八节　Ⅰ型新月体肾炎血浆置换治疗

【常用临床医学诊断 ICD 编码】

1.抗肾小球基底膜抗体病:M31.002＋N08.5＊(疾病分类与代码国家临床版 2.0),M31.002＋N08.5＊(ICD-10 疾病编码国家医保版 2.0)。

2.血浆置换:39.9500x004(手术操作与代码国家临床版 2.0),39.9500x004(ICD-9 手术编码国家医保版 2.0)。

3.单膜血浆置换:39.9500x005(手术操作与代码国家临床版 2.0),39.9500x005(ICD-9 手术编码国家医保版 2.0)。

4.双膜血浆置换:39.9500x006(手术操作与代码国家临床版 2.0),39.9500x006(ICD-9 手术编码国家医保版 2.0)。

【住院期间的检验项目】

1.必需的检验项目:血液分析、网织红细胞计数、血型、尿液分析、粪便常规、肾功能、电解质、抗肾小球基底膜抗体、抗中性粒细胞胞质抗体、抗核抗体谱、免疫球蛋白、补体、C 反应蛋白、抗链球菌 O、类风湿因子、红细胞沉降率、肝功能、血糖、血型、感染性疾病筛查(乙肝、丙肝、梅毒、艾滋病)、凝血功能(凝血酶原时间、活化部分凝血活酶时间、纤维蛋白原)。

2.根据患者病情可选择的检验项目:痰含铁血黄素检查。

第九节　狼疮性肾炎行肾穿刺活检

【常用临床医学诊断 ICD 编码】

1.狼疮性肾:M32.101＋N08.5＊(疾病分类与代码国家临床版 2.0),M32.101＋N08.5＊(ICD-10 疾病编码国家医保版 2.0)。

2.肾穿刺活组织检查:55.2301(手术操作与代码国家临床版 2.0),

55.2301(ICD-9 手术编码国家医保版 2.0)。

【住院期间的检验项目】

1.必需的检验项目:血液分析、网织红细胞计数、尿液分析、粪便常规、外周血涂片、肝功能、肾功能、电解质、肌酶、血糖、血脂全套、凝血功能、感染性疾病筛查(乙肝、丙肝、梅毒、艾滋病)、抗核抗体、抗双链DNA抗体、抗心肌磷脂抗体、抗 Sm 抗体、抗可提取性核原抗体谱、补体成分 3、补体成分 4、免疫球蛋白 G、免疫球蛋白 A、免疫球蛋白 M、类风湿因子、C 反应蛋白、红细胞沉降率、直接和间接抗人球蛋白试验、24 小时尿蛋白定量、尿沉渣检查。

2.根据患者病情可选择的检验项目:T 淋巴细胞亚群分析、抗中性粒细胞胞质抗体、抗肾小球基底膜抗体、血清蛋白电泳、甲状腺功能。

第十节　急性肾盂肾炎

【常用临床医学诊断 ICD 编码】

N10.x02(疾病分类与代码国家临床版 2.0),N10.x02(ICD-10 疾病编码国家医保版 2.0)。

【住院期间的检验项目】

1.必需的检验项目:血液分析、尿液分析、粪便常规、肝功能、肾功能、电解质、C 反应蛋白、降钙素原、病原微生物培养、血培养。

2.根据患者病情可选择的检验项目:尿找抗酸杆菌等。

第十一节　急性药物过敏性间质性肾炎

【常用临床医学诊断 ICD 编码】

急性间质性肾炎:N10.x01(疾病分类与代码国家临床版 2.0),N10.x01(ICD-10 疾病编码国家医保版 2.0)。

【住院期间的检验项目】

1.必需的检验项目:血液分析、尿液分析、粪便常规、肝功能、肾功能、电解质、血糖、血脂全套、血型、凝血功能、感染性疾病筛查(乙肝、丙肝、梅毒、艾滋病)、24 小时尿蛋白定量、尿沉渣检查、肾小管损伤指标检测、免疫球蛋白、补体成分 3、补体成分 4、抗核抗体、抗双链 DNA 抗体、抗心磷脂抗体、抗 Sm 抗体、抗可提取性核抗原抗体谱、类风湿因子、C 反应蛋白、红细胞沉降率。

2. 根据患者病情可选择的检验项目：血免疫学检查：抗中性粒细胞胞质抗体，抗肾小球基底膜抗体、尿蛋白成分分析（如尿蛋白电泳），尿酸化功能检查，血尿渗透压检查，尿氨基酸检查、免疫固定电泳。

第十二节　急性肾盂肾炎

【常用临床医学诊断 ICD 编码】

N10.x02（疾病分类与代码国家临床版 2.0），N10.x02（ICD-10 疾病编码国家医保版 2.0）。

【住院期间的检验项目】

1. 必需的检验项目：血液分析、尿液分析、粪便常规、肝功能、肾功能、电解质、血糖、血脂全套、凝血功能、C 反应蛋白、红细胞沉降率、血培养、尿红细胞形态分析、病原微生物培养、尿找抗酸杆菌。

2. 根据患者病情可选择的检验项目：血和尿渗透压、尿 N-乙酰-β-葡萄糖苷酶、尿 β_2 微球蛋白、24 小时尿蛋白定量、尿找支原体和衣原体、病原微生物培养、尿液高渗培养、G 试验、GM 试验。

第十三节　尿 路 感 染

【常用临床医学诊断 ICD 编码】

泌尿道感染：N39.000（疾病分类与代码国家临床版 2.0），N39.000（ICD-10 疾病编码国家医保版 2.0）。

【住院期间的检验项目】

1. 必需的检验项目：血液分析、尿液分析、粪便常规、病原微生物培养、肝功能、肾功能、电解质、血糖、血脂全套、凝血功能。

2. 根据患者病情可选择的检验项目：血培养、降钙素原、红细胞沉降率、尿找抗酸杆菌等。对反复发作的尿路感染，应注意排除外尿路复杂因素和系统性疾病。

第十四节　急性肾损伤

【常用临床医学诊断 ICD 编码】

1.急性肾功能不全：N17.900x003（疾病分类与代码国家临床版 2.0），N17.900x003（ICD-10 疾病编码国家医保版 2.0）。

2.急性肾衰竭：N17.900（疾病分类与代码国家临床版 2.0），N17.900（ICD-10 疾病编码国家医保版 2.0）。

【住院期间的检验项目】

1.必需的检验项目：血液分析、网织红细胞计数、尿液分析、粪便常规、肝功能、肾功能、电解质、血糖、血型、感染性疾病筛查（乙肝、丙肝、梅毒、艾滋病）、凝血功能、血气分析、抗核抗体谱、抗中性粒细胞胞质抗体、抗肾小球基底膜抗体、免疫球蛋白、补体、C 反应蛋白、抗链球菌 O、类风湿因子、红细胞沉降率、全段甲状旁腺激素（iPTH）、24 小时尿蛋白定量、尿电解质、尿肌酐、尿红细胞形态分析、尿白细胞分类、尿渗透压或自由水清除率。

2.根据患者病情可选择的检验项目：NGAL、KIM-1、IL-18、抗流行性出血热病毒抗体、血和尿轻链定量、血培养、肿瘤标志物、凝血功能及纤溶指标、免疫固定电泳。

第十五节　肾癌内科治疗

【常用临床医学诊断 ICD 编码】

D41.001（疾病分类与代码国家临床版 2.0），D41.001（ICD-10 疾病编码国家医保版 2.0）。

【住院期间的检验项目】

1.必需的检验项目：血液分析、尿液分析、粪便常规、肝功能、肾功能、电解质、血糖、红细胞沉降率、碱性磷酸酶和乳酸脱氢酶、感染性疾病筛查（乙肝、丙肝、梅毒、艾滋病）、凝血功能、细胞学检查。

2.根据患者病情可选择的检验项目：肿瘤标志物。

第十六节　慢性肾衰竭(CKD 5 期)

【常用临床医学诊断 ICD 编码】

N18.900(疾病分类与代码国家临床版 2.0),N18.900(ICD-10 疾病编码国家医保版 2.0)。

【住院期间的检验项目】

1.必需的检验项目:血液分析、尿液分析、粪便常规、肝功能、肾功能、电解质、血糖、血脂全套、铁代谢、钙磷代谢、iPTH。

2.根据患者病情可选择的检验项目:T 淋巴细胞亚群分析、CMV 抗体测定、感染性疾病筛查(乙肝、丙肝、梅毒、艾滋病)。

第十七节　慢性肾脏病肾性骨病
活性维生素 D 使用

【常用临床医学诊断 ICD 编码】

慢性肾衰竭(肾功能不全)合并肾性骨病:N18.800x018(疾病分类与代码国家临床版 2.0),N18.800x018(ICD-10 疾病编码国家医保版 2.0)。

【住院期间的检验项目】

1.必需的检验项目:血液分析、尿液分析、粪便常规、潜血试验、肝功能、肾功能、碱性磷酸酶、电解质、血糖、血脂全套、血型、凝血功能、感染性疾病筛查(乙肝、丙肝、梅毒、艾滋病)、C 反应蛋白、铁代谢指标(血清铁、总铁结合力、转铁蛋白饱和度、血清铁蛋白)、iPTH、25-羟维生素 D。

2.根据患者病情可选择的检验项目:复查血钙、血磷和甲状腺功能。

第十八节 慢性肾脏病贫血

【常用临床医学诊断 ICD 编码】

N18.810＋D63.8＊(疾病分类与代码国家临床版 2.0)，N18.501(ICD-10 疾病编码国家医保版 2.0)。

【住院期间的检验项目】

1.必需的检验项目:血液分析、尿液分析、粪便常规、肝功能、肾功能、碱性磷酸酶、电解质、血糖、血脂全套、血型、凝血功能、感染性疾病筛查(乙肝、丙肝、梅毒、艾滋病)、C 反应蛋白、铁代谢指标(血清铁、总铁结合力、转铁蛋白饱和度、血清铁蛋白)、叶酸、维生素 B_{12}、iPTH。

2.根据患者病情可选择的检验项目:网织红细胞、骨髓细胞学、肿瘤标志物、血液分析及铁代谢指标等。

第十九节 慢性肾衰竭拟行血液净化治疗

【常用临床医学诊断 ICD 编码】

1.慢性肾衰竭:N18.900(疾病分类与代码国家临床版 2.0)，N18.900(ICD-10 疾病编码国家医保版 2.0)。

2.慢性肾脏病 4 期:N18.804(疾病分类与代码国家临床版 2.0)，N18.804(ICD-10 疾病编码国家医保版 2.0)。

3.慢性肾脏病 5 期:N18.001(疾病分类与代码国家临床版 2.0)，N18.001(ICD-10 疾病编码国家医保版 2.0)。

4.慢性肾衰竭尿毒症期:N18.900x003(疾病分类与代码国家临床版 2.0)，N18.501(ICD-10 疾病编码国家医保版 2.0)。

【住院期间的检验项目】

1.必需的检验项目:血液分析、尿液分析、粪便常规、潜血试验、肝功能、肾功能、心肌酶谱、电解质、血糖、血脂全套、血型、凝血功能、D-二聚体、感染性疾病筛查(乙肝、丙肝、梅毒、艾滋病)、铁代谢指标、iPTH。

2.根据患者病情可选择的检验项目:必要时可通过 24 小时蛋白定量、糖化血红蛋白、蛋白电泳、免疫固定电泳、抗中性粒细胞胞质抗体、抗可提取性核抗原抗体谱、抗双链 DNA 抗体、抗核抗体、血免疫球蛋白 7 项、肿瘤标志物等检查寻找肾衰竭病因。

第二十节　腹膜透析管置入术

【常用临床医学诊断 ICD 编码】

1.腹膜透析管置入术:54.9300x011(手术操作与代码国家临床版 2.0),54.9300x011(ICD-9 手术编码国家医保版 2.0)。

2.腹膜透析置管导丝法复位术:54.9300x007(手术操作与代码国家临床版 2.0),54.9300x007(ICD-9 手术编码国家医保版 2.0)。

3.腹膜透析置管腹腔法复位术:54.9300x008(手术操作与代码国家临床版 2.0),54.9300x008(ICD-9 手术编码国家医保版 2.0)。

4.腹膜透析置管腹腔镜法复位术:54.9300x009(手术操作与代码国家临床版 2.0),54.9300x009(ICD-9 手术编码国家医保版 2.0)。

5.腹膜透析置管手工法复位术:54.9300x010(手术操作与代码国家临床版 2.0),54.9300x010(ICD-9 手术编码国家医保版 2.0)。

【住院期间的检验项目】

1.必需的检验项目:血液分析、尿液分析、粪便常规、潜血试验、肝功能、肾功能、电解质、血糖、血脂全套、血型、凝血功能、D-二聚体、感染性疾病筛查(乙肝、丙肝、梅毒、艾滋病)、铁代谢指标、iPTH。

2.根据患者病情可选择的检验项目:必要时可通过 24 小时蛋白定量、糖化血红蛋白、蛋白电泳、免疫固定电泳、抗中性粒细胞胞质抗体、抗可提取的核抗原抗体谱、抗双链 DNA 抗体、抗核抗体、血免疫球蛋白、肿瘤标志物等检查寻找肾衰竭病因。

第二十一节　腹膜透析行腹膜平衡试验
及透析充分性评估

【常用临床医学诊断 ICD 编码】

腹膜透析:54.9800(疾病分类与代码国家临床版 2.0),54.9800(ICD-10 疾病编码国家医保版 2.0)。

【住院期间的检验项目】

1.必需的检验项目。

(1)血液分析、尿液分析、粪便常规。

(2)0 小时血生化,2 小时血肾功能和葡萄糖。

(3)0 小时、2 小时、4 小时腹透液肾功能和葡萄糖。

(4)24 小时腹透液及 24 小时尿液肾功能、离子全套、葡萄糖。

(5)24 小时腹透液及 24 小时尿液蛋白定量。

2.根据患者病情可进行的检验项目:铁代谢指标、C 反应蛋白、降钙素原、iPTH、N-端脑利钠肽前体等。

第二十二节　腹膜透析并发腹膜炎

【常用临床医学诊断 ICD 编码】

腹膜透析相关性腹膜炎:T80.200x001(疾病分类与代码国家临床版 2.0),T80.200x001(ICD-10 疾病编码国家医保版 2.0)。

【住院期间的检验项目】

1.必需的检验项目:血液分析、尿液分析、粪便常规、肝功能、肾功能、电解质、酸碱平衡、血糖、C 反应蛋白、红细胞沉降率、iPTH、透出液常规、病原微生物涂片及培养、药敏试验。

2.根据患者病情可进行的检验项目:血培养、肿瘤标志物、凝血功能及纤溶指标。

第二十三节　终末期肾脏病

【常用临床医学诊断 ICD 编码】

肾终末期疾病:N18.000(疾病分类与代码国家临床版 2.0),N18.501(ICD-10 疾病编码国家医保版 2.0)。

【住院期间的检验项目】

必需的检验项目:血液分析、尿液分析、粪便常规、肝功能、肾功能、电解质、血糖、血脂全套、血型、凝血功能、感染性疾病筛查(乙肝、丙肝、梅毒、艾滋病)、铁代谢、iPTH。

第二十四节　终末期肾脏病常规血液透析治疗

【常用临床医学诊断 ICD 编码】

1.肾终末期疾病:N18.000(疾病分类与代码国家临床版 2.0),N18.501(ICD-10 疾病编码国家医保版 2.0)。

2.血液透析:39.9500(手术操作与代码国家临床版 2.0),39.9500(ICD-9 手术编码国家医保版 2.0)。

【住院期间的检验项目】

必需的检验项目:血液分析、尿液分析、粪便常规、肝功能、肾功能、碱性磷酸酶、电解质、酸碱平衡、血糖、血脂全套、血型、凝血功能、感染性疾病筛查(乙肝、丙肝、梅毒、艾滋病)、铁代谢指标、iPTH。

第二十五节　终末期肾脏病(自体动脉-静脉内瘘成形术)

【常用临床医学诊断 ICD 编码】

1.肾终末期疾病:N18.000(疾病分类与代码国家临床版 2.0),N18.501(ICD-10 疾病编码国家医保版 2.0)。

2.为肾透析的自体血管动静脉瘘修补术:39.4200x004(手术操作与代码国家临床版 2.0),39.4200x004(ICD-9 手术编码国家医保版 2.0)。

【住院期间的检验项目】

必需的检验项目:血液分析、尿液分析、粪便常规、肝功能、肾功能、电解质、血糖、血脂全套、血型、凝血功能、感染性疾病筛查(乙肝、丙肝、梅毒、艾滋病)、铁代谢指标(血清铁、总铁结合力、转铁蛋白饱和度、血清铁蛋白)、iPTH。

第五章　血液内科

第一节　缺铁性贫血

【常用临床医学诊断 ICD 编码】

D50.900(疾病分类与代码国家临床版 2.0),D50.900(ICD-10 疾病编码国家医保版 2.0)。

【术前的检验项目】

必需的检验项目:血液分析、尿液分析、粪便常规、潜血试验、铁代谢指标、叶酸、维生素 B_{12}、肝功能、肾功能、电解质、凝血功能、感染性疾病筛查(乙肝、丙肝、梅毒、艾滋病)、自身免疫系统疾病筛查、甲状腺功能、肿瘤标志物。

第二节　巨幼细胞性贫血

【常用临床医学诊断 ICD 编码】

D53.100x001(疾病分类与代码国家临床版 2.0),D53.100(ICD-10 疾病编码国家医保版 2.0)。

【术前的检验项目】

必需的检验项目:血液分析、血涂片形态学分析、网织红细胞计数、尿液分析、粪便常规、潜血试验、肝功能、肾功能、电解质、感染性疾病筛查(乙肝、丙肝、梅毒、艾滋病)、血型、叶酸、维生素 B_{12}、血清铁蛋白、贫血 4 项。

第三节 再生障碍性贫血

【常用临床医学诊断 ICD 编码】

D61.900(疾病分类与代码国家临床版 2.0),D61.900(ICD-10 疾病编码国家医保版 2.0)。

【术前的检验项目】

必需的检验项目:血液分析、尿液分析、粪便常规、潜血试验、血型、感染性疾病筛查(乙肝、丙肝、梅毒、艾滋病)、电解质、肝功能、肾功能、空腹血糖、心肌损伤标志物、铁代谢指标(血清铁、未饱和铁结合力、总铁结合力、铁饱和度)可溶性转铁蛋白及其受体、免疫球蛋白定量、淋巴细胞亚群 T/NK 大颗粒淋巴细胞比例、Vβ 流式检测、甲状腺功能、铁蛋白、叶酸、维生素 B_{12}、促红细胞生成素水平、抗核抗体谱、抗可提取性核抗原抗体谱、循环免疫复合物、抗链球菌 O、类风湿因子、C 反应蛋白、免疫球蛋白 G、免疫球蛋白 A、免疫球蛋白 M、补体成分 3、补体成分 4;细胞因子(TNFα、TGFβ、sEPO、INF-γ、IL1 等)、血浆游离血红蛋白、血浆结合珠蛋白、Coombs 实验(直接、间接)及其亚型、酸化血清溶血试验、尿含铁血黄素试验、凝血功能。

第四节 成人纯红细胞再生障碍性贫血

【常用临床医学诊断 ICD 编码】

D60.900x001(疾病分类与代码国家临床版 2.0),D60.900x001(ICD-10 疾病编码国家医保版 2.0)。

【术前的检验项目】

1. 必要的检验项目。

(1)常规:血液分析、尿液分析、尿含铁血黄素试验、粪便常规、潜血试验、血型。

(2)溶血:血浆游离血红蛋白、血浆结合珠蛋白、Coombs 试验、酸化血清溶血试验。

(3)骨髓:骨髓形态学分类、染色体核型分析、骨髓活检病理、祖细胞培养。

(4)电解质、肝功能、肾功能、空腹血糖、铁代谢 4 项指标(血清铁、未饱和铁结合力、总铁结合力、铁饱和度)。

(5)免疫学:感染性疾病筛查(乙肝、丙肝、梅毒、艾滋病)、免疫球蛋白定量、抗可提取性核抗原抗体谱、风湿 3 项、抗核抗体谱、循环免疫复合物、转铁蛋白及受体。

(6)核医学:血清铁蛋白、叶酸、维生素 B_{12}、促红细胞生成素水平。

(7)出凝血:凝血功能。

2.根据患者病情可进行的检验项目:微小病毒 B19 检测。

第五节 遗传性球形红细胞增多症临床路径

【常用临床医学诊断 ICD 编码】

D58.000(疾病分类与代码国家临床版 2.0),D58.000(ICD-10 疾病编码国家医保版 2.0)。

【术前的检验项目】

1.常规检验项目:血液分析、外周血细胞形态、尿液分析、尿含铁血黄素试验、粪便常规、潜血试验、血型、感染性疾病筛查(乙肝、丙肝、梅毒、艾滋病)、血浆游离血红蛋白、血浆结合珠蛋白、Coombs 试验、冷凝集素试验、抗碱血红蛋白测定、血红蛋白 A2、红细胞盐水渗透脆性试验、酸化甘油溶血试验、蔗糖高渗冷溶试验、酸化血清溶血试验、蔗糖溶血试验、红细胞酶测定、异丙醇试验、变性珠蛋白小体试验、热不稳定试验、血红蛋白电泳、醋酸纤维膜蛋白电泳、红细胞膜蛋白电泳、EMA 流式检测、PNH 克隆测定、电解质、肝功能、肾功能、空腹血糖、乳酸脱氢酶及同工酶、铁代谢指标(血清铁、未饱和铁结合力、总铁结合力、铁饱和度)、血清铁蛋白、叶酸、维生素 B_{12}、促红细胞生成素水平、风湿 3 项、甲状腺功能、抗可提取性核抗原抗体谱、抗核抗体谱、T 淋巴细胞亚群分析、凝血功能。

2.根据患者病情进行的检验项目:肿瘤标志物、地中海贫血基因测定、红细胞膜骨架蛋白基因测定、病毒(如微小病毒 B19、单纯疱疹病毒及 EBV)筛查(拟诊溶血危象时)。

第六节　自身免疫性溶血性贫血临床路径

【常用临床医学诊断 ICD 编码】

D59.101（疾病分类与代码国家临床版 2.0），D59.101（ICD-10 疾病编码国家医保版 2.0）。

【术前的检验项目】

必需的检验项目：血液分析、尿液分析、粪便常规、潜血试验、Coombs 试验、冷凝集素试验、肝功能、肾功能、电解质、凝血功能、溶血全套、感染性疾病筛查（乙肝、丙肝、梅毒、艾滋病）、红细胞沉降率、外周血细胞形态、血型、自身免疫疾病筛查。

第七节　地中海贫血

【常用临床医学诊断 ICD 编码】

D56.900（疾病分类与代码国家临床版 2.0），D56.900（ICD-10 疾病编码国家医保版 2.0）。

【术前的检验项目】

必需的检验项目：血液分析、尿液分析、粪便常规、血型、病毒感染相关标志物检测、外周血细胞形态、血浆游离血红蛋白、血浆结合珠蛋白测定、酸化血清溶血试验、Coombs 试验（直接、间接，如为阳性，则测定亚型）、红细胞盐水渗透脆性试验（含孵育后）、酸化甘油溶血试验、蔗糖高渗冷溶血试验、葡萄糖-6-磷酸脱氢酶、丙酮酸激酶、葡萄糖磷酸异构酶、嘧啶 5'-核苷酸酶活性测定、热不稳定试验、异丙醇试验、高铁血红蛋白还原试验、抗碱血红蛋白测定、血红蛋白 A2 定量、血红蛋白电泳、α/β 肽链合成比例分析、SDS-PAGE 红细胞膜蛋白电泳、地中海贫血基因缺陷全套分析、骨髓病理活检及嗜银染色、N-ALP（血涂片）、有核红细胞 PAS 染色、铁染色、骨髓透射电镜检查（有核红细胞超微结构异常时）、染色体核型、电解质、肝功能、肾功能、血糖、乳酸脱氢酶及同工酶、铁代谢指标（血清铁、未饱和铁结合力、总铁结合力、铁饱和度）、血清铁蛋白、叶酸、维生素 B_{12}、抗核抗体谱、抗可提取性核抗原抗体谱、循环免疫复合物、抗链球菌 O、类风湿因子、C 反应蛋白、免疫球蛋白 G、免疫球蛋白 A、免疫球蛋白 M、补体成分 3、补体成分 4、T 淋巴细胞亚群分析、甲状腺功能。

第八节 骨髓增生异常综合征-难治性贫血 伴原始细胞过多

【常用临床医学诊断 ICD 编码】

D46.201(疾病分类与代码国家临床版 2.0),D46.200(ICD-10 疾病编码国家医保版 2.0)。

【术前的检验项目】

1. 必需的检验项目:血液分析、外周血细胞形态、网织红细胞计数、尿液分析、粪便常规、潜血试验、骨髓穿刺(形态学、细胞化学)、免疫表型分析、细胞/分子遗传学、骨髓活检(形态学、病理免疫组织化学)、肝功能、肾功能、电解质、感染性疾病筛查(乙肝、丙肝、梅毒、艾滋病)、血型。

2. 根据患者情况可选择的检验项目:白血病相关基因检测、MDS 相关基因突变筛查、骨髓祖细胞培养、HLA 配型、凝血功能、溶血相关检查、叶酸、维生素 B_{12}、铁蛋白、铁代谢指标(血清铁、未饱和铁结合力、总铁结合力、铁饱和度)、病原微生物培养等。

第九节 急性髓系白血病

【常用临床医学诊断 ICD 编码】

C92.000x004(疾病分类与代码国家临床版 2.0),C92.000(ICD-10 疾病编码国家医保版 2.0)。

【术前的检验项目】

必需的检验项目:血液分析、尿液分析、粪便常规、血型、电解质、肝功能、肾功能、血糖、感染性疾病筛查(乙肝、丙肝、梅毒、艾滋病)、凝血功能、骨髓形态学检查(包括组化检查,必要时活检)、免疫分型、细胞遗传学、组合融合基因和预后相关基因突变检测(有条件时)。发热或疑有感染者可选择病原微生物培养。

第十节　急性髓系白血病伴完全缓解

【常用临床医学诊断 ICD 编码】

C92.005(疾病分类与代码国家临床版 2.0),C92.000x017(ICD-10 疾病编码国家医保版 2.0)。

【术前的检验项目】

必需的检验项目:血液分析、尿液分析、粪便常规、血型、电解质、肝功能、肾功能、血糖、感染性疾病筛查(乙肝、丙肝、梅毒、艾滋病)、凝血功能、影像学检查、骨髓形态学检查(必要时活检)、微小残留病检测。发热或疑有某系统感染者可选择病原微生物培养。

第十一节　成人急性早幼粒细胞白血病

【常用临床医学诊断 ICD 编码】

1.急性早幼粒细胞白血病(M3 型):C92.400x001(疾病分类与代码国家临床版 2.0),C92.400x001(ICD-10 疾病编码国家医保版 2.0)。

2.急性早幼粒细胞白血病伴缓解(M3 型):C92.400x011(疾病分类与代码国家临床版 2.0),C92.400x011(ICD-10 疾病编码国家医保版 2.0)。

3.急性早幼粒细胞白血病,完全缓解:C92.401(疾病分类与代码国家临床版 2.0),C92.401(ICD-10 疾病编码国家医保版 2.0)。

【术前的检验项目】

必需的检验项目:血液分析、尿液分析、粪便常规、肝功能、肾功能、电解质、凝血功能、血型、感染性疾病筛查(乙肝、丙肝、梅毒、艾滋病)、骨髓形态学检查(包括组化检查)、免疫分型、细胞遗传学、白血病相关基因检测。发热或疑有感染者可选择病原微生物培养、影像学检查。

第十二节 成人初治 APL

【常用临床医学诊断 ICD 编码】

1.急性早幼粒细胞白血病(M3 型):C92.400x001(疾病分类与代码国家临床版 2.0),C92.400x001(ICD-10 疾病编码国家医保版 2.0)。

2.急性早幼粒细胞白血病伴缓解(M3 型):C92.400x011(疾病分类与代码国家临床版 2.0),C92.400x011(ICD-10 疾病编码国家医保版 2.0)。

3.急性早幼粒细胞白血病,完全缓解:C92.401(疾病分类与代码国家临床版 2.0),C92.401(ICD-10 疾病编码国家医保版 2.0)。

【术前的检验项目】

1.必需的检验项目:血液分析、尿液分析、粪便常规、肝功能、肾功能、电解质、凝血功能、血型、感染性疾病筛查(乙肝、丙肝、梅毒、艾滋病)、骨髓形态学检查(包括组化检查)、免疫分型、细胞遗传学、白血病相关基因($PML/RAR\alpha$,或少见的 $PLZF$-$RAR\alpha$、$NuMA$-$RAR\alpha$、NPM-$RAR\alpha$、$Stsb5$-$RAR\alpha$、$FLT3$-ITD 基因突变)。发热或疑有感染者可选择病原微生物培养。

2.根据患者病情可选择的检验项目:血气分析。

第十三节 完全缓解的成人 APL

【常用临床医学诊断 ICD 编码】

C92.401(疾病分类与代码国家临床版 2.0),C92.401(ICD-10 疾病编码国家医保版 2.0)。

【术前的检验项目】

1.必需的检验项目:血液分析、尿液分析、粪便常规、潜血试验、粪便培养、粪便找寄生虫、肝功能、肾功能、电解质、凝血功能、感染性疾病筛查(乙肝、丙肝、艾滋病、梅毒等)。

2.可选择的检验项目:粪便找阿米巴、粪便难辨梭菌毒素检测、粪便找结核菌、粪便找霉菌、自身免疫系统疾病筛查(抗核抗原、抗中性粒细胞胞质抗体、抗酿酒酵母抗体）、病毒检测（如 CMV、EBV 等）、肿瘤标志物。

【术后住院恢复期的检验项目】

可选择的检验项目：粪便常规、潜血试验、粪便培养、粪便找寄生虫。

第十四节　急性早幼粒细胞白血病

【常用临床医学诊断 ICD 编码】

1. 急性早幼粒细胞白血病（M3 型）：C92.400x001（疾病分类与代码国家临床版 2.0），C92.400x001（ICD-10 疾病编码国家医保版 2.0）。

2. 急性早幼粒细胞白血病伴缓解（M3 型）：C92.400x011（疾病分类与代码国家临床版 2.0），C92.400x011（ICD-10 疾病编码国家医保版 2.0）。

3. 急性早幼粒细胞白血病，完全缓解：C92.401（疾病分类与代码国家临床版 2.0），C92.401（ICD-10 疾病编码国家医保版 2.0）。

【术前的检验项目】

必需的检验项目：血液分析、尿液分析、粪便常规、肝功能、肾功能、电解质、凝血功能、血型、感染性疾病筛查（乙肝、丙肝、梅毒、艾滋病）、骨髓形态学检查（包括组化检查）、免疫分型、细胞遗传学、白血病相关基因检测。发热或疑有感染者可选择病原微生物培养。

第十五节　幼年型粒单核细胞白血病

【常用临床医学诊断 ICD 编码】

C94.700x003（疾病分类与代码国家临床版 2.0），C94.700x003（ICD-10 疾病编码国家医保版 2.0）。

【术前的检验项目】

1. 必需的检验项目：血液分析、尿液分析、粪便常规、潜血试验、血型、肝功能、肾功能、电解质、感染性疾病筛查（乙肝、丙肝、梅毒、艾滋病）、凝血功能、骨髓细胞形态学、细胞遗传学和分子生物学（包括

$BCR/ABLP210$、$P190$ 融合基因,fish-7)检测、干细胞培养、抗碱血红蛋白、病毒学检测。

2.根据患者病情可选择的检验项目:融合基因 $BCR/ABLP230$、幼年型粒单核细胞白血病常见突变基因、骨髓增生异常综合征突变基因、fish $+8$、p53、20q-。

第十六节 毛细胞白血病

【常用临床医学诊断 ICD 编码】

C91.400x003(疾病分类与代码国家临床版 2.0),C91.400x004(ICD-10 疾病编码国家医保版 2.0)。

【术前的检验项目】

1.必需的检验项目:血液分析、网织红细胞计数、白细胞分类、尿液分析、粪便常规、肝功能、肾功能、心肌损伤标志物、电解质、凝血功能、感染性疾病筛查(乙肝、丙肝、梅毒、艾滋病)、感染相关标志物、骨髓涂片分类、骨髓细胞流式免疫细胞表型分析、骨髓细胞染色体核型。

2.根据患者病情可选择的检验项目:骨髓细胞荧光原位杂交检测 $[IgH$、ATM、$Rb1$、$p53$（有条件时）$]$；IgH、$Ig\kappa$、$Ig\lambda$、$TCR\beta$、$TCR\gamma$ 重排分析,$IGHV$ 突变状态、$BRAF\ V600E$ 突变分析（有条件时）；骨髓活检普通病理及免疫组化,除染 B 细胞非霍奇金淋巴瘤常用标志外,加Annexin-1。

第十七节 成人 Ph$^+$急性淋巴细胞白血病

【常用临床医学诊断 ICD 编码】

C91.000x022(疾病分类与代码国家临床版 2.0),C91.000x022(ICD-10 疾病编码国家医保版2.0)。

【术前的检验项目】

必需的检验项目:血液分析、骨髓形态学检查(包括组化检查)、免疫分型、遗传学$[$核型分析发现 t(9;22)Ph 染色体,FISH(必要时)$]$、白血病相关基因(BCR/ABL 融合基因)。

第十八节　初治成人 Ph⁺ ALL

【常用临床医学诊断 ICD 编码】

C91.000x022(疾病分类与代码国家临床版 2.0),C91.000x022
(ICD-10 疾病编码国家医保版 2.0)。

【术前的检验项目】

1.必需的检验项目:血液分析、尿液分析、粪便常规、肝功能、肾功能、电解质、血型、凝血功能、感染性疾病筛查(乙肝、丙肝、梅毒、艾滋病)、骨髓形态学检查(包括组化检查)、免疫分型、细胞遗传学、白血病相关基因检测。发热或疑有感染者可选择病原微生物培养。

2.根据患者病情可选择的检验项目:血气分析。

第十九节　完全缓解的成人 Ph⁺ ALL

【常用临床医学诊断 ICD 编码】

1.急性淋巴细胞白血病,完全缓解:C91.006(疾病分类与代码国家临床版 2.0),C91.006(ICD-10 疾病编码国家医保版 2.0)。

2.成人 Ph⁺ ALL:C91.000x022(疾病分类与代码国家临床版 2.0),C91.000x022(ICD-10 疾病编码国家医保版 2.0)。

【术前的检验项目】

1.必需的检验项目:血液分析、尿液分析、粪便常规、肝功能、肾功能、电解质、血型、凝血功能、感染性疾病筛查(乙肝、丙肝、梅毒、艾滋病)。

2.根据患者病情可选择的检验项目:骨髓涂片和(或)活检(必要时)、微小残留病变检测(有条件时)。若残留病水平较前升高,应及时检测 *ABL* 激酶突变。发热或疑有某系统感染者可选择病原微生物培养。

第二十节 成人 Ph⁻ 急性淋巴细胞白血病

【常用临床医学诊断 ICD 编码】

C91.000x023(疾病分类与代码国家临床版 2.0),C91.000x023(ICD-10 疾病编码国家医保版 2.0)。

【术前的检验项目】

必需的检验项目。

(1)血液分析可发现原始和幼稚淋巴细胞、贫血、血小板减少。

(2)骨髓形态学检查(包括组化检查)。

(3)骨髓细胞形态学和细胞化学染色确定为急性淋巴细胞白血病(原始、幼稚淋巴细胞比例超过 25%)。

(4)白血病细胞免疫分型明确为前体 B-或 T-细胞型。

(5)细胞和分子遗传学检测,除外 t(9;22)、*BCR/ABL* 融合基因阳性。

第二十一节 初治成人 Ph⁻ ALL

【常用临床医学诊断 ICD 编码】

C91.000x023(疾病分类与代码国家临床版 2.0),C91.000x023(ICD-10 疾病编码国家医保版 2.0)。

【术前的检验项目】

1.必需的检验项目:血液分析、尿液分析、粪便常规、肝功能、肾功能、电解质、血型、凝血功能、感染性疾病筛查(乙肝、丙肝、梅毒、艾滋病)、骨髓形态学检查(包括组化检查)、免疫分型、细胞遗传学、白血病相关基因检测。发热或疑有感染者可选择病原微生物培养。

2.根据患者病情可选择的检验项目:血气分析。

第二十二节　完全缓解的成人 Ph⁻ ALL

【常用临床医学诊断 ICD 编码】

1.成人 Ph⁻ ALL:C91.000x023(疾病分类与代码国家临床版 2.0),C91.000x023(ICD-10 疾病编码国家医保版 2.0)。

2.急性淋巴细胞白血病,完全缓解:C91.006(疾病分类与代码国家临床版 2.0),C91.006(ICD-10 疾病编码国家医保版 2.0)。

【术前的检验项目】

1.必需的检验项目:血液分析、尿液分析、粪便常规、肝功能、肾功能、电解质、血型、凝血功能、感染性疾病筛查(乙肝、丙肝、梅毒、艾滋病)。

2.根据患者病情可选择的检验项目:骨髓涂片和(或)活检(必要时)、微小残留病变检测(有条件时)。发热或疑有某系统感染者可选择病原微生物培养。

第二十三节　侵袭性 NK 细胞白细胞

【常用临床医学诊断 ICD 编码】

C91.703(疾病分类与代码国家临床版 2.0),C94.703(ICD-10 疾病编码国家医保版 2.0)。

【术前的检验项目】

1.必需的检验项目:血液分析、尿液分析、粪便常规、血型、肝功能、肾功能、心肌损伤标志物、乳酸脱氢酶、电解质、血脂全套、血糖、凝血功能、外周血 EBV-DNA 定量、铁蛋白、抗核抗体谱、T 淋巴细胞亚群分析、感染性疾病筛查(乙肝、丙肝、梅毒、艾滋病)、骨髓检查(包括涂片、活检、流式、染色体和分子生物学检查)、组织病理检查。

2.根据患者病情可选择的检验项目:脑脊液检查(病情允许者)、血培养、病原微生物检查、内毒素、降钙素原、G 试验、GM 试验、血气分析、sIL-2R、NK 细胞活性、细胞因子、抗可提取性核抗原抗体谱、类风湿因子。

第二十四节　初治侵袭性 NK 细胞白细胞

【常用临床医学诊断 ICD 编码】

C91.703(疾病分类与代码国家临床版 2.0),C94.703(ICD-10 疾病编码国家医保版 2.0)。

【术前的检验项目】

1.必需的检验项目:血液分析、尿液分析、粪便常规、血型、肝功能、肾功能、心肌损伤标志物、乳酸脱氢酶、电解质、血脂全套、血糖、凝血功能、外周血 EBV-DNA 定量、铁蛋白、抗核抗体、T 淋巴细胞亚群分析、感染性疾病筛查(乙肝、丙肝、梅毒、艾滋病)、骨髓检查(包括涂片、活检、流式、染色体和分子生物学检查)、组织病理检查。

2.根据患者病情进行的检验项目:脑脊液检查(病情允许者)、血培养、病原微生物检查、内毒素、降钙素原、G 试验、GM 试验、血气分析、sIL-2R、NK 细胞活性、细胞因子、抗可提取性核抗原抗体谱、类风湿因子。

第二十五节　治疗有效的侵袭性 NK 细胞白血病

【常用临床医学诊断 ICD 编码】

C91.703(疾病分类与代码国家临床版 2.0),C91.703(ICD-10 疾病编码国家医保版 2.0)。

【住院期间的检验项目】

1.必需的检验项目:血液分析、尿液分析、粪便常规、肝功能、肾功能、心肌损伤标志物、乳酸脱氢酶、电解质、血脂全套、血糖、凝血功能、外周血 EBV-DNA 定量、铁蛋白、感染性疾病筛查(乙肝、丙肝、梅毒、艾滋病)、骨髓检查(残留肿瘤细胞检测)。

2.根据患者病情进行的检验项目:T 淋巴细胞亚群分析、细胞因子。

第二十六节　慢性髓细胞白血病

【常用临床医学诊断 ICD 编码】

慢性髓样白血病：C92.100（疾病分类与代码国家临床版 2.0），C92.100（ICD-10 疾病编码国家医保版 2.0）。

【住院期间的检验项目】

1.必需的检验项目：血液分析、尿液分析、粪便常规、潜血试验、骨髓细胞形态学检查、骨髓活检、细胞遗传学和（或）BCR/ABL 基因检测、肝功能、肾功能、电解质、血型、感染性疾病筛查（乙肝、丙肝、梅毒、艾滋病）。

2.根据患者情况可选择：免疫分型、凝血功能、红细胞沉降率。

第二十七节　慢性淋巴细胞白血病（初诊）

【常用临床医学诊断 ICD 编码】

C91.100（疾病分类与代码国家临床版 2.0），C91.100（ICD-10 疾病编码国家医保版 2.0）。

【住院期间的检验项目】

1.必需的检验项目：血液分析、尿液分析、粪便常规、潜血试验、外周血（免疫表型、细胞及分子遗传学）、肝功能、肾功能、电解质、感染性疾病筛查（乙肝、丙肝、梅毒、艾滋病）、红细胞沉降率、自身免疫系统疾病筛查。

2.根据患者情况可选择：IgH 或 TCR 基因检测、染色体检测[常规和（或）FISH]、Coombs 试验、骨髓形态学及病理检查（包括免疫组化）、骨髓细胞免疫表型、凝血功能。

第二十八节　慢性粒细胞白血病（慢性期）

【常用临床医学诊断 ICD 编码】

C92.100x001（疾病分类与代码国家临床版 2.0），C92.100x001

(ICD-10 疾病编码国家医保版 2.0)。

【住院期间的检验项目】

1.必需的检验项目:血液分析、尿液分析、粪便常规、潜血试验、血型、肝功能、肾功能、电解质、感染性疾病筛查(乙肝、丙肝、梅毒、艾滋病)、凝血功能、骨髓细胞形态学、检查、骨髓活检、网状纤维染色、细胞遗传学和分子生物学(包括 $JAK2\ V617F$ 突变,$BCR/ABL\ P210$、$P190$ 融合基因)检测。

2.根据患者情况可选择:病毒学检测、$BCR/ABL\ P230$、$JAK2\ V617$、$JAK2exon\ 12$ 突变筛查,伴血小板增多者行 $MPL\ W515L/K$,$CALR\ exon\ 9$ 突变筛查,$FIP1L1/PDGFR\alpha$、$PDGFR\beta$ 重排。

第二十九节　中枢神经系统白血病

【常用临床医学诊断 ICD 编码】

C94.700x004(疾病分类与代码国家临床版 2.0),C94.700x004(ICD-10 疾病编码国家医保版 2.0)。

【住院期间的检验项目】

必需的检验项目:血液分析、凝血功能、脑脊液常规、电解质、肝功能、肾功能、血糖、细胞病理、流式细胞仪免疫表型分析。

第三十节　霍奇金淋巴瘤

【常用临床医学诊断 ICD 编码】

C81.900x001(疾病分类与代码国家临床版 2.0),C81.900x001(ICD-10 疾病编码国家医保版 2.0)。

【住院期间的检验项目】

1.必需的检验项目:血液分析、尿液分析、粪便常规、潜血试验、电解质、肝功能、肾功能、血脂全套、血糖、乳酸脱氢酶、β_2 微球蛋白、血型、骨髓穿刺涂片检查、骨髓检查(活检、形态学、免疫组化)骨髓流式细胞术免疫表型分析检查、感染性疾病筛查(乙肝、丙肝、梅毒、艾滋病)、凝血功能。病变淋巴结或淋巴组织的活检,行常规病理和免疫组织化学检查。

2.根据患者情况选择的检验项目:对于年龄大于 75 岁的患者,建议行血气分析检查。伴发热或疑有某系统感染者应行病原微生物相关检查。流式细胞术细胞免疫表型分析、细胞遗传学、分子生物学检查(必要时)。

第三十一节　非霍奇金淋巴瘤巩固化疗

【常用临床医学诊断 ICD 编码】

非霍奇金淋巴瘤:C85.900(疾病分类与代码国家临床版 2.0),C85.900(ICD-10 疾病编码国家医保版 2.0)。

【住院期间的检验项目】

1.必需的检验项目:血液分析、尿液分析、粪便常规、潜血试验、肝功能、肾功能、电解质、凝血功能、红细胞沉降率、乳酸脱氢酶、β_2 微球蛋白、免疫球蛋白检测(IgM、IgA、IgG、IgE)、免疫固定电泳、24 小时尿蛋白定量、α_1 微球蛋白测定(尿液分析)、肿瘤标志物。

2.发热或疑有感染者可选择:病原微生物培养。

第三十二节　弥漫大 B 细胞淋巴瘤(初治)

【常用临床医学诊断 ICD 编码】

C83.306(疾病分类与代码国家临床版 2.0),C83.306(ICD-10 疾病编码国家医保版 2.0)。

【住院期间的检验项目】

1.必需的检验项目:血液分析、尿液分析、粪便常规、潜血试验、肝功能、肾功能、乳酸脱氢酶、电解质、血糖、血型、骨髓穿刺涂片(有条件行流式细胞术及活检)、感染性疾病筛查(乙肝、丙肝、梅毒、艾滋病)、凝血功能。高度侵袭淋巴瘤、确诊或疑有中枢侵犯者,进行腰穿检查和鞘内用药。病变淋巴结或病变组织的活检,行常规病理形态学和免疫组织化学检查;必要时行 FISH 检查。

2.根据患者情况可选择的检验项目:发热或疑有某系统感染者应

行病原微生物相关检查。

第三十三节　弥漫大 B 细胞淋巴瘤

【常用临床医学诊断 ICD 编码】

C83.306(疾病分类与代码国家临床版 2.0),C83.306(ICD-10 疾病编码国家医保版 2.0)。

【住院期间的检验项目】

1.必需的检验项目:血液分析、尿液分析、粪便常规、潜血试验、心电图、肝功能、肾功能、乳酸脱氢酶、电解质、血型、感染性疾病筛查(乙肝、丙肝、梅毒、艾滋病)、骨髓穿刺涂片及活检(形态学、免疫组化)、病毒学检查(包括 HBV、EBV、HSV、CMV,有条件行 HTLV 等)、凝血功能。病变淋巴组织的活检,行常规病理和免疫组织病理学检查。

2.根据患者情况可选择的检验项目:流式细胞仪免疫表型分析、细胞分子遗传学。发热或疑有某系统感染者应行病原微生物检查。

第三十四节　滤泡性淋巴瘤(初诊)

【常用临床医学诊断 ICD 编码】

C82.902(疾病分类与代码国家临床版 2.0),C82.902(ICD-10 疾病编码国家医保版 2.0)。

【住院期间的检验项目】

1.必需的检验项目:血液分析、尿液分析、粪便常规、潜血试验、淋巴结活检病理及免疫组织化学检查、肝功能、肾功能、电解质、红细胞沉降率、病毒血清学、自身免疫系统疾病筛查、骨髓形态及病理(包括免疫组化)。

2.根据患者情况可选择:感染性疾病筛查(乙肝、丙肝、梅毒、艾滋病)、血型、IgH 或 TCR 基因检测、染色体检测、Coombs 试验(有溶血者必查)、骨髓细胞免疫表型、凝血功能、染色体荧光原位杂交(IgH/bcl-2 异位)、基因突变筛查等。

第三十五节 伯基特淋巴瘤

【常用临床医学诊断 ICD 编码】

C83.701(疾病分类与代码国家临床版 2.0),C83.701(ICD-10 疾病编码国家医保版 2.0)。

【住院期间的检验项目】

1.必需的检验项目:血液分析、尿液分析、粪便常规、肝功能、肾功能、乳酸脱氢酶、电解质、凝血功能、血型、感染性疾病筛查(乙肝、丙肝、梅毒、艾滋病)、组织病理检查、骨髓检查。

2.根据患者情况可选择的检验项目:脑脊液检查(可疑 CNS 侵犯者)。发热或疑有某系统感染者应行病原微生物检查、荧光原位杂交(如 *EBER*、*Bcl-2*、*Bcl-6*)。

第三十六节 初治伯基特淋巴瘤

【常用临床医学诊断 ICD 编码】

C83.701(疾病分类与代码国家临床版 2.0),C83.701(ICD-10 疾病编码国家医保版 2.0)。

【住院期间的检验项目】

1.必需的检验项目:血液分析、尿液分析、粪便常规、肝功能、肾功能、乳酸脱氢酶、电解质、凝血功能、血型、感染性疾病筛查(乙肝、丙肝、梅毒、艾滋病)、组织病理检查、骨髓检查。

2.根据患者情况可选择的检验项目:脑脊液检查(可疑 CNS 侵犯者)。发热或疑有某系统感染者应行病原微生物检查、荧光原位杂交(如 *EBER*、*Bcl-2*、*Bcl-6*)。

第三十七节 治疗有效的伯基特淋巴瘤

【常用临床医学诊断 ICD 编码】

C83.701(疾病分类与代码国家临床版 2.0),C83.701(ICD-10 疾

病编码国家医保版 2.0)。

【住院期间的检验项目】

必需的检验项目:血液分析、尿液分析、粪便常规、肝功能、肾功能、电解质、凝血功能、血型、感染性疾病筛查(乙肝、丙肝、梅毒、艾滋病)、骨髓涂片检查和(或)活检(必要时)、微小残留病检测。发热或疑有某系统感染者可选择病原微生物培养。

第三十八节　外周 T 细胞淋巴瘤

【常用临床医学诊断 ICD 编码】

C84.400x001(疾病分类与代码国家临床版 2.0),C84.400(ICD-10 疾病编码国家医保版 2.0)。

【住院期间的检验项目】

1.必需的检验项目:病变淋巴组织的活检,行常规病理和免疫组织病理学检查、血液分析、尿液分析、粪便常规、潜血试验、心电图、肝功能、肾功能、乳酸脱氢酶、电解质、血型、感染性疾病筛查(乙肝、丙肝、梅毒、艾滋病)、骨髓穿刺涂片及活检(形态学、免疫组化)、病毒学检查(包括 EBV、HSV、CMV,有条件行 HTLV 等)、凝血功能。

2.根据患者情况可选择的检验项目:发热或疑有某系统感染者应行病原微生物检查、流式细胞仪免疫表型分析、细胞分子遗传学。

第三十九节　急性粒细胞缺乏症

【常用临床医学诊断 ICD 编码】

D70.x01(疾病分类与代码国家临床版 2.0),D70.x01(ICD-10 疾病编码国家医保版 2.0)。

【住院期间的检验项目】

必需的检验项目。

(1)血液分析、尿液分析、粪便常规、潜血试验、空腹血糖、肝功能、肾功能、电解质、凝血功能、外周血淋巴细胞免疫表型测定、T 淋巴细胞亚群分析、红细胞沉降率、C 反应蛋白、乳酸脱氢酶、β_2 微球蛋白、免疫球蛋白定量、抗核抗体谱、抗可提取性核抗原抗体谱、抗中性粒细胞胞质抗体、循环免疫复合物、补体、抗双链 DNA 抗体、抗 SS 抗体、抗链球菌 O、类风湿因子、外周血 LGL 检测、外周血 CD55/CD59 检测、细胞因子、甲状腺功能、感染性疾病筛查(乙肝、丙肝、梅毒、艾滋病)、病毒学检查(包括 EBV、HSV、CMV)、血清铁蛋白、铁代谢指标(血清铁、未饱和铁结合力、总铁结合力、铁饱和度)、血清叶酸及维生素 B_{12}、骨髓涂片分类计数、中性粒细胞碱性磷酸酶(N-ALP)、有核红细胞 PAS 染色+铁染色+小巨核酶标、骨髓活检、染色体核型、流式细胞仪检测。

(2)伴发热患者的病原学检查:全血细胞细菌、真菌培养;病原微生物培养;咽、牙龈、肛周拭子;结核感染 T 细胞斑点试验;结核抗体;外斐反应、肥达试验;支原体抗体;流行性出血热抗体等。有相应热型及病原接触史者应进行厚血涂片查找疟原虫。

(3)肾上腺素试验:根据患者身体状况决定。

第四十节　多发性骨髓瘤

【常用临床医学诊断 ICD 编码】

C90.000(疾病分类与代码国家临床版 2.0),C90.000(ICD-10 疾病编码国家医保版 2.0)。

【住院期间的检验项目】

必需的检验项目:血液分析、肝功能、肾功能、血钙、β_2 微球蛋白、免疫球蛋白及轻链定量、免疫固定电泳、凝血功能、感染性疾病筛查(乙肝、丙肝、梅毒、艾滋病)、骨髓检查形态学(包括组化检查)、流式免疫分型、细胞遗传学[核型分析,FISH(IgH 重排、17p-($p53$ 缺失)、13q14 缺失、1q21 扩增;若 FISH 检测 IgH 重排阳性,则进一步检测 t(4;14)、t(11;14)、t(14;16)、t(14;20)等]、骨髓活检、免疫组化。

第四十一节　真性红细胞增多症

【常用临床医学诊断 ICD 编码】

D45.x00(疾病分类与代码国家临床版 2.0),D45.x00(ICD-10 疾

病编码国家医保版 2.0)。

【住院期间的检验项目】

1.必需的检验项目:血液分析、尿液分析、粪便常规、潜血试验、骨髓细胞形态学检查、骨髓活检、网状纤维染色、细胞遗传学和 *JAK2 V617F* 突变检测、肝功能、肾功能、电解质、促红细胞生成素水平、血型、感染性疾病筛查(乙肝、丙肝、梅毒、艾滋病)、凝血功能、血气分析。

2.根据患者情况可选择:造血祖细胞培养(±EPO)、*JAK2 exon 12* 突变筛查,伴血小板增多者行 *MPL W515L/K*、*CALR exon 9* 突变筛查。

第四十二节　原发性血小板增多症

【常用临床医学诊断 ICD 编码】

D47.300x002(疾病分类与代码国家临床版 2.0),D47.300x002(ICD-10 疾病编码国家医保版 2.0)。

【住院期间的检验项目】

1.必需的检验项目:血液分析、尿液分析、粪便常规、潜血试验、骨髓细胞形态学检查、骨髓活检及嗜银染色、骨髓组织细胞化学染色(N-ALP、铁染色、CD41 巨核细胞酶标)、细胞遗传学和 *JAK2/V617F* 及 *BCR/ABL*(*P190*、*P210*、*P230*)基因突变检测、肝功能、肾功能、电解质、心肌损伤标志物、血型、感染性疾病筛查(乙肝、丙肝、梅毒、艾滋病)、铁代谢指标(血清铁、未饱和铁结合力、总铁结合力、铁饱和度)、凝血功能。

2.根据患者情况可选择:铁蛋白、抗可提取性核抗原抗体谱、免疫球蛋白定量、血小板黏附和聚集试验、蛋白 C、蛋白 S、叶酸、维生素 B_{12}、淋巴细胞亚群、细胞因子、转铁蛋白及受体、促红细胞生成素水平、基因突变筛查(*JAK2 exon 12*、*MPL W515L/K*、*CALR exon 9*)。

第四十三节　原发性骨髓纤维化

【常用临床医学诊断 ICD 编码】

D47.100x006（疾病分类与代码国家临床版 2.0），D47.100x006（ICD-10 疾病编码国家医保版 2.0）。

【住院期间的检验项目】

1. 必需的检验项目：血液分析、尿液分析、粪便常规、潜血试验、骨髓细胞形态学检查、骨髓活检、网状纤维染色（必要时行免疫组织化学染色）、肝功能、肾功能、电解质、促红细胞生成素水平、血型、感染性疾病筛查（乙肝、丙肝、梅毒、艾滋病）、凝血功能；细胞遗传学和 *JAK2 V617F*、*MPL W515L/K*、*CALR* 第 9 号外显子插入缺失突变、白血病融合基因 *BCR/ABL*（*P210*、*P190*、*P230*）检测。

2. 根据患者情况可选择：造血祖细胞培养（±EPO）；基因突变（*JAK2* 第 12 外显子、*ASXL1* 第 12 外显子、*TET2* 全部外显子、*IDH1/2* 第 4 外显子、EZH2 全部外显子、*DNMT3A R882*、*SRSF2* 第 2 外显子、*SETBP1* 第 4 外显子、*TCR/ IgH/* IgK 重排）蛋白 C、蛋白 S、细胞因子、抗可提取性核抗原抗体谱、抗核抗体谱、肿瘤标志物检测。

第四十四节　骨髓增殖性肿瘤

【常用临床医学诊断 ICD 编码】

D47.100x008（疾病分类与代码国家临床版 2.0），D47.100x008（ICD-10 疾病编码国家医保版 2.0）。

【住院期间的检验项目】

1. 必需的检验项目：骨髓穿刺，*JAK2V617F*、*MPL*、*CALR*、*JAK2* 外显子突变。

2. 根据患者病情进行的检验项目：骨髓活检。

第四十五节　成人免疫性血小板减少症

【常用临床医学诊断 ICD 编码】

D69.400x002(疾病分类与代码国家临床版 2.0),D69.400x002(ICD-10 疾病编码国家医保版 2.0)。

【住院期间的检验项目】

必需的检验项目:血液分析、尿液分析、粪便常规、潜血试验、肝功能、肾功能、电解质、凝血功能、感染性疾病筛查(乙肝、丙肝、梅毒、艾滋病)、红细胞沉降率、外周血细胞形态、血型、自身免疫系统疾病筛查、骨髓形态学检查。发热或疑有感染者可选择病原微生物培养。

第四十六节　特发性血小板减少性紫癜

【常用临床医学诊断 ICD 编码】

D69.300(疾病分类与代码国家临床版 2.0),D69.300(ICD-10 疾病编码国家医保版 2.0)。

【住院期间的检验项目】

必需的检验项目:血液分析、尿液分析、粪便常规、潜血试验、肝功能、肾功能、电解质、凝血功能、感染性疾病筛查(乙肝、丙肝、梅毒、艾滋病)、红细胞沉降率、外周血细胞形态、血型、自身免疫系统疾病筛查、骨髓形态学检查。发热或疑有感染者可选择病原微生物培养。

第四十七节　血 友 病 A

【常用临床医学诊断 ICD 编码】

D66.x01(疾病分类与代码国家临床版 2.0),D66.x01(ICD-10 疾病编码国家医保版 2.0)。

【住院期间的检验项目】

1.必需的检验项目:血液分析、尿液分析、粪便常规、潜血试验、肝

功能、肾功能、电解质、感染性疾病筛查(乙肝、丙肝、梅毒、艾滋病)、血型、凝血功能。

2.根据患者情况可选择的检验项目:凝血因子Ⅷ、vWF 抗原、凝血因子Ⅸ活性检定(既往未确诊者进行此项检查);凝血因子Ⅷ抑制物筛选和效价测定。

第四十八节 造血干细胞移植供者

【住院期间的检验项目】

1.必需的检验项目:血液分析、尿液分析、粪便常规、肝功能、肾功能、感染性疾病筛查(乙肝、丙肝、梅毒、艾滋病)。

2.根据患者病情进行的检验项目:乙肝病毒定量。

第六章　神经内科

第一节　吉兰-巴雷综合征(2016 年版)

【常用临床医学诊断 ICD 编码】

G61.000(疾病分类与代码国家临床版 2.0),G61.000(ICD-10 疾病编码国家医保版 2.0)。

【住院期间的检验项目】

1.必需的检验项目:血液分析、尿液分析、粪便常规、肝功能、肾功能、电解质、血糖、红细胞沉降率、血气分析、感染性疾病筛查(乙肝、丙肝、梅毒、艾滋病等)、腰穿(脑脊液常规、生化、细胞学检查)。

2.根据患者病情可选择的检验项目:自身免疫指标、抗神经节苷脂抗体(GM1 抗体)、空肠弯曲菌抗体检测。

第二节　慢性炎症性脱髓鞘性多发性神经病 (2016 年版)

【常用临床医学诊断 ICD 编码】

G61.801(疾病分类与代码国家临床版 2.0),G61.801(ICD-10 疾病编码国家医保版 2.0)。

【住院期间的检验项目】

必需的检验项目:血液分析、尿液分析、粪便常规、肝功能、肾功能、电解质、血糖、红细胞沉降率、蛋白电泳、肿瘤标志物、免疫 5 项、风湿 3 项、感染性疾病筛查(乙肝、丙肝、梅毒、艾滋病等)、腰穿(脑脊液常规、生化和细胞学检查)。

第三节　脊髓亚急性联合变性(2016 年版)

【常用临床医学诊断 ICD 编码】

E53.800x004＋(疾病分类与代码国家临床版 2.0),E53.801＋G32.0＊(ICD-10 疾病编码国家医保版 2.0)。

【住院期间的检验项目】

1.必需的检验项目:血液分析、尿液分析、粪便常规、血清叶酸及维生素 B_{12}、内因子抗体、肝功能、肾功能、电解质、血糖、血脂全套、感染性疾病筛查(乙肝、丙肝、梅毒、艾滋病)。

2.根据患者病情可选择的检验项目:腰穿检查脑脊液分析、骨髓穿刺检查。

第四节　急性脊髓炎(2016 年版)

【常用临床医学诊断 ICD 编码】

G04.909(疾病分类与代码国家临床版 2.0),G04.909(ICD-10 疾病编码国家医保版 2.0)。

【住院期间的检验项目】

1.必需的检验项目:血液分析、尿液分析、粪便常规、肝功能、肾功能、电解质、血糖、血脂全套、抗链球菌 O、红细胞沉降率、C 反应蛋白、感染性疾病筛查(乙肝、丙肝、梅毒、艾滋病)、腰穿脑脊液检查(常规、生化、细胞学检查、寡克隆区带)。

2.根据患者病情可选择的检验项目:腰穿脑脊液检查(TORCH、莱姆抗体等)、抗核抗体、抗可提取性核抗原抗体、类风湿因子、抗中性粒细胞胞质抗体、甲状腺功能及其抗体、水通道蛋白抗体。

第五节　急性横贯性脊髓炎(2016 年版)

【常用临床医学诊断 ICD 编码】

G37.301(疾病分类与代码国家临床版 2.0),G37.301(ICD-10 疾

病编码国家医保版 2.0)。

【住院期间的检验项目】

1.必需的检验项目:血液分析、尿液分析、粪便常规、肝功能、肾功能、电解质、血糖、血脂全套、抗链球菌 O、红细胞沉降率、C 反应蛋白、感染性疾病筛查(乙肝、丙肝、梅毒、艾滋病)、抗核抗体、抗可提取性核抗原抗体、类风湿因子、抗中性粒细胞胞质抗体、甲状腺功能及其抗体、腰穿脑脊液检查(常规、生化、细胞学检查、IgG 指数、寡克隆区带、24 小时 IgG 合成率)。

2.根据患者病情可选择的检验项目:腰穿脑脊液检查(TORCH、莱姆抗体等);视觉诱发电位异常时行水通道蛋白抗体检查。

第六节　低血钾型周期性瘫痪(2016 年版)

【常用临床医学诊断 ICD 编码】

G72.301(疾病分类与代码国家临床版 2.0),G72.301(ICD-10 疾病编码国家医保版 2.0)。

【住院期间的检验项目】

1.必需的检验项目:血液分析、尿液分析、肝功能、肾功能、电解质、心肌酶谱、甲状腺功能、血糖、糖化血红蛋白、血气分析。

2.根据患者病情可选择的检验项目:血浆皮质醇检测。

第七节　病毒性脑炎(2016 年版)

【常用临床医学诊断 ICD 编码】

1.病毒性脑炎:G86.x00(疾病分类与代码国家临床版 2.0),G86.x001(ICD-10 疾病编码国家医保版 2.0)。

2.病毒性脑脊髓炎:G86.x01(疾病分类与代码国家临床版 2.0),G86.x01(ICD-10 疾病编码国家医保版 2.0)。

3.病毒性脑膜脑炎:G86.x02(疾病分类与代码国家临床版 2.0),G86.x02(ICD-10 疾病编码国家医保版 2.0)。

【住院期间的检验项目】

1. 必需的检验项目:血液分析、尿液分析、粪便常规、潜血试验、肝功能、肾功能、电解质、血糖、凝血功能、红细胞沉降率、血气分析、感染性疾病筛查(乙肝、丙肝、梅毒、艾滋病)、脑脊液(常规、生化、细胞学)。

2. 根据患者病情可选择的检验项目:病原学检查(血和脑脊液 TORCH,血和脑脊液 EBV 抗体＋DNA、CMV-DNA 及相关病毒 DNA 检查,根据病程复查病毒抗体效价);自身免疫学检查(血和脑脊液自身免疫脑炎抗体及抗核抗体、可提取性核抗原、细胞亚群测定);其他感染因素,如结核抗体、结核感染 T 细胞斑点试验、真菌涂片、寄生虫补体结合试验等;并发其他感染患者行分泌物或排泄物细菌、真菌培养及药敏试验。

第八节 短暂性脑缺血发作(2016 年版)

【常用临床医学诊断 ICD 编码】

G45.900(疾病分类与代码国家临床版 2.0),G45.900(ICD-10 疾病编码国家医保版 2.0)。

【住院期间的检验项目】

1. 必需的检验项目:血液分析、尿液分析、粪便常规、肝功能、肾功能、电解质、血糖、血脂全套、凝血功能、同型半胱氨酸、感染性疾病筛查(乙肝、丙肝、梅毒、艾滋病)。

2. 根据患者病情可选择的检验项目:抗核抗体、肿瘤标志物、甲状腺功能、抗可提取性核抗原抗体、抗中性粒细胞胞质抗体、纤维蛋白原水平、蛋白 C、抗凝血酶Ⅲ及相关免疫学检查。

第九节 脑 梗 死

【常用临床医学诊断 ICD 编码】

I63.800(疾病分类与代码国家临床版 2.0),I63.800(ICD-10 疾病编码国家医保版 2.0)。

【住院期间的检验项目】

1.必需的检验项目:血液分析、尿液分析、粪便常规、肝功能、肾功能、电解质、血糖、血脂全套、凝血功能、感染性疾病筛查(乙肝、丙肝、梅毒、艾滋病)。

2.根据患者病情可选择的检验项目:自身免疫抗体(如抗可提取性核抗原抗体、抗中性粒细胞胞质抗体等)、红细胞沉降率、同型半胱氨酸、纤维蛋白原水平、易栓检查、抗心磷脂抗体、维生素 B_{12}、叶酸。

第十节　脑梗死恢复期康复

【常用临床医学诊断 ICD 编码】

I69.300x003(疾病分类与代码国家临床版 2.0),I69.300x003(ICD-10 疾病编码国家医保版 2.0)。

【住院期间的检验项目】

1.必需的检验项目:血液分析、尿液分析、粪便常规、肝功能、肾功能、电解质、血糖、血脂全套、凝血功能、同型半胱氨酸、感染性疾病筛查(乙肝、丙肝、梅毒、艾滋病等)。

2.根据患者病情可选择的检验项目:心肺功能 5 项。

第十一节　脑出血(2016 年版)

【常用临床医学诊断 ICD 编码】

I61.900(疾病分类与代码国家临床版 2.0),I61.900(ICD-10 疾病编码国家医保版 2.0)。

【住院期间的检验项目】

1.必需的检验项目:血液分析、尿液分析、粪便常规、肝功能、肾功能、电解质、血糖、血脂全套、心肌酶谱、凝血功能、血气分析、感染性疾病筛查(乙肝、丙肝、梅毒、艾滋病等)。

2.根据患者病情可选择的检验项目:自身免疫抗体、肿瘤标志物、出凝血功能。

第十二节　脑出血恢复期康复(2016年版)

【常用临床医学诊断 ICD 编码】

I69.100x002(疾病分类与代码国家临床版 2.0),I69.100x002(ICD-10 疾病编码国家医保版 2.0)。

【住院期间的检验项目】

1.必需的检验项目:血液分析、尿液分析、粪便常规、肝功能、肾功能、电解质、血糖、血脂全套、凝血功能、同型半胱氨酸、感染性疾病筛查(乙肝、丙肝、梅毒、艾滋病等)。

2.根据患者病情可选择的检验项目:心、肺功能检查。

第十三节　蛛网膜下腔出血(2016年版)

【常用临床医学诊断 ICD 编码】

I60.900(疾病分类与代码国家临床版 2.0),I60.900x006(ICD-10 疾病编码国家医保版 2.0)。

【住院期间的检验项目】

必需的检验项目:血液分析、尿液分析、粪便常规、肝功能、肾功能、电解质、血糖、血脂全套、凝血功能、感染性疾病筛查(乙肝、丙肝、梅毒、艾滋病等)。

第十四节　颅内静脉系统血栓形成(2016年版)

【常用临床医学诊断 ICD 编码】

I67.600(疾病分类与代码国家临床版 2.0),I67.600(ICD-10 疾病编码国家医保版 2.0)。

【住院期间的检验项目】

1.必需的检验项目:血液分析、尿液分析、粪便常规、肝功能、肾功

能、电解质、血糖、红细胞沉降率、感染性疾病筛查（乙肝、丙肝、梅毒、艾滋病）、血同型半胱氨酸、凝血功能、抗链球菌 O、纤维蛋白原、脑脊液检查（常规、生化、病原学等）。

2.根据患者病情可选择的检验项目:肿瘤标志物、抗核抗体、抗可提取性核抗原抗体、类风湿因子、蛋白 C、蛋白 S、抗心磷脂抗体。

第十五节 颅内静脉窦血栓形成(2010 年版)

【常用临床医学诊断 ICD 编码】

I67.601(疾病分类与代码国家临床版 2.0),I67.601(ICD-10 疾病编码国家医保版 2.0)。

【住院期间的检验项目】

1.必需的检验项目:血液分析、尿液分析、粪便常规、肝功能、肾功能、电解质、血糖、红细胞沉降率、感染性疾病筛查（乙肝、丙肝、梅毒、艾滋病）、血同型半胱氨酸、凝血功能、抗链球菌 O、纤维蛋白原、脑脊液检查（常规、生化、病原学等）。

2.根据患者病情可选择的检验项目:肿瘤标志物、抗核抗体、抗可提取性核抗原抗体、类风湿因子、蛋白 C、蛋白 S、抗心磷脂抗体。

第十六节 癫痫(2009 年版)

【常用临床医学诊断 ICD 编码】

G40.900(疾病分类与代码国家临床版 2.0),G40.900(ICD-10 疾病编码国家医保版 2.0)。

【住院期间的检验项目】

必需的检验项目:血液分析、尿液分析、粪便常规、肝功能、肾功能、电解质、血糖、肌酶、血脂全套、感染性疾病筛查（乙肝、丙肝、梅毒、艾滋病等）。

第十七节 全面惊厥性癫痫持续状态
（2016 年版）

【常用临床医学诊断 ICD 编码】

G40.308（疾病分类与代码国家临床版 2.0），G40.308（ICD-10 疾病编码国家医保版 2.0）。

【住院期间的检验项目】

1. 必需的检验项目：血液分析、尿液分析、粪便常规、感染性疾病筛查（乙肝、丙肝、梅毒、艾滋病等）、血糖、肝功能、肾功能、心肌酶谱、电解质、血气分析、凝血功能。

2. 根据患者病情可选择的检验项目：自身免疫脑炎抗体检查（如抗NMDA 受体抗体、抗 LGI1 抗体等）、脑脊液检查（常规、生化、细胞学、TORCH 等）。

第十八节 成人全面惊厥性癫痫持续状态
（2010 年版）

【常用临床医学诊断 ICD 编码】

G40.308（疾病分类与代码国家临床版 2.0），G40.308（ICD-10 疾病编码国家医保版 2.0）。

【住院期间的检验项目】

1. 必需的检验项目：血液分析、尿液分析、粪便常规、血糖、肝功能、肾功能、心肌酶谱、电解质、血气分析、凝血功能。

2. 根据患者病情可选择的检验项目：感染性疾病筛查（乙肝、丙肝、梅毒、艾滋病等）、脑脊液检查。

第十九节 重症帕金森病（2016 年版）

【常用临床医学诊断 ICD 编码】

G20.x00（疾病分类与代码国家临床版 2.0），G20.x00（ICD-10 疾

病编码国家医保版 2.0)。

【住院期间的检验项目】

1.必需的检验项目:血液分析、尿液分析、粪便常规、肝功能、肾功能、电解质、血糖、血脂全套、心肌酶谱、感染性疾病筛查(乙肝、丙肝、梅毒、艾滋病)。

2.根据患者病情可选择的检验项目:肿瘤标志物、自身免疫抗体、抗核抗原、抗可提取性核抗原抗体、抗双链 DNA 抗体、类风湿因子、维生素 B$_{12}$、叶酸、免疫球蛋白、补体、红细胞沉降率、抗 O 试验。

第二十节 亨廷顿病(2017 年版)

【常用临床医学诊断 ICD 编码】

G10.x00(疾病分类与代码国家临床版 2.0),G10.x00(ICD-10 疾病编码国家医保版 2.0)。

【住院期间的检验项目】

1.必需的检验项目:血液分析、尿液分析、粪便常规、肝功能、肾功能、电解质、血糖、血脂全套、感染性疾病筛查(乙肝、丙肝、梅毒、艾滋病)、基因检测。

2.根据患者病情可选择的检验项目:肿瘤标志物、免疫 5 项、自身免疫脑炎检测、风湿 3 项、抗核抗原、抗可提取性核抗原抗体、抗双链 DNA 抗体、维生素 B$_{12}$、叶酸、免疫球蛋白、补体、腰穿脑脊液检查(常规、生化等)。

第二十一节 多发性硬化(2016 年版)

【常用临床医学诊断 ICD 编码】

G35.x00(疾病分类与代码国家临床版 2.0),G35.x00(ICD-10 疾病编码国家医保版 2.0)。

【住院期间的检验项目】

1.必需的检验项目:血液分析、尿液分析、粪便常规、肝功能、肾功能、电解质、血糖、感染性疾病筛查(乙肝、丙肝、梅毒、艾滋病等)、脑脊液检查(常规、生化)。

2.根据患者病情可选择的检验项目:抗核抗体、抗可提取性核抗原抗体、抗中性粒细胞胞质抗体等。

第二十二节 视神经脊髓炎(2010 年版)

【常用临床医学诊断 ICD 编码】

G36.000(疾病分类与代码国家临床版 2.0),G36.000(ICD-10 疾病编码国家医保版 2.0)。

【住院期间的检验项目】

1.必需的检验项目:血液分析、尿液分析、粪便常规、肝功能、肾功能、电解质、血糖、抗链球菌 O、红细胞沉降率、C 反应蛋白、感染性疾病筛查(乙肝、丙肝、梅毒、艾滋病等)、抗核抗体、抗可提取性核抗原抗体、抗中性粒细胞胞质抗体、类风湿因子、脑脊液检查(常规、生化)。

2.根据患者病情可选择的检验项目:T 淋巴细胞亚群分析。

第二十三节 重症肌无力(2016 年版)

【常用临床医学诊断 ICD 编码】

G70.000(疾病分类与代码国家临床版 2.0),G70.000(ICD-10 疾病编码国家医保版 2.0)。

【住院期间的检验项目】

必需的检验项目:血液分析、尿液分析、粪便常规、肝功能、肾功能、电解质、血糖、血脂全套、红细胞沉降率、血气分析、感染性疾病筛查(乙肝、丙肝、梅毒、艾滋病等)。

第二十四节 多发性肌炎(2016 年版)

【常用临床医学诊断 ICD 编码】

M33.200x001(疾病分类与代码国家临床版 2.0),M33.200(ICD-

10 疾病编码国家医保版 2.0)。

【住院期间的检验项目】

　　必需的检验项目:血液分析、尿液分析、粪便常规、心肌酶谱、肌红蛋白、感染性疾病筛查(乙肝、丙肝、梅毒、艾滋病)、血肿瘤标志物、血相关自身抗体(抗核抗体等)、红细胞沉降率、C 反应蛋白。

第二十五节　阿尔茨海默病(2016 年版)

【常用临床医学诊断 ICD 编码】

　　G30.900(疾病分类与代码国家临床版 2.0),G30.900(ICD-10 疾病编码国家医保版 2.0)。

【住院期间的检验项目】

　　1.必需的检验项目:血液分析、红细胞沉降率、电解质、血钙、血糖、肝功能、肾功能、维生素 B_{12}、感染性疾病筛查(乙肝、丙肝、梅毒、艾滋病等)。

　　2.根据患者病情可选择的检验项目:脑脊液检查(常规、生化、细胞学)。

第二十六节　阿尔茨海默病及其他类型痴呆 (2017 年版)

【常用临床医学诊断 ICD 编码】

　　G30.900(疾病分类与代码国家临床版 2.0),G30.900(ICD-10 疾病编码国家医保版 2.0)。

【住院期间的检验项目】

　　必需的检验项目:血液分析、尿液分析、粪便常规、潜血试验、肝功能、肾功能、电解质、血糖、血脂全套、心肌酶谱、凝血功能、感染性疾病筛查(乙肝、丙肝、梅毒、艾滋病)、甲状腺功能、叶酸、维生素 B_{12}、同型半胱氨酸。

第二十七节　肌萎缩侧索硬化(2010 年版)

【常用临床医学诊断 ICD 编码】

G12.201(疾病分类与代码国家临床版 2.0)，G12.201(ICD-10 疾病编码国家医保版 2.0)。

【住院期间的检验项目】

1. 必需的检验项目:血液分析、尿液分析、粪便常规、肝功能、肾功能、电解质、血糖、血脂全套、心肌酶谱、感染性疾病筛查(乙肝、丙肝、梅毒、艾滋病)、腰穿脑脊液检查(常规、生化)、肿瘤标志物、免疫 5 项、风湿 3 项、抗核抗原、抗可提取性核抗原抗体、抗双链 DNA 抗体、类风湿因子、维生素 B_{12}、叶酸、免疫球蛋白、补体、红细胞沉降率、抗链球菌 O、甲状腺功能。

2. 根据患者病情可选择的检验项目:空肠弯曲菌抗体检测。

第二十八节　遗传性共济失调(2017 年版)

【常用临床医学诊断 ICD 编码】

G11.900(疾病分类与代码国家临床版 2.0)，G11.900(ICD-10 疾病编码国家医保版 2.0)。

【住院期间的检验项目】

必需的检验项目:血液分析、尿液分析、粪便常规、肝功能、肾功能、电解质、血糖、血脂全套、心肌酶谱、感染性疾病筛查(乙肝、丙肝、梅毒、艾滋病)、基因检测。

第二十九节　多系统萎缩(2016 年版)

【常用临床医学诊断 ICD 编码】

G90.301(疾病分类与代码国家临床版 2.0)，G90.301(ICD-10 疾病编码国家医保版 2.0)。

【住院期间的检验项目】

必需的检验项目:血液分析、红细胞沉降率、尿液分析、粪便常规、肝功能、肾功能、电解质、血糖、血脂全套、心肌酶谱、感染性疾病筛查(乙肝、丙肝、梅毒、艾滋病)、肿瘤标志物。

第三十节　颈动脉狭窄(2016年版)

【常用临床医学诊断 ICD 编码】

I65.200x001(疾病分类与代码国家临床版 2.0),I65.200x001(ICD-10 疾病编码国家医保版 2.0)。

【住院期间的检验项目】

1.必需的检验项目:血液分析、尿液分析、粪便常规、肝功能、肾功能、电解质、血糖、血脂全套、凝血功能、纤维蛋白原、感染性疾病筛查(乙肝、丙肝、梅毒、艾滋病)。

2.根据患者病情可选择的检验项目:同型半胱氨酸、抗链球菌 O、类风湿因子、抗核抗体、抗可提取性核抗原抗体、C 反应蛋白、红细胞沉降率、抗中性粒细胞胞质抗体等。

第三十一节　颅脑损伤恢复期康复(2010年版)

【常用临床医学诊断 ICD 编码】

S06.800(疾病分类与代码国家临床版 2.0),S06.800(ICD-10 疾病编码国家医保版 2.0)。

【住院期间的检验项目】

必需的检验项目:血液分析、尿液分析、粪便常规、肝功能、肾功能、电解质、血糖、血脂全套、凝血功能、同型半胱氨酸、心肺功能检查、感染性疾病筛查(乙肝、丙肝、梅毒、艾滋病等)。

第七章 精 神 科

第一节 器质性精神障碍(非痴呆)

【常用临床医学诊断 ICD 编码】

F09.x03(疾病分类与代码国家临床版 2.0),F09.x03(ICD-10 疾病编码国家医保版 2.0)。

【住院期间的检验项目】

1.必需的检验项目:血液分析、尿液分析、粪便常规、潜血试验、肝功能、肾功能、电解质、血糖、血脂全套、心肌损伤标志物、凝血功能、感染性疾病筛查(乙肝、丙肝、梅毒、艾滋病)、甲状腺功能、贫血 3 项、同型半胱氨酸。

2.根据患者病情可选的检验项目:因脑器质性和躯体疾病不同而异。

第二节 精神分裂症、持久的妄想性障碍、分裂情感性障碍

【常用临床医学诊断 ICD 编码】

1.精神分裂症:F20.900(疾病分类与代码国家临床版 2.0),F20.900(ICD-10 疾病编码国家医保版 2.0)。

2.持久的妄想性障碍:F22.900(疾病分类与代码国家临床版 2.0),F22.900(ICD-10 疾病编码国家医保版 2.0)。

3.分裂情感性障碍:F25.900(疾病分类与代码国家临床版 2.0),F25.900(ICD-10 疾病编码国家医保版 2.0)。

【住院期间的检验项目】

1.必需的检验项目:血液分析、尿液分析、粪便常规、肝功能、肾功

能、电解质、感染性疾病筛查(乙肝、丙肝、梅毒、艾滋病)。

2.根据患者病情可选择的检验项目:血脂全套、心肌损伤标志物、内分泌检查、凝血功能、抗链球菌 O、抗核抗体等。

第三节　双相情感障碍

【常用临床医学诊断 ICD 编码】

双相情感障碍,未特指:F31.900(疾病分类与代码国家临床版 2.0),F31.900(ICD-10 疾病编码国家医保版 2.0)。

【住院期间的检验项目】

1.必需的检验项目:血液分析、尿液分析、粪便常规、肝功能、肾功能、电解质、血糖、感染性疾病筛查(乙肝、丙肝、梅毒、艾滋病)。

2.根据患者病情可选择的检验项目:血脂全套、心肌损伤标志物、内分泌检查、凝血功能、抗链球菌 O、抗核抗体等。

第四节　抑　郁　症

【常用临床医学诊断 ICD 编码】

抑郁发作:F32.900(疾病分类与代码国家临床版 2.0),F32.900(ICD-10 疾病编码国家医保版 2.0)。

【住院期间的检验项目】

1.必需的检验项目:血液分析、尿液分析、粪便常规、肝功能、肾功能、电解质、血糖、感染性疾病筛查(乙肝、丙肝、梅毒、艾滋病)。

2.根据具体情况可选择的检验项目:血脂全套、心肌损伤标志物、内分泌检查、凝血功能、抗链球菌 O、抗核抗体等。

第五节　广泛性焦虑障碍

【常用临床医学诊断 ICD 编码】

广泛性焦虑障碍:F41.100(疾病分类与代码国家临床版 2.0),

F41.100(ICD-10 疾病编码国家医保版 2.0)。

【住院期间的检验项目】

1.必需的检验项目:血液分析、尿液分析、粪便常规、肝功能、肾功能、电解质、血糖、血脂全套、甲状腺功能及其他必要的内分泌检查、感染性疾病筛查(乙肝、丙肝、梅毒、艾滋病)。

2.根据具体情况可选择的检验项目:心肌损伤标志物、药物代谢检测、凝血功能、抗链球菌 O、抗核抗体、血尿儿茶酚胺浓度及儿茶酚胺代谢产物检测,以及其他有助于诊断和鉴别诊断的实验室检查等。

第六节　惊　恐　障　碍

【常用临床医学诊断 ICD 编码】

惊恐障碍(间歇发作性焦虑):F41.000(疾病分类与代码国家临床版 2.0),F41.000(ICD-10 疾病编码国家医保版 2.0)。

【住院期间的检验项目】

1.必需的检验项目:血液分析、尿液分析、粪便常规、肝功能、肾功能、电解质、血糖、血脂全套、甲状腺功能及其他必要的内分泌检查、感染性疾病筛查(乙肝、丙肝、梅毒、艾滋病)。

2.根据具体情况可选择的检验项目:心肌损伤标志物、叶酸基因检测、药物代谢检测、凝血功能、抗链球菌 O、抗核抗体、血尿儿茶酚胺浓度及儿茶酚胺代谢产物检测,以及其他有助于诊断和鉴别诊断的实验室检查等。

第七节　急性应激反应

【常用临床医学诊断 ICD 编码】

F43.000(疾病分类与代码国家临床版 2.0),F43.000(ICD-10 疾病编码国家医保版 2.0)。

【住院期间的检验项目】

1.必需的检验项目:血液分析、尿液分析、粪便常规、肝功能、肾功能、电解质、空腹血糖、糖化血红蛋白、血脂全套、心肌损伤标志物、凝血功能、抗链球菌 O、抗核抗体、感染性疾病筛查（乙肝、丙肝、梅毒、艾滋病）、甲状腺功能、性激素六项等。

2. 根据患者病情可选择的检验项目：内分泌检测、血药浓度及贫血相关检查。

第八节　创伤后应激障碍

【常用临床医学诊断 ICD 编码】

F43.100（疾病分类与代码国家临床版 2.0），F43.100（ICD-10 疾病编码国家医保版 2.0）。

【住院期间的检验项目】

1. 必需的检验项目：血液分析、尿液分析、粪便常规、肝功能、肾功能、电解质、空腹血糖、糖化血红蛋白、血脂全套、心肌损伤标志物、凝血功能、抗链球菌 O、感染性疾病筛查（乙肝、丙肝、梅毒、艾滋病）、甲状腺功能、性激素六项、血药浓度、贫血 3 项。

2. 根据患者病情可选择的检验项目：内分泌检测。

第九节　苯丙胺类兴奋剂所致精神障碍

【常用临床医学诊断 ICD 编码】

F15.500（疾病分类与代码国家临床版 2.0），F15.500（ICD-10 疾病编码国家医保版 2.0）。

【住院期间的检验项目】

1. 必需的检验项目：血液分析、尿液分析、粪便常规、尿毒品检测、肝功能、肾功能、电解质、血糖、血脂全套、心肌损伤标志物、凝血功能、抗链球菌 O、抗核抗体、感染性疾病筛查（乙肝、丙肝、梅毒、艾滋病）、甲状腺功能、性激素六项、血药浓度、贫血 3 项。

2. 根据患者病情可选择的检验项目：内分泌检测。

第八章　内　分　泌　科

第一节　下丘脑综合征

【常用临床医学诊断 ICD 编码】

E23.302(疾病分类与代码国家临床版 2.0),E23.302(ICD-10 疾病编码国家医保版 2.0)。

【住院期间的检验项目】

1.必需的检验项目:血液分析、尿液分析、粪便常规、肝功能、肾功能、电解质、血糖、血脂全套、血尿渗透压、垂体-甲状腺轴相关激素、垂体-肾上腺轴相关激素、垂体-性腺轴相关激素、催乳素、生长激素、胰岛素样生长因子-1(IGF-1)等。

2.根据患者病情可选择的检验项目:红细胞沉降率、C 反应蛋白、降钙素原、免疫球蛋白全套、补体全套、抗可提取性核抗原抗体谱、抗核抗体、抗双链 DNA 抗体、抗甲状腺抗体、抗肾上腺抗体、抗卵巢抗体、抗甲状旁腺抗体、抗中性粒细胞胞质抗体、类风湿因子及类风湿相关抗体;GnRH 兴奋试验、禁水加压素试验;电解质紊乱者,必要时可查血气分析。

第二节　肢端肥大症

【常用临床医学诊断 ICD 编码】

E22.001(疾病分类与代码国家临床版 2.0),E22.001(ICD-10 疾病编码国家医保版 2.0)。

【住院期间的检验项目】

1.必需的检验项目:血液分析、尿液分析、粪便常规、肝功能、肾功能、电解质、血糖、血脂全套、生长激素测定和(或)葡萄糖生长激素抑制试验(血糖和 GHx 5)、垂体-甲状腺轴相关激素、垂体-肾上腺轴相关激素、垂体-性腺轴相关激素、催乳素、生长激素、IGF-1 等。

2.根据患者病情可选择的检验项目:促甲状腺激素释放激素兴奋试验、IGF-1 测定;电解质紊乱者,必要时可查血气分析;血糖异常或糖尿病者,行血糖监测、糖化血红蛋白、尿酮体及糖尿病相关并发症检查(眼底、周围血管病变、周围神经病变、尿微量白蛋白);钙磷代谢异常者检查尿钙、骨密度、甲状旁腺激素等。

第三节　垂体催乳素瘤

【常用临床医学诊断 ICD 编码】

E22.801(疾病分类与代码国家临床版 2.0),E22.801(ICD-10 疾病编码国家医保版 2.0)。

【住院期间的检验项目】

1.必需的检验项目:血液分析、尿液分析、粪便常规、肝功能、肾功能、电解质、血糖、血脂全套;催乳素(休息状态下)至少测 2 次(怀疑 HOOK 效应时需要稀释血清后测定);垂体前叶功能检查,如生长激素、IGF-1、甲状腺功能、性腺功能、肾上腺皮质功能等,必要时行相关的兴奋或抑制试验。

2.根据患者病情可选择的检验项目:有多饮和多尿的症状时行垂体后叶功能检查。

第四节　垂体前叶功能减退症

【常用临床医学诊断 ICD 编码】

E23.000x008(疾病分类与代码国家临床版 2.0),E23.000x008(ICD-10 疾病编码国家医保版 2.0)。

【住院期间的检验项目】

1.必需的检验项目:血液分析、尿液分析、粪便常规、肝功能、肾功能、电解质、血糖、血脂全套;内分泌腺体功能评估,包括甲状腺轴相关激素、肾上腺轴相关激素、性腺轴相关激素、生长激素、IGF-1、泌乳素。

2.根据患者病情可选择的检验项目:垂体前叶储备功能试验[胰岛素低血糖兴奋试验(刺激生长激素、泌乳素分泌,有一定风险)、黄体生成素释放激素兴奋试验]、红细胞沉降率、C 反应蛋白、免疫球蛋白全套、补体全套、抗可提取性核抗原抗体谱、抗核抗体、抗双链 DNA 抗体、抗甲状腺抗体、抗肾上腺抗体、抗卵巢抗体、抗甲状旁腺抗体、抗中性粒细胞胞质抗体、类风湿因子及类风湿相关抗体、骨密度、血钙、血磷、尿钙、尿磷。电解质紊乱者,必要时可查血气分析。

第五节　尿　崩　症

【常用临床医学诊断 ICD 编码】

E23.200(疾病分类与代码国家临床版 2.0),E23.200(ICD-10 疾病编码国家医保版 2.0)。

【住院期间的检验项目】

必需的检验项目:血液分析、尿液分析、粪便常规、潜血试验、凝血功能、肝功能、肾功能、血糖、电解质、血渗透压、尿渗透压、禁水加压素试验。

第六节　抗利尿激素不适当分泌综合征

【常用临床医学诊断 ICD 编码】

E22.200x001(疾病分类与代码国家临床版 2.0),E22.200(ICD-10疾病编码国家医保版 2.0)。

【住院期间的检验项目】

1.必需的检验项目:血液分析、尿液分析、粪便常规、肝功能、肾功能、电解质、血糖、血脂全套、血和尿渗透压、尿钠测定、肿瘤标志物。

2.根据患者病情可选择的检验项目:感染相关指标(C 反应蛋白、降钙素原)、N-端脑利钠肽前体、结核相关检查、水负荷试验。

第七节 先天性肾上腺皮质增生症

【常用临床医学诊断 ICD 编码】

E25.004(疾病分类与代码国家临床版 2.0)，E25.004(ICD-10 疾病编码国家医保版 2.0)。

【住院期间的检验项目】

1.必需的检验项目：血液分析、尿液分析、粪便常规、肝功能、肾功能、电解质、血糖、血脂全套、血气分析、血和尿皮质醇、血促肾上腺皮质激素(ACTH)、肾素-血管紧张素-醛固酮水平、性激素 6 项、肿瘤标志物。

2.根据患者病情可选择的检验项目：血硫酸脱氢表雄酮、17α 羟孕酮、11-脱氧皮质酮水平测定；染色体核型分析确定遗传性别；基因检测确定突变基因。

第八节 肾上腺皮质功能减退症

【常用临床医学诊断 ICD 编码】

E27.407(疾病分类与代码国家临床版 2.0)，E27.407(ICD-10 疾病编码国家医保版 2.0)。

【住院期间的检验项目】

1.必需的检验项目：血液分析、尿液分析、粪便常规、肝功能、肾功能、电解质、血脂全套、凝血功能、血清皮质醇、血 ACTH。

2.根据患者病情可选择的检验项目：基础激素水平测定，如血醛固酮、肾素、血清脱氢表雄酮、尿游离皮质醇及其他内分泌激素；各种兴奋试验，如 ACTH 兴奋试验、胰岛素低血糖兴奋试验、简化甲吡酮试验等；结核和自身免疫相关检查，如红细胞沉降率、结核抗体、PPD、抗可提取性核抗原抗体谱、抗核抗体、抗双链 DNA 抗体等。

第九节　Graves 病(2016 年版)

【常用临床医学诊断 ICD 编码】

E05.000x001(疾病分类与代码国家临床版 2.0),E05.001(ICD-10 疾病编码国家医保版 2.0)。

【住院期间的检验项目】

1.必需的检验项目:血液分析、尿液分析、粪便常规、潜血试验、肝功能、肾功能、电解质、血糖、红细胞沉降率、甲状腺功能。

2.根据患者病情可选择的检验项目:如需评估有无其他自身免疫病,需进行 1 型糖尿病、原发性血管炎、自身免疫肝病等疾病相关抗体测定。

第十节　原发性甲状腺功能减退症

【常用临床医学诊断 ICD 编码】

E03.800x002(疾病分类与代码国家临床版 2.0),E03.802(ICD-10 疾病编码国家医保版 2.0)。

【住院期间的检验项目】

1.必需的检验项目:血液分析、尿液分析、粪便常规、红细胞沉降率、肝功能、肾功能、血糖、血脂全套、心肌损伤标志物、电解质、甲状腺功能。

2.根据患者情况可选择的检验项目:疑有肿瘤者可选择甲状腺球蛋白、降钙素检查;疑为继发性甲状腺功能减退症者可选择垂体功能检查、血清泌乳素检查、甲状腺吸碘率检查。

第十一节　亚急性甲状腺炎

【常用临床医学诊断 ICD 编码】

E06.100(疾病分类与代码国家临床版 2.0),E06.100(ICD-10 疾

病编码国家医保版 2.0)。

【住院期间的检验项目】

必需的检验项目:血液分析、尿液分析、粪便常规、肝功能、肾功能、电解质、血糖、红细胞沉降率、C反应蛋白、甲状腺功能。必要时行甲状腺细针穿刺。

第十二节　慢性淋巴细胞性甲状腺炎

【常用临床医学诊断 ICD 编码】

E06.300(疾病分类与代码国家临床版 2.0),E06.300(ICD-10 疾病编码国家医保版 2.0)。

【住院期间的检验项目】

1.必需的检验项目:血液分析、尿液分析、粪便常规、肝功能、肾功能、电解质、血糖、血脂全套、甲状腺功能。

2.根据患者病情可选择的检验项目:甲状腺细针穿刺。

第十三节　皮质醇增多症

【常用临床医学诊断 ICD 编码】

E24.900x001(疾病分类与代码国家临床版 2.0),E24.900(ICD-10疾病编码国家医保版 2.0)。

【住院期间的检验项目】

1.必需的检验项目:血液分析、尿液分析、粪便常规、肝功能、肾功能、电解质、血脂全套、凝血功能、肿瘤标志物、糖耐量试验及胰岛素释放试验、血或尿皮质醇测定[血皮质醇昼夜节律测定、24小时尿游离皮质醇测定(至少2次)、过夜1mg地塞米松抑制试验以及联合经典的小剂量及大剂量地塞米松抑制试验]、血 ACTH(2～3次)。

2.根据患者病情选择进行的检验项目:午夜唾液皮质醇水平测定;其他垂体前叶激素及靶腺激素水平的测定,如生长激素、甲状腺激素、性激素6项、醛固酮、肾素、儿茶酚胺类激素等(必要时);骨密度测定及甲状旁腺相关检查(必要时)。

第十四节　库欣综合征

【常用临床医学诊断 ICD 编码】

E24.900(疾病分类与代码国家临床版 2.0),E24.900(ICD-10 疾病编码国家医保版 2.0)。

【住院期间的检验项目】

1. 必需的检验项目:血液分析、尿液分析、粪便常规、肝功能、肾功能、电解质、血脂全套、凝血功能、肿瘤标志物、糖耐量试验及胰岛素释放试验。

2. 定性检查项目:24 小时尿游离皮质醇测定、血皮质醇昼夜节律测定、血 ACTH(2～3 次)、小剂量及大剂量地塞米松抑制试验。

3. 根据患者病情可选择的检验项目:血气分析、甲状旁腺激素、降钙素、胃泌素、儿茶酚胺类激素及垂体其他相关激素的检查[如生长激素、甲状腺功能、性激素 6 项等(必要时)]。根据病情变化,筛查感染指标。

第十五节　原发性醛固酮增多症(2016 年版)

【常用临床医学诊断 ICD 编码】

E26.000x002(疾病分类与代码国家临床版 2.0),E26.000(ICD-10 疾病编码国家医保版 2.0)。

【住院期间的检验项目】

1. 必需的检验项目。

(1)血液分析、尿液分析、粪便常规、潜血试验、肝功能、肾功能、血脂全套、电解质、血糖、心肌损伤标志物、相关免疫指标、血气分析、甲状腺功能、24 小时尿钾及尿钠定量。

(2)特殊激素检测及激发试验。①血立卧位肾素、血管紧张素、醛固酮水平。②尿间羟肾上腺素类似物、尿香草苦杏仁酸、24 小时尿钾、尿 17 羟类固醇。③血间羟肾上腺素类似物或血儿茶酚胺水平。④血皮质醇和 ACTH 节律水平。⑤性激素水平:为保证上述激素水平检测的准确性,应尽量重复 2～3 次。⑥大、小剂量地塞米松抑制试验测定血皮质醇、24 小时尿游离皮质醇水平变化。

2.根据患者病情可选择的检验项目:甲状旁腺激素、降钙素、胃泌素、胰岛素及泌乳素垂体其他相关激素的检查。

第十六节　嗜铬细胞瘤/副神经节瘤

【常用临床医学诊断 ICD 编码】

M87000/0(疾病分类与代码国家临床版 2.0),M87000/0(ICD-10 疾病编码国家医保版 2.0)。

【住院期间的检验项目】

1.必需的检验项目:血液分析、尿液分析、粪便常规、潜血试验、感染指标、凝血功能、肝功能、肾功能、血脂全套、血糖、糖化血红蛋白、电解质、甲状腺功能、肿瘤标志物、血和尿儿茶酚胺及其代谢物测定。

2.根据患者病情可选择的检验项目:静脉分段取血测定血浆儿茶酚胺水平及其代谢产物。

第十七节　原发性甲状旁腺功能亢进症

【常用临床医学诊断 ICD 编码】

E21.000(疾病分类与代码国家临床版 2.0),E21.000(ICD-10 疾病编码国家医保版 2.0)。

【住院期间的检验项目】

1.必需的检验项目:血液分析、尿液分析、粪便常规、肝功能、肾功能、血糖、电解质、红细胞沉降率;多次测定血钙、血磷、碱性磷酸酶、血清甲状旁腺激素、24 小时尿钙及尿磷。

2.根据患者病情可选择的检验项目:血清 25-羟维生素 D_3、血浆游离钙、骨生化指标、血气分析、胰淀粉酶。

第十八节　多发性内分泌腺瘤病

【常用临床医学诊断 ICD 编码】

1.多发性内分泌瘤病:D44.802(疾病分类与代码国家临床版 2.0),
D44.802(ICD-10 疾病编码国家医保版 2.0)。

2.多发性内分泌腺病:E31.901(疾病分类与代码国家临床版 2.0),
E31.901(ICD-10 疾病编码国家医保版 2.0)。

【住院期间的检验项目】

1.必需的检验项目:血液分析、尿液分析、粪便常规、肝功能、肾功能、电解质、血糖、血脂全套;甲状旁腺功能亢进相关检查,如血钙、血磷、碱性磷酸酶、游离钙、甲状旁腺激素、24 小时尿钙及尿磷;胰腺肿瘤相关检查,如胃泌素、胰岛素、胰高血糖素;垂体瘤相关检查,如生长激素、泌乳素、垂体-肾上腺轴激素、垂体-甲状腺轴激素、垂体-性腺轴激素;甲状腺髓样癌需检测降钙素;嗜铬细胞瘤需要检查 24 小时尿儿茶酚胺,发作日应留取 24 小时尿儿茶酚胺。

2.根据患者病情可选择的检验项目:血清 25-羟维生素 D_3、血清 1,25-二羟维生素 D_3、血清 1 型胶原 C 端肽、骨钙素、血和尿香草扁桃酸、3-甲氧基肾上腺素和 3-甲氧基去甲肾上腺素、肿瘤标志物、致病基因检测。

第十九节　异位激素分泌综合征

【常用临床医学诊断 ICD 编码】

E34.200x001(疾病分类与代码国家临床版 2.0),E34.200(ICD-10 疾病编码国家医保版 2.0)。

【住院期间的检验项目】

1.必需的检验项目:血液分析、尿液分析、粪便常规、肝功能、肾功能、电解质、血糖、肿瘤标志物;血液或尿液激素、激素前体物、亚基、类似物或其代谢产物水平测定;激素功能试验如抑制试验或兴奋试验。

2.根据患者病情可选择的检验项目:肿瘤动、静脉插管取血测定异位激素水平。

第二十节 1型糖尿病

【常用临床医学诊断 ICD 编码】

E10.900(疾病分类与代码国家临床版 2.0),E10.900(ICD-10 疾病编码国家医保版 2.0)。

【住院期间的检验项目】

1.必需的检验项目:血液分析、尿液分析、粪便常规、全天毛细血管血糖谱(包括三餐前、三餐后 2 小时、睡前等)、血气分析、血糖、肝功能、肾功能、电解质、血脂全套、糖化血红蛋白、糖尿病自身抗体、糖耐量试验或馒头餐试验和胰岛素、C 肽释放试验(病情允许时)、空腹胰岛素(未用胰岛素前)及 C 肽、甲状腺功能、甲状腺球蛋白抗体、抗甲状腺过氧化物酶抗体。

2.根据患者病情可选择的检验项目:动态血糖监测[血糖未达标和(或)血糖波动较大者]、相关免疫指标(糖尿病自身抗体、红细胞沉降率、C 反应蛋白、类风湿因子、免疫球蛋白全套、补体全套、抗可提取性核抗原抗体谱、抗核抗体);并发症相关检查(新诊断糖尿病和病程 2～5 年者),如尿蛋白-肌酐比值、24 小时尿蛋白定量、微量白蛋白定量;儿童考虑合并有生长发育异常者检查性激素 6 项;其他代谢指标,如骨代谢指标、维生素 D 检测等。

第二十一节 2型糖尿病

【常用临床医学诊断 ICD 编码】

E11.900(疾病分类与代码国家临床版 2.0),E11.900(ICD-10 疾病编码国家医保版 2.0)。

【住院期间的检验项目】

1.必需的检验项目:血液分析、尿液分析、粪便常规、全天毛细血管血糖谱(三餐前、三餐后 2 小时、睡前,必要时 0 点、凌晨 3 点等)、动态血糖监测[血糖未达标和(或)血糖波动较大者]、肝功能、肾功能、血脂全套、电解质、血黏度、糖化血红蛋白和糖化血清蛋白（果糖胺）、口服糖耐量试验和同步胰岛素或 C 肽释放试验。

2. 根据患者病情可选择的检验项目：并发症相关检查（尿蛋白-肌酐比值、24 小时尿蛋白定量）、糖尿病自身抗体、血乳酸、肿瘤标志物、感染性疾病筛查（乙肝、丙肝、梅毒、艾滋病）。

第二十二节　2 型糖尿病（伴高危因素）

【常用临床医学诊断 ICD 编码】

E11.900（疾病分类与代码国家临床版 2.0），E11.900（ICD-10 疾病编码国家医保版 2.0）。

【住院期间的检验项目】

1. 必需的检验项目：血液分析、尿液分析、粪便常规、全天毛细血管血糖谱（空腹和三餐后 2 小时，必要时三餐前、睡前、0 点、凌晨 3 点等）、动态血糖监测[血糖未达标和（或）血糖波动较大者]、肝功能、肾功能、心肌损伤标志物、血脂全套、电解质、凝血功能、感染性疾病筛查（乙肝、丙肝、梅毒、艾滋病）、糖化血红蛋白和（或）糖化血清蛋白（果糖胺）、口服葡萄糖耐量试验和同步胰岛素和（或）C 肽释放试验（病情允许时）。

2. 根据患者病情可选择的检验项目：并发症相关检查（尿微量白蛋白排泄率、尿蛋白-肌酐比值、24 小时尿蛋白定量）、糖尿病自身抗体、血乳酸、肿瘤标志物、感染性疾病筛查（乙肝、丙肝、梅毒、艾滋病）。

第二十三节　2 型糖尿病伴多并发症

【常用临床医学诊断 ICD 编码】

E11.700x033（疾病分类与代码国家临床版 2.0），E11.700x033（ICD-10 疾病编码国家医保版 2.0）。

【住院期间的检验项目】

1. 必需的检验项目：血液分析、尿液分析、粪便常规、全天毛细血管血糖谱（三餐前、三餐后 2 小时、睡前，必要时 0 点、凌晨 3 点等）、动态血糖监测[血糖未达标和(或)血糖波动较大者]、肝功能、肾功能、血脂全套、电解质、血黏度、糖化血红蛋白和糖化血清蛋白(或果糖胺)、口服糖耐量试验、馒头餐及正常餐试验和同步胰岛素或C肽释放试验。

2.根据患者病情可选择的检验项目:并发症相关检查(尿蛋白-肌酐比值、24小时尿蛋白定量)、糖尿病自身抗体、血乳酸、肿瘤标志物,感染性疾病筛查;必要时可行病原微生物培养。

第二十四节 糖尿病酮症酸中毒

【常用临床医学诊断 ICD 编码】

E10.100(疾病分类与代码国家临床版 2.0),E10.100(ICD-10 疾病编码国家医保版 2.0)。

【住院期间的检验项目】

1.必需的检验项目:血液分析、尿液分析、粪便常规、血气分析、肝功能、肾功能、电解质、血脂全套、糖化血红蛋白、糖尿病自身抗体。在酮症酸中毒未纠正时每 1~2 小时测定血糖,在糖尿病酮症纠正后测全天毛细血管血糖谱(三餐前、三餐后 2 小时、睡前,必要时 0 点、凌晨 3 点等)。

2.根据患者病情可选择的检验项目:血酮、糖化血清蛋白(果糖胺)、糖尿病自身抗体。待酮症酸中毒状态纠正后行动态血糖监测[血糖未达标和(或)血糖波动较大者];待酮症酸中毒纠正后且血糖稳定后测定胰岛素或 C 肽;并发症相关检查(待酮症酸中毒纠正后):尿蛋白-肌酐比值或尿蛋白排泄率、24 小时尿蛋白定量。相关免疫指标(红细胞沉降率、C 反应蛋白、类风湿因子、免疫球蛋白全套、补体全套、抗核抗体和抗可提取性核抗原抗体谱)、自身抗体(甲状腺功能、抗肾上腺抗体、抗卵巢抗体等)、内分泌腺体功能评估(甲状腺、肾上腺、性腺、甲状旁腺、垂体)。

第二十五节　高渗性非酮症糖尿病昏迷

【常用临床医学诊断 ICD 编码】

E10.000x001(疾病分类与代码国家临床版 2.0)，E10.000x001(ICD-10 疾病编码国家医保版 2.0)。

【住院期间的检验项目】

1. 必需的检验项目：血液分析、尿液分析、粪便常规、血气分析、肝功能、肾功能、电解质、血脂全套、血渗透压、尿渗透压、糖化血红蛋白。在高渗性非酮症糖尿病昏迷未纠正时每 1～2 小时测定血糖，在高渗性非酮症糖尿病昏迷纠正后测全天毛细血管血糖谱(三餐前、三餐后 2 小时、睡前，必要时 0 点、凌晨 3 点等)。

2. 根据患者病情可选择的检验项目：血酮、血乳酸、糖化血清蛋白(果糖胺)、糖尿病自身抗体(IAA、ICA、GAD 和 IA-2 等)；待高渗状态纠正后行动态血糖监测[血糖未达标和(或)血糖波动较大者]，待高渗状态纠正且血糖稳定后测定胰岛素、C 肽；并发症相关检查(尿蛋白-肌酐比值或尿蛋白排泄率、24 小时尿蛋白定量)、相关免疫指标(红细胞沉降率、C 反应蛋白、类风湿因子、免疫球蛋白全套、补体全套、抗核抗体和抗可提取性核抗原抗体谱)、自身抗体(甲状腺功能、抗肾上腺抗体、抗卵巢抗体等)、内分泌腺体功能评估(甲状腺、肾上腺、性腺、甲状旁腺、垂体)。

第二十六节　糖尿病性周围神经病变

【常用临床医学诊断 ICD 编码】

E10.400(疾病分类与代码国家临床版 2.0)，E10.400(ICD-10 疾病编码国家医保版 2.0)。

【住院期间的检验项目】

必需的检验项目：血液分析、尿液分析、粪便常规、全天毛细血管血糖谱(三餐前、三餐后、睡前，必要时 0 点、凌晨 3 点等)、血糖、肝功能、肾功能、电解质、血脂全套、血浆蛋白水平、C 反应蛋白、红细胞沉降率、糖化血红蛋白、并发症相关检查(尿蛋白-肌酐比值、24 小时尿蛋白定量)。

第二十七节　糖尿病足病

【常用临床医学诊断 ICD 编码】

E10.503(疾病分类与代码国家临床版 2.0),E10.503(ICD-10 疾病编码国家医保版 2.0)。

【住院期间的检验项目】

1.必需的检验项目:血液分析、尿液分析、粪便常规、全天毛细血管血糖谱(三餐前、三餐后、睡前,必要时 0 点、凌晨 3 点)、血糖、肝功能、肾功能、电解质、血脂全套、血浆蛋白水平、C 反应蛋白、红细胞沉降率、糖化血红蛋白)、足溃疡创面病原微生物培养、并发症相关检查(尿蛋白-肌酐比值、24 小时尿蛋白定量)。

2.根据患者病情可选择的检验项目:血培养。

第二十八节　低血糖症

【常用临床医学诊断 ICD 编码】

E10.600x043(疾病分类与代码国家临床版 2.0),E10.600x043(ICD-10 疾病编码国家医保版 2.0)。

【住院期间的检验项目】

1.必需的检验项目:血液分析、尿液分析、粪便常规、血糖、胰岛素、C 肽、糖化血红蛋白、糖化白蛋白、甲状腺功能、性激素六项、ACTH-皮质醇节律、24 小时尿游离皮质醇、24 小时尿香草扁桃酸、胰岛素样生长因子-1、糖尿病自身抗体、肝功能、肾功能、电解质、凝血功能、24 小时尿电解质、肿瘤标志物;低血糖发作时查静脉血糖、胰岛素、C 肽。

2.根据患者病情可选择的检验项目:甲状腺功能、胃泌素、血胰岛素样生长因子结合蛋白、胰高血糖素。必要时进行糖耐量试验、饥饿试验。

第二十九节 胰岛素瘤

【常用临床医学诊断 ICD 编码】

D13.701（疾病分类与代码国家临床版 2.0），D13.701（ICD-10 疾病编码国家医保版 2.0）。

【住院期间的检验项目】

1.必需的检验项目：血液分析、尿液分析、粪便常规、空腹毛细血管血糖（其他时间根据病情选测）、肝功能、肾功能、血脂全套、电解质、血糖、糖尿病自身抗体、皮质醇、甲状腺功能；低血糖时查静脉血浆葡萄糖、胰岛素、C 肽、胰岛素原、β羟丁酸。

2.根据患者病情需要可增加以下检验项目：72 小时饥饿试验、混合餐试验、糖化血红蛋白、胰岛素原、垂体激素、胰岛素样生长因子-2、糖尿病自身抗体、24 小时尿钙及尿磷、肿瘤标志物、感染性疾病筛查；低血糖时胰高糖素 1mg 静脉注射后查 10 分钟、20 分钟、30 分钟后血糖。

第三十节 肥 胖 症

【常用临床医学诊断 ICD 编码】

E14.700x023（疾病分类与代码国家临床版 2.0），E14.700x023（ICD-10 疾病编码国家医保版 2.0）。

【住院期间的检验项目】

1.必需的检验项目：血液分析、尿液分析、粪便常规、肝功能、肾功能、电解质全套、血脂全套、凝血功能、糖化血红蛋白、糖耐量试验（视患者情况考虑延长）、胰岛素、C 肽、ACTH-皮质醇节律、24 小时尿游离皮质醇、24 小时尿电解质、甲状腺功能、性激素 6 项、生长激素、心肌损伤标志物、骨代谢标志物、血气分析。

2.根据患者病情可选择的检验项目：动态血糖监测、肿瘤标志物、骨密度。

第三十一节　原发性骨质疏松症

【**常用临床医学诊断 ICD 编码**】

M80.000(疾病分类与代码国家临床版 2.0),M80.000(ICD-10 疾病编码国家医保版 2.0)。

【**住院期间的检验项目**】

1.必需的检验项目:血液分析、尿液分析、粪便常规、肝功能、肾功能、血糖、电解质、血钙、血磷、碱性磷酸酶、红细胞沉降率、24 小时尿钙及尿磷、血气分析。

2.根据患者病情可选择的检验项目:甲状腺功能、25-羟维生素 D_3、1,25-二羟维生素 D_3、骨钙素、骨特异性碱性磷酸酶、抗酒石酸酸性磷酸酶、性激素 6 项;疑有继发性骨质疏松或其他骨骼疾病者可选择血免疫固定电泳、尿免疫固定电泳、骨髓形态学检查、甲状腺功能、血总皮质醇、24 小时尿游离皮质醇测定等。

第九章　风湿免疫科

第一节　类风湿性关节炎

【常用临床医学诊断 ICD 编码】

M06.900(疾病分类与代码国家临床版 2.0)，M06.900(ICD-10 疾病编码国家医保版 2.0)。

【住院期间的检验项目】

必需的检验项目：血液分析、尿液分析、粪便常规、潜血试验、肝功能、肾功能、电解质、血糖、血脂全套、类风湿关节炎的相关自身抗体谱(含类风湿因子、抗环瓜氨酸肽抗体、抗角蛋白抗体、抗核周因子抗体、抗核抗体谱、抗中性粒细胞胞质抗体)、红细胞沉降率、C 反应蛋白、其他自身抗体检查(包括抗可提取性核抗原抗体谱和抗双链 DNA 抗体)、免疫球蛋白。

第二节　类风湿性关节炎伴肺间质纤维化

【常用临床医学诊断 ICD 编码】

M05.102＋(疾病分类与代码国家临床版 2.0)，M05.102＋J99.0＊(ICD-10 疾病编码国家医保版 2.0)。

【住院期间的检验项目】

1. 必需的检验项目：血液分析、尿液分析、粪便常规、肝功能、肾功能、电解质、血糖、血脂全套、红细胞沉降率、C 反应蛋白、免疫球蛋白、补体、血气分析、凝血酶原时间、活化部分凝血活酶时间、凝血酶时间、纤维蛋白原、D-二聚体、感染性疾病筛查(乙肝、丙肝、梅毒、艾滋病)、类风湿因子、抗环瓜氨酸肽抗体、抗角蛋白抗体、抗核周因子抗体、抗核抗体谱、抗中性粒细胞胞质抗体。

2.根据患者病情可选择的检验项目：KL-7 水平检测、滑膜液检查、HBV-DNA、HCV-RNA、降钙素原、肿瘤标志物。

第三节　严重类风湿关节炎

【常用临床医学诊断 ICD 编码】

累及全身类风湿性关节炎：M05.308（疾病分类与代码国家临床版 2.0），M05.308（ICD-10 疾病编码国家医保版 2.0）。

【住院期间的检验项目】

1.必需的检验项目：血液分析、尿液分析、粪便常规、肝功能、肾功能、电解质、血糖、红细胞沉降率、C 反应蛋白、抗体（包括类风湿因子、抗环瓜氨酸肽抗体、抗核抗体、抗双链 DNA 抗体）、免疫球蛋白、补体等。

2.根据患者病情可选择的检验项目：感染性疾病筛查（乙肝、丙肝、梅毒、艾滋病等）；自身抗体系列；有心、肺部受累者查血气分析。

第四节　风　湿　热

【常用临床医学诊断 ICD 编码】

I00.x00x002（疾病分类与代码国家临床版 2.0），I00.x00x004（ICD-10 疾病编码国家医保版 2.0）。

【住院期间的检验项目】

1.必需的检验项目：血液分析、尿液分析、粪便常规、潜血试验、肝功能、肾功能、电解质、血糖、血脂全套、心肌酶、感染性疾病筛查（乙肝、丙肝、梅毒、艾滋病等）、链球菌感染证据（抗链球菌 O、咽拭子培养）、红细胞沉降率、C 反应蛋白。

2.根据患者病情选择检查的项目　快速链球菌抗原试验、抗 DNA 酶-B、免疫球蛋白、补体、循环免疫复合物、抗核抗体谱、类风湿因子、抗环瓜氨酸肽抗体、HLA-B27、凝血酶原时间、活化部分凝血活酶时间、凝血酶时间、纤维蛋白原、D-二聚体、心功能评估相关检查及其他相关检查、病原微生物培养、结核菌感染性疾病筛查等。

第五节　系统性红斑狼疮(无内脏及器官受累)

【常用临床医学诊断 ICD 编码】

M32.900(疾病分类与代码国家临床版 2.0)，M32.900(ICD-10 疾病编码国家医保版 2.0)。

【住院期间的检验项目】

1. 必需的检验项目:血液分析、尿液分析、粪便常规、肝功能、肾功能、电解质、血糖、血脂全套、凝血酶原时间、活化部分凝血活酶时间、凝血酶时间、纤维蛋白原、D-二聚体、感染性疾病筛查(乙肝、丙肝、梅毒、艾滋病等)、红细胞沉降率、C 反应蛋白、免疫球蛋白、补体、抗核抗体谱、抗双链 DNA 抗体、抗可提取性核抗原抗体谱、抗磷脂抗体、类风湿关节炎(RA)相关抗体检查、Coombs 试验、抗环瓜氨酸肽抗体。

2. 根据患者病情选择检查的项目:心肌损伤标志物、结核相关检查、过敏相关检查、HBV-DNA、HCV-RNA、降钙素原等。

第六节　系统性红斑狼疮肾炎

【常用临床医学诊断 ICD 编码】

M32.101＋(疾病分类与代码国家临床版 2.0)，M32.101＋N08.5 ＊(ICD-10 疾病编码国家医保版 2.0)。

【住院期间的检验项目】

1. 必需的检验项目:血液分析、尿液分析、粪便常规、肝功能、肾功能、电解质、血糖、血脂全套、凝血酶原时间、活化部分凝血活酶时间、凝血酶时间、纤维蛋白原、D-二聚体、感染性疾病筛查(乙肝、丙肝、梅毒、艾滋病等)、24 小时尿蛋白定量、抗核抗体谱、抗磷脂抗体、Coombs 试验、免疫球蛋白、补体、红细胞沉降率、C 反应蛋白。

2. 根据患者病情可选择的检验项目:类风湿因子、抗环瓜氨酸肽抗体、骨密度、HBV-DNA、HCV-RNA、降钙素原、骨髓穿刺、脑脊液、T 淋巴细胞亚群分析、抗环瓜氨酸肽抗体、抗肾小球基底膜抗体、血清蛋白电泳、甲状腺功能。

第七节　强直性脊柱炎

【常用临床医学诊断 ICD 编码】

M40.101(疾病分类与代码国家临床版 2.0)，M40.101(ICD-10 疾病编码国家医保版 2.0)。

【住院期间的检验项目】

必需的检验项目:血液分析、尿液分析、粪便常规、潜血试验、肝功能、肾功能、血脂、血糖、电解质、红细胞沉降率、C 反应蛋白、HLA-B27、类风湿因子、乙肝病毒系列检查。

第八节　干燥综合征

【常用临床医学诊断 ICD 编码】

M35.000(疾病分类与代码国家临床版 2.0)，M35.000(ICD-10 疾病编码国家医保版 2.0)。

【住院期间的检验项目】

1. 必需的检验项目:血液分析、尿液分析、粪便常规、肝功能、肾功能、血糖、血脂全套、电解质、红细胞沉降率、C 反应蛋白、凝血酶原时间、活化部分凝血活酶时间、凝血酶时间、纤维蛋白原、D-二聚体、感染性疾病筛查(乙肝、丙肝、梅毒、艾滋病等)、抗核抗体谱、类风湿因子、抗环瓜氨酸肽抗体、免疫球蛋白及补体。

2. 根据患者病情可选择的检验项目:自免肝抗体、抗磷脂抗体谱、血气分析、肾小管酸化功能、溶血试验、泌尿系彩超、磁共振检查、HBV-DNA、HCV-RNA、降钙素原检查;必要时可行免疫固定电泳等排查淋巴瘤的实验室检查。

第九节　干燥综合征伴肺间质纤维化

【常用临床医学诊断 ICD 编码】

M35.002＋(疾病分类与代码国家临床版 2.0),M35.002＋J99.1＊(ICD-10 疾病编码国家医保版 2.0)。

【住院期间的检验项目】

1.必需的检验项目:血液分析、尿液分析、粪便常规、肝功能、肾功能、血糖、血脂全套、电解质、红细胞沉降率、C 反应蛋白、凝血酶原时间、活化部分凝血活酶时间、凝血酶时间、纤维蛋白原、D-二聚体、感染性疾病筛查(乙肝、丙肝、梅毒、艾滋病等)、抗核抗体谱、类风湿因子、抗环瓜氨酸肽抗体、免疫球蛋白、补体、病毒全套。

2.根据患者病情可选择的检验项目:自免肝相关抗体谱、KL-6、抗磷脂抗体谱、血气分析、HBV-DNA、HCV-RNA、降钙素原。

第十节　大 动 脉 炎

【常用临床医学诊断 ICD 编码】

I77.600x001(疾病分类与代码国家临床版 2.0), I77.600x001(ICD-10 疾病编码国家医保版 2.0)。

【住院期间的检验项目】

必需的检验项目:血液分析、尿液分析、粪便常规、潜血试验、肝功能、肾功能、红细胞沉降率、C 反应蛋白、结核菌素试验。

第十一节　显微镜下多血管炎

【常用临床医学诊断 ICD 编码】

I77.600x011(疾病分类与代码国家临床版 2.0),M31.700(ICD-10 疾病编码国家医保版 2.0)。

【住院期间的检验项目】

1.必需的检验项目:血液分析、尿液分析、尿沉渣、24 小时尿蛋白、

粪便常规、肝功能、肾功能、血糖、血脂全套、电解质、红细胞沉降率、C
反应蛋白、凝血酶原时间、活化部分凝血活酶时间、凝血酶时间、纤维蛋
白原、D-二聚体、感染性疾病筛查（乙肝、丙肝、梅毒、艾滋病等）、肿瘤标
志物、抗核抗体谱、抗环瓜氨酸肽抗体、类风湿因子、免疫球蛋白、补体。

2.根据患者病情可选择的检验项目：自免肝抗体、抗磷脂抗体谱、
血气分析、HBV-DNA、HCV-RNA、降钙素原。

第十二节　肉芽肿性多血管炎

【常用临床医学诊断 ICD 编码】

变应性肉芽肿性血管炎：M31.101（疾病分类与代码国家临床版
2.0），M31.101（ICD-10 疾病分类与代码国家医保版 2.0）。

【住院期间的检验项目】

1.必需的检验项目：血液分析、尿液分析、粪便常规、肝功能、肾功
能、血糖、血脂全套、电解质、红细胞沉降率、C 反应蛋白、凝血酶原时
间、活化部分凝血活酶时间、凝血酶时间、纤维蛋白原、D-二聚体、感染
性疾病筛查（乙肝、丙肝、梅毒、艾滋病等）肿瘤标志物、抗核抗体谱、类
风湿因子、抗环瓜氨酸肽抗体、抗中性粒细胞胞质抗体、免疫球蛋白、
补体。

2.根据患者病情可选择的检验项目：自免肝抗体、抗磷脂抗体谱、
血气分析、HBV-DNA、HCV-RNA、降钙素原。

第十三节　白塞病（贝赫切特病）

【常用临床医学诊断 ICD 编码】

M35.200x001（疾病分类与代码国家临床版 2.0），M35.200（ICD-
10 疾病编码国家医保版 2.0）。

【住院期间的检验项目】

1.必需的检验项目：血液分析、尿液分析、粪便常规、肝功能、肾功
能、电解质、血糖、免疫球蛋白、补体、自身抗体系列、红细胞沉降率、C
反应蛋白、抗核抗体谱、抗环瓜氨酸肽抗体、感染性疾病筛查（结核菌素

试验)。

2.根据患者病情可选择的检验项目:CMV、EBV、骨髓穿刺、咽拭子、血培养、降钙素原、真菌葡聚糖。

第十四节　抗中性粒细胞胞质抗体相关性血管炎

【常用临床医学诊断 ICD 编码】

M31.802(疾病分类与代码国家临床版 2.0),M31.802(ICD-10 疾病编码国家医保版 2.0)。

【住院期间的检验项目】

1.必需的检验项目:血液分析、尿液分析、24 小时尿蛋白定量、粪便常规、潜血试验、肝功能、肾功能、电解质、血糖、红细胞沉降率、C 反应蛋白、免疫球蛋白、抗中性粒细胞胞质抗体、抗核抗体。

2.根据患者病情可选择的检验项目:感染性疾病筛查(乙肝、丙肝、艾滋病、梅毒等)、补体、类风湿因子、血脂、肿瘤标志物。

第十五节　炎性肌病(多发性肌炎/皮肌炎)

【常用临床医学诊断 ICD 编码】

1.多发性肌炎:M33.200x001(疾病分类与代码国家临床版 2.0),M33.200 (ICD-10 疾病编码国家医保版 2.0)。

2.皮肌炎:M33.101(疾病分类与代码国家临床版 2.0),M33.101 (ICD-10 疾病编码国家医保版 2.0)。

【住院期间的检验项目】

1.必需的检验项目:血液分析、尿液分析、粪便常规、肝功能、肾功能、电解质、血糖、血脂全套、凝血酶原时间、活化部分凝血活酶时间、凝血酶时间、纤维蛋白原、D-二聚体、感染性疾病筛查(乙肝、丙肝、梅毒、艾滋病等)、心肌酶谱、肌电图、红细胞沉降率、C 反应蛋白、免疫球蛋白、补体、抗核抗体谱、抗双链 DNA 抗体、抗可提取性核抗原抗体谱(应包括抗 Jo-1 抗体)、抗磷脂抗体、类风湿关节炎的相关自身抗体谱(含类风湿因子、抗环瓜氨酸肽抗体)、自身免疫性肝病检查。

2.根据患者病情可选择的检验项目:肿瘤标志物、肌炎相关抗体谱、脑钠肽/N 末端尿钠肽原、感染性疾病筛查(乙肝、丙肝、梅毒、艾滋病等)、HBV-DNA、HCV-RNA、降钙素原、结核感染 T 细胞斑点试验等。

第十六节　抗磷脂综合征

【常用临床医学诊断 ICD 编码】

D68.600x002(疾病分类与代码国家临床版 2.0),D68.603 (ICD-10 疾病编码国家医保版 2.0)。

【住院期间的检验项目】

1.必需的检验项目:血液分析、尿液分析、粪便常规、肝功能、肾功能、电解质、血糖、心肌酶谱、血凝分析、同型半胱氨酸、免疫球蛋白、补体、红细胞沉降率、C 反应蛋白、抗核抗体谱、抗磷脂抗体谱、抗 β_2 糖蛋白 1、狼疮抗凝物。

2.根据患者病情可选择的检验项目:肿瘤标志物、甲状腺功能、易栓全套、Coombs 试验。

第十七节　成 人 Still 病

【常用临床医学诊断 ICD 编码】

M06.100(疾病分类与代码国家临床版 2.0), M06.100(ICD-10 疾病编码国家医保版 2.0)。

【住院期间的检验项目】

1.必需的检验项目:血液分析、尿液分析、粪便常规、肝功能、肾功能、血脂全套、电解质、血糖、心肌酶谱、肿瘤标志物、嗜酸粒细胞计数、免疫固定电泳、血清铁蛋白、病毒系列(CMV、EBV 等)、肥达试验、外斐反应、感染性疾病筛查(乙肝、丙肝、梅毒、艾滋病)、结核相关检查、红细胞沉降率、C 反应蛋白、免疫球蛋白、补体、抗核抗体谱、自身抗体、骨髓穿刺、咽拭子、血培养、降钙素原、真菌葡聚糖。

2.根据患者病情可选择的检验项目:关节腔穿刺及关节液培养、甲状腺功能、过敏性疾病相关检查及其他疾病相关检查。

第十八节　骨关节炎

【常用临床医学诊断 ICD 编码】

M15.902(疾病分类与代码国家临床版 2.0),M15.902(ICD-10 疾病编码国家医保版 2.0)。

【住院期间的检验项目】

1.必需的检验项目:血液分析、尿液分析、粪便常规、潜血试验、肝功能、肾功能、电解质、血糖、血脂全套、红细胞沉降率、C 反应蛋白、类风湿因子、抗环瓜氨酸肽抗体、抗角蛋白抗体、抗核抗体、抗中性粒细胞抗体、抗可提取性核抗原抗体谱、抗双链 DNA 抗体、免疫球蛋白 A、免疫球蛋白 G、免疫球蛋白 M。

2.根据患者病情可选择的检验项目:乙肝病毒 DNA、丙肝病毒 RNA。

第十九节　痛风及高尿酸血症

【常用临床医学诊断 ICD 编码】

1.痛风:M10.900(疾病分类与代码国家临床版 2.0),M10.900(ICD-10 疾病编码国家医保版 2.0)。

2.高尿酸血症:E79.001(疾病分类与代码国家临床版 2.0),E79.001(ICD-10 疾病编码国家医保版 2.0)。

【住院期间的检验项目】

1.必需的检验项目:血液分析、尿液分析、肝功能、肾功能、血糖、血脂全套、血尿酸、红细胞沉降率、C 反应蛋白、类风湿因子、抗链球菌 O、感染性疾病筛查(乙肝、丙肝、梅毒、艾滋病)、抗核抗体、抗中性粒细胞抗体、抗可提取性核抗原抗体谱、抗双链 DNA 抗体、免疫球蛋白 A、免疫球蛋白 G、免疫球蛋白 M。

2.根据患者病情可选择的检验项目:电解质、血黏度、抗角蛋白抗体、甲胎蛋白、抗环瓜氨酸肽抗体、HLA-B27、24 小时尿酸测定。

第二十节　系统性硬化症

【常用临床医学诊断 ICD 编码】

M34.900x001(疾病分类与代码国家临床版 2.0),M34.900x001
(ICD-10 疾病编码国家医保版 2.0)。

【住院期间的检验项目】

1.必需的检验项目:血液分析、尿液分析、粪便常规、潜血试验、肝
功能、肾功能、电解质、血糖、血脂全套、心肌损伤标志物、感染性疾病筛
查(乙肝、丙肝、梅毒、艾滋病)、免疫球蛋白 A、免疫球蛋白 G、免疫球蛋
白 M、补体成分 3、补体成分 4、红细胞沉降率、C 反应蛋白、抗核抗体、
抗可提取性核抗原抗体谱。

2.根据患者病情可选择的检验项目:抗环瓜氨酸肽抗体、类风湿因
子、抗 RNA 聚合酶Ⅲ、乙肝病毒 DNA、丙肝病毒 RNA、自身免疫性肝
炎抗体、抗磷脂抗体谱、24 小时尿蛋白定量、尿微量蛋白、血清肾素水
平、血淀粉酶、尿淀粉酶、淋巴细胞亚群分析、免疫固定电泳、甲状腺
功能。

第十章 传 染 科

第一节 初治菌阳肺结核(2016 年版)

【常用临床医学诊断 ICD 编码】

1.肺结核肺炎痰镜检(＋):A15.004(疾病分类与代码国家临床版 2.0),A15.004(ICD-10 疾病编码国家医保版 2.0)。

2.结核性肺炎痰培养(＋):A15.104(疾病分类与代码国家临床版 2.0),A15.104(ICD-10 疾病编码国家医保版 2.0)。

【住院期间的检验项目】

1.必需的检验项目:血液分析、尿液分析、感染性疾病筛查(乙肝、丙肝、梅毒、艾滋病)、肝功能、肾功能、电解质、血糖、红细胞沉降率、C 反应蛋白、痰抗酸杆菌涂片及镜检、痰分枝杆菌培养。

2.根据患者病情可选择的检验项目:抗结核药物敏感试验及菌种鉴定(痰分枝杆菌培养阳性者选做);尿妊娠试验(育龄妇女);细胞免疫功能检查(怀疑免疫异常患者);肿瘤标志物(怀疑合并肿瘤患者)。

第二节 肺结核门诊诊疗规范

【常用临床医学诊断 ICD 编码】

结核性肺炎未做细菌学和组织学培养:A16.102(疾病分类与代码国家临床版 2.0),A16.102(ICD-10 疾病编码国家医保版 2.0)。

【对可疑者应进行的检验项目】

必需的检验项目:痰抗酸杆菌涂片镜检、病原微生物培养;无法确诊者可进行结核抗原、抗体检测;痰结核杆菌定量 PCR 检查以协助诊断及鉴别诊断。

第三节　初治菌阴肺结核

【常用临床医学诊断 ICD 编码】

1.结核性肺炎痰镜检(一):A16.002(疾病分类与代码国家临床版2.0),A16.002(ICD-10 疾病编码国家医保版 2.0)。

2.结核性肺炎痰培养(一):A16.012(疾病分类与代码国家临床版2.0),A16.012(ICD-10 疾病编码国家医保版 2.0)。

【住院期间的检验项目】

1.必需的检验项目:血液分析、尿液分析、粪便常规、感染性疾病筛查(乙肝、丙肝、梅毒、艾滋病)、肝功能、肾功能、电解质、血糖、红细胞沉降率、C 反应蛋白、痰抗酸杆菌涂片及镜检、痰分枝杆菌培养。

2.根据患者病情可选择的检验项目:γ-干扰素释放试验、血清抗结核抗体检测;尿妊娠试验(育龄妇女);细胞免疫功能检查(怀疑免疫异常者);肿瘤标志物(怀疑合并肿瘤患者)。

第四节　结核性胸膜炎

【常用临床医学诊断 ICD 编码】

A16.500x004(疾病分类与代码国家临床版 2.0),A16.500x004(ICD-10 疾病编码国家医保版 2.0)。

【住院期间的检验项目】

1.必需的检验项目:血液分析、尿液分析、粪便常规、肝功能、肾功能、电解质、红细胞沉降率、血糖、C 反应蛋白、凝血功能、D-二聚体、血气分析、肿瘤标志物、感染性疾病筛查(乙肝、丙肝、梅毒、艾滋病)、病原微生物培养、胸液检查(常规、生化)、结核抗体、腺苷脱氨酶、肿瘤标志物、乳糜试验、涂片找抗酸杆菌、细胞学检查、TB-DNA 噬菌体法(血性胸液除外)。

2.根据患者病情可选择的检验项目:痰普通致病菌培养、痰找癌细胞、细胞免疫指标、风湿性疾病检查。

第五节 复治肺结核(2016 年版)

【常用临床医学诊断 ICD 编码】

1.继发性肺结核涂片(＋)培养(＋):A15.000x028(疾病分类与代码国家临床版 2.0),A15.000x028(ICD-10 疾病编码国家医保版 2.0)。

2.继发性肺结核涂片(－)培养(＋):A15.000x029(疾病分类与代码国家临床版 2.0),A15.000x029(ICD-10 疾病编码国家医保版 2.0)。

【住院期间的检验项目】

1.必需的检验项目:血液分析、尿液分析、粪便常规、感染性疾病筛查(乙肝、丙肝、梅毒、艾滋病)、肝功能、肾功能、电解质、血糖、红细胞沉降率、C 反应蛋白、痰抗酸杆菌涂片及镜检、痰分枝杆菌培养和菌种鉴定(培养阳性者进行药物敏感试验)。

2.根据患者病情可选择的检验项目:耐药结核病检查;尿妊娠试验(育龄妇女);细胞免疫功能检查(怀疑免疫异常患者);肿瘤标志物(怀疑合并肿瘤患者)。

第六节 耐多药肺结核 (2016 年版)

【常用临床医学诊断 ICD 编码】

A15.000x016(疾病分类与代码国家临床版 2.0),A15.000x016(ICD-10 疾病编码国家医保版 2.0)。

【住院期间的检验项目】

1.必需的检验项目:血液分析、尿液分析、感染性疾病筛查(乙肝、丙肝、梅毒、艾滋病)、肝功能、肾功能、电解质、血糖、红细胞沉降率、C 反应蛋白、痰抗酸杆菌涂片及镜检、痰分枝杆菌培养。

2.根据患者病情可选择的检验项目:抗结核药物敏感试验(怀疑耐药谱发生改变);肿瘤标志物(怀疑合并肿瘤患者)。

第七节 流行性感冒

【常用临床医学诊断 ICD 编码】

J11.101(疾病分类与代码国家临床版 2.0),J11.100x001(ICD-10 疾病编码国家医保版 2.0)。

【住院期间的检验项目】

1.必需的检验项目:血液分析、尿液分析、粪便常规、电解质、肝功能、肾功能、心肌损伤标志物、流感病毒抗原检查。

2.根据患者病情可选择的检验项目:N-端脑利钠肽前体、血培养、血气分析。

第八节 流行性腮腺炎

【常用临床医学诊断 ICD 编码】

B26.900(疾病分类与代码国家临床版 2.0),B26.900x001(ICD-10 疾病编码国家医保版 2.0)。

【住院期间的检验项目】

1.必需的检验项目:血液分析、尿液分析、粪便常规、血淀粉酶、尿淀粉酶、血脂肪酶、肝功能、肾功能、心肌损伤标志物。

2.根据患者病情可选择的检验项目:脑脊液检查(常规、生化)、涂片、培养及药敏试验。

第九节 甲 型 肝 炎

【常用临床医学诊断 ICD 编码】

B15.901(疾病分类与代码国家临床版 2.0),B15.901(ICD-10 疾病编码国家医保版 2.0)。

【住院期间的检验项目】

1.必需的检验项目:血液分析、尿液分析、粪便常规、潜血试验、肝

功能、肾功能、电解质、凝血功能、甲肝抗体、感染性疾病筛查（乙肝、丙肝、梅毒、艾滋病）、戊肝抗体、抗 EBV 抗体、抗 CMV 抗体。

2.根据患者病情可选择的检验项目：血脂全套、抗可提取性核抗原抗体谱、抗核抗体谱等。

第十节　急性乙型肝炎

【常用临床医学诊断 ICD 编码】

B16.900（疾病分类与代码国家临床版 2.0），B16.900（ICD-10 疾病编码国家医保版 2.0）。

【住院期间的检验项目】

1.必需的检验项目：血液分析、尿液分析、粪便常规、潜血试验、肝功能、肾功能、电解质、凝血功能、乙肝病毒 DNA 检测、甲肝抗体、感染性疾病筛查（乙肝、丙肝、梅毒、艾滋病）、戊肝抗体、抗巨细胞病毒抗体。

2.根据患者病情可选择的检验项目：丁肝抗体、血脂全套、抗可提取性核抗原抗体谱、抗核抗体谱、抗双链 DNA 抗体、抗中性粒细胞胞质抗体等。

第十一节　慢性乙型肝炎

【常用临床医学诊断 ICD 编码】

B18.107（疾病分类与代码国家临床版 2.0），B18.107（ICD-10 疾病编码国家医保版 2.0）。

【住院期间的检验项目】

1.必需的检验项目：血液分析、尿液分析、粪便常规、潜血试验、肝功能、肾功能、电解质、凝血功能、血糖、血脂全套、免疫球蛋白 G、免疫球蛋白 A、免疫球蛋白 M、感染性疾病筛查（乙肝、丙肝、梅毒、艾滋病）。

2.根据患者病情可选择的检验项目：抗 CMV 抗体、抗 EBV 抗体、血氨、血型、乙肝病毒 DNA 检测、抗可提取性核抗原抗体谱、抗核抗体谱、抗双链 DNA 抗体、抗中性粒细胞胞质抗体、甲状腺功能。

第十二节　乙型肝炎肝硬化代偿期

【常用临床医学诊断 ICD 编码】

K74.602(疾病分类与代码国家临床版 2.0),K74.602(ICD-10 疾病编码国家医保版 2.0)。

【住院期间的检验项目】

1.必需的检验项目:血液分析、尿液分析、粪便常规、潜血试验、肝功能、肾功能、胆碱酯酶、电解质、血糖、血脂全套、凝血功能、血氨、甲胎蛋白、癌胚抗原、糖类抗原 19-9、肝纤维化 4 项(Ⅲ型前胶原蛋白、Ⅳ型胶原蛋白、层粘连蛋白、透明质酸酶)、乙肝定量、乙肝病毒 DNA 检测、丙肝抗体。

2.根据患者病情可选择的检验项目:铜蓝蛋白、感染性疾病筛查(乙肝、丙肝、梅毒、艾滋病)、自身免疫性肝病检查、甲状腺功能。

第十三节　急性丙型肝炎

【常用临床医学诊断 ICD 编码】

B17.100(疾病分类与代码国家临床版 2.0),B17.100(ICD-10 疾病编码国家医保版 2.0)。

【住院期间的检验项目】

1.必需的检验项目:血液分析、尿液分析、粪便常规、潜血试验、肝功能、肾功能、电解质、凝血功能、丙肝病毒 RNA 检测、HCV 基因分型、丁肝抗体、戊肝抗体、感染性疾病筛查(乙肝、丙肝、梅毒、艾滋病)、抗 EBV 抗体、抗 CMV 抗体。

2.根据患者病情可选择的检验项目:自身免疫性肝病检查。

第十四节　慢性丙型肝炎

【常用临床医学诊断 ICD 编码】

B18.200(疾病分类与代码国家临床版 2.0),B18.200(ICD-10 疾病

编码国家医保版 2.0)。

【住院期间的检验项目】

1.必需的检验项目:血液分析、尿液分析、粪便常规、潜血试验、丙肝病毒 RNA 检测、感染性疾病筛查(乙肝、丙肝、梅毒、艾滋病)、丙肝病毒基因分型、肝功能、肾功能、血糖、凝血功能、甲状腺功能、抗核抗体谱、甲胎蛋白。

2.根据患者病情可选择的检验项目:宿主 *IL-28* 基因多态性分型。

第十五节　戊型病毒性肝炎

【常用临床医学诊断 ICD 编码】

B17.200(疾病分类与代码国家临床版 2.0),B17.200(ICD-10 疾病编码国家医保版 2.0)。

【住院期间的检验项目】

1.必需的检验项目:血液分析、尿液分析、粪便常规、潜血试验、肝功能、肾功能、电解质、血糖、凝血功能、甲胎蛋白、戊肝抗体。

2.根据患者病情可选择的检验项目:血氨、补体成分 3、补体成分 4。

第十六节　艾滋病合并肺孢子菌肺炎

【常用临床医学诊断 ICD 编码】

B20.600x001(疾病分类与代码国家临床版 2.0),B20.600x001(ICD-10 疾病编码国家医保版 2.0)。

【住院期间的检验项目】

1.必需的检验项目:血液分析、尿液分析、粪便常规、肝功能、肾功能、电解质、血糖、血气分析;血乳酸脱氢酶、心肌损伤标志物、C 反应蛋白、抗巨细胞病毒抗体、感染性疾病筛查(乙肝、丙肝、梅毒、艾滋病)、T淋巴细胞亚群分析、病原体检查(痰、支气管肺泡灌洗液等查肺孢子菌)。

2.根据患者病情可选择的检验项目:血培养、病原微生物培养。

第十七节　艾滋病合并活动性结核病

【常用临床医学诊断 ICD 编码】

1. 人类免疫缺陷病者性结核菌感染:B20.001(疾病分类与代码国家临床版 2.0),B20.001(ICD-10 疾病编码国家医保版 2.0)。

2. 人类免疫缺陷病者性颈淋巴结结核:B20.002(疾病分类与代码国家临床版 2.0),B20.002(ICD-10 疾病编码国家医保版 2.0)。

3. 人类免疫缺陷病者性肺结核:B20.003(疾病分类与代码国家临床版 2.0),B20.003(ICD-10 疾病编码国家医保版 2.0)。

4. 人类免疫缺陷病者性结核性胸膜炎:B20.004(疾病分类与代码国家临床版 2.0),B20.004(ICD-10 疾病编码国家医保版 2.0)。

5. 人类免疫缺陷病者性肠结核:B20.005(疾病分类与代码国家临床版 2.0),B20.005(ICD-10 疾病编码国家医保版 2.0)。

6. 人类免疫缺陷病者性结核性腹膜炎:B20.006(疾病分类与代码国家临床版 2.0),B20.006(ICD-10 疾病编码国家医保版 2.0)。

【住院期间的检验项目】

1. 必需的检验项目:血液分析、尿液分析、粪便常规、肝功能、肾功能、电解质、感染性疾病筛查(乙肝、丙肝、梅毒、艾滋病)、痰病原学检查:结核杆菌培养或涂片找抗酸杆菌。

2. 根据患者病情可选择的检验项目:血气分析。

第十八节　艾滋病合并巨细胞病毒视网膜炎

【常用临床医学诊断 ICD 编码】

1. 艾滋病:B24.x01(疾病分类与代码国家临床版 2.0),B24.x01(ICD-10 疾病编码国家医保版 2.0)。

2. 巨细胞病毒视网膜炎:B25.802＋H32.0＊(疾病分类与代码国家临床版 2.0),B25.802＋H32.0＊(ICD-10 疾病编码国家医保版 2.0)。

【住院期间的检验项目】

必需的检验项目:血液分析、尿液分析、粪便常规、肝功能、肾功能、电解质、病原学检查(抗巨细胞病毒抗体、巨细胞病毒 DNA 检测)。

第十九节　艾滋病合并马尼菲青霉菌病

【常用临床医学诊断 ICD 编码】

1.马尼菲青霉菌感染:B48.401(疾病分类与代码国家临床版 2.0),B48.401(ICD-10 疾病编码国家医保版 2.0)。

2.艾滋病:B24.x01(疾病分类与代码国家临床版 2.0),B24.x01(ICD-10 疾病编码国家医保版 2.0)。

【住院期间的检验项目】

1.必需的检验项目:血液分析、尿液分析、粪便常规、肝功能、肾功能、电解质。

2.有条件可直接镜检取皮损刮取物、骨髓和淋巴结抽吸物,行血培养。

第二十节　艾滋病合并细菌性肺炎

【常用临床医学诊断 ICD 编码】

1.细菌性肺炎:J15.900(疾病分类与代码国家临床版 2.0),J15.900(ICD-10 疾病编码国家医保版 2.0)。

2.艾滋病:B24.x01(疾病分类与代码国家临床版 2.0),B24.x01(ICD-10 疾病编码国家医保版 2.0)。

【住院期间的检验项目】

1.必需的检验项目:血液分析、尿液分析、粪便常规、肝功能、肾功能、电解质、红细胞沉降率、C 反应蛋白、结核菌素实验、T 淋巴细胞亚群分析、痰涂片行抗酸染色、病原微生物培养、血培养。

2.根据患者病情可选择的检验项目:血气分析、痰涂片找肺孢子菌、D-二聚体、感染性疾病筛查(乙肝、丙肝、梅毒、艾滋病)。

第二十一节　艾滋病合并新型隐球菌脑膜炎

【常用临床医学诊断 ICD 编码】

1.新型隐球菌脑膜炎：B45.100x002＋G02.1＊(疾病分类与代码国家临床版 2.0),B45.100x002＋G02.1＊(ICD-10 疾病编码国家医保版 2.0)。

2.艾滋病：B24.x01(疾病分类与代码国家临床版 2.0),B24.x01(ICD-10 疾病编码国家医保版 2.0)。

【住院期间的检验项目】

1.必需的检验项目：血液分析、尿液分析、粪便常规、肝功能、肾功能、电解质、红细胞沉降率、脑脊液检查(生化、常规)、抗酸染色。

2.根据患者病情可选择的检验项目：脑脊液细菌及真菌培养、血培养、隐球菌抗原。

第二十二节　伤　　寒

【常用临床医学诊断 ICD 编码】

A01.000(疾病分类与代码国家临床版 2.0),A01.000(ICD-10 疾病编码国家医保版 2.0)。

【住院期间的检验项目】

1.必需的检验项目：血液分析、肝功能、肾功能、电解质、血糖、血培养、病原微生物培养、肥达反应。

2.根据患者病情可选择的检验项目：心肌损伤标志物。

第二十三节　成人急性细菌性痢疾

【常用临床医学诊断 ICD 编码】

急性细菌性痢疾：A03.901(疾病分类与代码国家临床版 2.0),A03.901(ICD-10 疾病编码国家医保版 2.0)。

【住院期间的检验项目】

1.必需的检验项目：血液分析、尿液分析、粪便常规、肝功能、肾功能、电解质、血糖。

2.根据患者病情可选择的检验项目:凝血功能、病原微生物培养。

第二十四节　晚期血吸虫病巨脾型

【常用临床医学诊断 ICD 编码】

B65.800(疾病分类与代码国家临床版 2.0),B65.800(ICD-10 疾病编码国家医保版 2.0)。

【住院期间的检验项目】

1.必需的检验项目:血液分析、尿液分析、粪便常规、潜血试验、血吸虫免疫学检查、肝功能、肾功能、电解质、血糖、血氨、甲胎蛋白、血型、凝血功能、感染性疾病筛查(乙肝、丙肝、梅毒、艾滋病)。

2.根据患者病情可选择的检验项目:血气分析、骨髓细胞学检查。

第二十五节　晚期血吸虫病腹水型

【常用临床医学诊断 ICD 编码】

B65.800(疾病分类与代码国家临床版 2.0),B65.800(ICD-10 疾病编码国家医保版 2.0)。

【住院期间的检验项目】

1.必需的检验项目:血液分析、尿液分析、粪便常规、潜血试验、血吸虫免疫学检查、肝功能、肾功能、电解质、血糖、血氨、血型、凝血功能、感染性疾病筛查(乙肝、丙肝、梅毒、艾滋病)、肿瘤标志物。

2.根据患者病情可选择的检验项目:腹水常规及生化、细胞学检查、病原微生物培养。

第二十六节 布鲁氏菌病

【常用临床医学诊断 ICD 编码】

A23.900(疾病分类与代码国家临床版 2.0),A23.900 * 006(ICD-10 疾病编码国家医保版 2.0)。

【住院期间的检验项目】

1.必需的检验项目:血液分析、尿液分析、粪便常规、肝功能、肾功能、电解质、血糖、血培养。

2.根据患者病情可选择的检验项目:胸腹水检查(常规、生化)、细胞学检查、心肌损伤标志物(出现心脏受累,如心内膜炎、心肌炎、心包炎、感染性室壁瘤等表现时)、脑脊液检查(常规、生化)、细胞学检查(出现神经系统受累时)、骨髓穿刺涂片(血液系统受累时)、病原微生物培养、凝血功能、24 小时尿蛋白定量。

第二十七节 败 血 症

【常用临床医学诊断 ICD 编码】

A41.900(疾病分类与代码国家临床版 2.0),A41.900(ICD-10 疾病编码国家医保版 2.0)。

【住院期间的检验项目】

1.必需的检验项目:血液分析、尿液分析、粪便常规、血培养、病原微生物培养、C 反应蛋白、降钙素原、肝功能、肾功能、感染性疾病筛查(乙肝、丙肝、梅毒、艾滋病)。

2.根据患者病情可选择的检验项目:鲎试验、G 试验或 GM 试验、血气分析、凝血功能。

第二十八节　败血症(成人非粒细胞缺乏患者)

【常用临床医学诊断 ICD 编码】

A41.900(疾病分类与代码国家临床版 2.0),A41.900(ICD-10 疾病编码国家医保版 2.0)。

【住院期间的检验项目】

1.必需的检验项目:血液分析、尿液分析、肝功能、肾功能、血气分析、凝血功能、C 反应蛋白、降钙素原、G 试或 GM 试验。

2.根据患者病情可选择的检验项目:血培养、病原微生物培养、腹水检查(常规、生化)、涂片、培养及药敏试验;腹泻患者加查粪便常规、潜血试验、脑脊液检查(常规、生化)、涂片、培养及药敏试验。

第二十九节　神 经 梅 毒

【常用临床医学诊断 ICD 编码】

A52.300(疾病分类与代码国家临床版 2.0),A52.300(ICD-10 疾病编码国家医保版 2.0)。

【住院期间的检验项目】

1.必需的检验项目:血液分析、肝功能、肾功能、电解质、凝血功能、感染性疾病筛查(乙肝、丙肝、梅毒、艾滋病)、脑脊液检查(常规、生化)。

2.根据患者病情可选择的检验项目:心肌损伤标志物。

第十一章 职业病与中毒

第一节 职业性急性有机磷杀虫剂中毒

【常用临床医学诊断 ICD 编码】

1. 有机磷中毒迟发性神经病:G62.201(疾病分类与代码国家临床版 2.0),G62.201(ICD-10 疾病编码国家医保版 2.0)。

2. 有机磷酸盐和氨基甲酸酯杀虫剂的毒性效应:T60.000(疾病分类与代码国家临床版 2.0),T60.000(ICD-10 疾病编码国家医保版 2.0)。

3. 有机磷中毒:T60.001(疾病分类与代码国家临床版 2.0),T60.001(ICD-10 疾病编码国家医保版 2.0)。

【住院期间的检验项目】

1. 必需的检验项目:血液分析、尿液分析、粪便常规、潜血试验、肝功能、肾功能、心肌损伤标志物、电解质、凝血功能、胆碱酯酶检查。

2. 根据患者病情可选择的检验项目:生物样品中血、尿、呕吐物有机磷毒检。

第二节 职业性急性甲醇中毒

【常用临床医学诊断 ICD 编码】

1. 甲醇的毒性效应:T51.100(疾病分类与代码国家临床版 2.0),T51.100(ICD-10 疾病编码国家医保版 2.0)。

2. 甲醇中毒:T51.100x001(疾病分类与代码国家临床版 2.0),T51.100(ICD-10 疾病编码国家医保版 2.0)。

【住院期间的检验项目】

1. 必需的检验项目:血液分析、血型、尿液分析、粪便常规、潜血试验、甲醇浓度、肝功能、肾功能、血糖、电解质、心肌损伤标志物、C 反应蛋白、血气分析、凝血功能、感染性疾病筛查（乙肝、丙肝、梅毒、艾滋病等）。

2. 根据患者病情可选择的检验项目：乙醇浓度、D-二聚体、血脂全套、血尿淀粉酶。

第三节　急性一氧化碳中毒

【常用临床医学诊断 ICD 编码】

1. 一氧化碳中毒性脑病：G92. x01（疾病分类与代码国家临床版 2.0），G92. x01（ICD-10 疾病编码国家医保版 2.0）。

2. 一氧化碳中毒迟发性脑病：G92. x02（疾病分类与代码国家临床版 2.0），G92. x02（ICD-10 疾病编码国家医保版 2.0）。

3. 一氧化碳中毒：T58. x00x001（疾病分类与代码国家临床版 2.0），T58. x00（ICD-10 疾病编码国家医保版 2.0）。

4. 一氧化碳的毒性效应：T58. x00（疾病分类与代码国家临床版 2.0），T58. x00（ICD-10 疾病编码国家医保版 2.0）。

5. 一氧化碳中毒所致精神障碍：F06.800x024（疾病分类与代码国家临床版 2.0），F06.800x024（ICD-10 疾病编码国家医保版 2.0）。

6. 一氧化碳中毒致人格和行为障碍：F07.800x001（疾病分类与代码国家临床版 2.0），F07.800x001（ICD-10 疾病编码国家医保版 2.0）。

【住院期间的检验项目】

必需的检验项目：血碳氧血红蛋白含量、血液分析、红细胞沉降率、尿液分析、粪便常规、潜血试验、肝功能、肾功能、心肌损伤标志物、电解质、血糖、感染性疾病筛查（乙肝、丙肝、梅毒、艾滋病等）。

第四节　急性硫化氢中毒

【常用临床医学诊断 ICD 编码】

1. 硫化氢的毒性效应：T59.600（疾病分类与代码国家临床版 2.0），T59.600（ICD-10 疾病编码国家医保版 2.0）。

2.硫化氢中毒:T59.601(疾病分类与代码国家临床版2.0),
T59.601(ICD-10疾病编码国家医保版2.0)。

【住院期间的检验项目】

1.必需的检验项目:血液分析、红细胞沉降率、尿液分析、粪便常规、潜血试验、肝功能、肾功能、心肌损伤标志物、电解质、血糖、感染性疾病筛查(乙肝、丙肝、梅毒、艾滋病等)。

2.根据患者病情可选择的检验项目:血气分析。

第五节　急性氯气中毒

【常用临床医学诊断 ICD 编码】

1.氯气的毒性效应:T59.400(疾病分类与代码国家临床版2.0),
T59.400(ICD-10疾病编码国家医保版2.0)。

2.氯气中毒:T59.401(疾病分类与代码国家临床版2.0),T59.401
(ICD-10疾病编码国家医保版2.0)。

【住院期间的检验项目】

必需的检验项目:血液分析、尿液分析、粪便常规、肝功能、肾功能、心肌损伤标志物、血糖、电解质、红细胞沉降率、C反应蛋白、凝血功能、感染性疾病筛查(乙肝、丙肝、梅毒、艾滋病等)。

第六节　职业性尘肺病合并社区获得性肺炎

【常用临床医学诊断 ICD 编码】

1.煤硅肺病:J60.x01(疾病分类与代码国家临床版2.0),J60.x01
(ICD-10疾病编码国家医保版2.0)。

2.煤工尘肺:J60.x00x001(疾病分类与代码国家临床版2.0),
J60.x00x002(ICD-10疾病编码国家医保版2.0)。

3.石墨尘肺:J63.301(疾病分类与代码国家临床版2.0),J63.301
(ICD-10疾病编码国家医保版2.0)。

4.炭黑尘肺:J63.803(疾病分类与代码国家临床版2.0),J63.803
(ICD-10疾病编码国家医保版2.0)。

5.石棉肺：J61.x01(疾病分类与代码国家临床版 2.0)，J61.x01
(ICD-10 疾病编码国家医保版 2.0)。

6.滑石粉尘肺：J62.001(疾病分类与代码国家临床版 2.0)，J62.001
(ICD-10 疾病编码国家医保版 2.0)。

7.水泥尘肺：J63.802(疾病分类与代码国家临床版 2.0)，J63.802
(ICD-10 疾病编码国家医保版 2.0)。

8.云母尘肺：J63.800x005(疾病分类与代码国家临床版 2.0)，
J63.800x005(ICD-10 疾病编码国家医保版 2.0)。

9.陶工尘肺：J62.801(疾病分类与代码国家临床版 2.0)，J62.801
(ICD-10 疾病编码国家医保版 2.0)。

10.铝尘肺：J63.001(疾病分类与代码国家临床版 2.0)，J63.001
(ICD-10 疾病编码国家医保版 2.0)。

11.电焊工尘肺：J63.800x003(疾病分类与代码国家临床版 2.0)，
J63.800x003(ICD-10 疾病编码国家医保版 2.0)。

12.铸工尘肺：J63.800x001(疾病分类与代码国家临床版 2.0)，
13.J63.800x001(ICD-10 疾病编码国家医保版 2.0)。

13.社区获得性肺炎,非重症：J15.902(疾病分类与代码国家临床
版 2.0)，J15.902(ICD-10 疾病编码国家医保版 2.0)。

14.社区获得性肺炎,重症：J15.903(疾病分类与代码国家临床
版 2.0)，J15.903(ICD-10 疾病编码国家医保版 2.0)。

【住院期间的检验项目】

1.必需的检验项目：血液分析、尿液分析、粪便常规、肝功能、肾功
能、电解质、血气分析、凝血功能、D-二聚体、红细胞沉降率、C 反应蛋
白、肿瘤标志物、心肌损伤标志物、N-端脑利钠肽前体、感染性疾病筛查
(乙肝、丙肝、梅毒、艾滋病等)、呼吸道分泌物或血病原学检查及药敏试
验(在医院实验室条件允许且患者可配合的情况下)。

2.根据患者病情可选择的检验项目：T 淋巴细胞亚群分析、自身免
疫相关指标。

第七节 职业性慢性铅中毒

【常用临床医学诊断 ICD 编码】

1.铅中毒:T56.001(疾病分类与代码国家临床版 2.0),T56.001
(ICD-10 疾病编码国家医保版 2.0)。

2.铅中毒史:Z91.800x001(疾病分类与代码国家临床版 2.0),
Z91.800x001(ICD-10 疾病编码国家医保版 2.0)。

【住院期间的检验项目】

1.必需的检验项目:血液分析、尿液分析、粪便常规、红细胞沉降
率、肝功能、肾功能、血糖、电解质、C 反应蛋白、血铅、尿铅、网织红细胞
计数、贫血 3 项、叶酸、维生素 B_{12}、感染性疾病筛查(乙肝、丙肝、梅毒、
艾滋病等)。

2.根据患者病情可选择的检验项目:D-二聚体、肿瘤标志物、红细
胞锌原卟啉或尿氨基-酮戊酸等。

第八节 职业性慢性轻度汞中毒

【常用临床医学诊断 ICD 编码】

1.汞中毒:T56.101(疾病分类与代码国家临床版 2.0),T56.101
(ICD-10 疾病编码国家医保版 2.0)。

2.汞中毒性肾病:N14.301(疾病分类与代码国家临床版 2.0),
N14.301(ICD-10 疾病编码国家医保版 2.0)。

【住院期间的检验项目】

1.必需的检验项目:血液分析、尿液分析、粪便常规、潜血试验、肝
功能、肾功能、心肌损伤标志物、电解质、血脂全套、血糖、血尿酸、感染
性疾病筛查(乙肝、丙肝、梅毒、艾滋病)、尿 β_2-MG、尿 RBP、尿 α_1-MG、
一次性尿汞(采用点采样标本,尿汞需用尿肌酐校正。对尿肌酐浓度<
0.3g/L 或>3.0g/L 的尿液建议重新留尿检测)、24 小时尿汞总量(驱
汞试验及驱动治疗时,需进行 24 小时尿汞总量测定)。

2.根据患者病情可选择的检验项目:尿 N-乙酰-β-D-氨基葡萄糖苷

酶、甲状腺功能。

第九节　职业性慢性轻度镉中毒

【常用临床医学诊断 ICD 编码】

1.汞中毒：T56.101（疾病分类与代码国家临床版 2.0），T56.101（ICD-10 疾病编码国家医保版 2.0）。

2.汞中毒性肾病：N14.301（疾病分类与代码国家临床版 2.0），N14.301（ICD-10 疾病编码国家医保版 2.0）。

【住院期间的检验项目】

1.必需的检验项目：血液分析、尿液分析、粪便常规、潜血试验、肝功能、肾功能、血清电解质、血糖、血尿酸、血脂全套、感染性疾病筛查（乙肝、丙肝、梅毒、艾滋病）；尿镉（尿肌酐浓度＜0.3g/L 或＞3.0g/L 的尿液建议重新留尿检测）；尿 β_2-MG、尿 RBP、尿 α_1-MG（尿肌酐浓度 ＜0.3g/L 或＞3.0g/L 的尿液建议重新留尿检测）；血清 β_2-MG（尿 β_2-MG≥9.6μmol/mol 者加做）。

2.根据患者病情可选择的检验项目：尿 N-乙酰-β-D-氨基葡萄糖苷酶、尿 α_1-MG、24 小时尿蛋白定量、尿蛋白电泳、尿微量白蛋白、内生肌酐清除率、骨密度测定、尿钙。

第十节　职业性慢性正己烷中毒

【常用临床医学诊断 ICD 编码】

T52.800x004（疾病分类与代码国家临床版 2.0），T52.800x004（ICD-10 疾病编码国家医保版 2.0）。

【住院期间的检验项目】

1.必需的检验项目：血液分析、尿液分析、粪便常规、潜血试验、肝功能、肾功能、心肌损伤标志物、电解质、血脂全套、血糖、血清维生素 B_{12}、红细胞沉降率、甲状腺功能、血脂全套、感染性疾病筛查（乙肝、丙肝、梅毒、艾滋病）、尿 2,5-己二酮。

2.根据患者病情可选择的检验项目：肿瘤标志物、血气分析。

第十一节 职业性急性光气中毒

【常用临床医学诊断 ICD 编码】

T59.800x007(疾病分类与代码国家临床版 2.0),T59.800x007(ICD-10 疾病编码国家医保版 2.0)。

【住院期间的检验项目】

1.必需的检验项目:血液分析、尿液分析、粪便常规、肝功能、肾功能、心肌损伤标志物、电解质、凝血功能、血糖、血气分析。

2.根据患者病情可选择的检验项目:D-二聚体、红细胞沉降率、C反应蛋白、感染性疾病筛查(乙肝、丙肝、梅毒、艾滋病)。

第二篇　外　科

第十二章　神　经　外　科

第一节　头　皮　肿　瘤

【常用临床医学诊断 ICD 编码】

1. 头皮原位癌:D04.400x001(疾病分类与代码国家临床版 2.0),
D04.400x001(ICD-10 疾病编码国家医保版 2.0)。

2. 头皮良性肿瘤:D23.400x003(疾病分类与代码国家临床版 2.0),
D23.400x003(ICD-10 疾病编码国家医保版 2.0)。

3. 头皮交界性肿瘤:D48.500x008(疾病分类与代码国家临床版 2.0),
D48.500x008(ICD-10 疾病编码国家医保版 2.0)。

4. 头皮恶性肿瘤:C44.400x004(疾病分类与代码国家临床版 2.0),
C44.400x004(ICD-10 疾病编码国家医保版 2.0)。

【术前的检验项目】

必需的检验项目:血液分析、血型、尿液分析、凝血功能、血小板检
查、肝功能、肾功能、电解质、血糖、感染性疾病筛查(乙肝、丙肝、梅毒、
艾滋病)。

【术后住院恢复期的检验项目】

必须复查的检验项目:血液分析、尿液分析、肝功能、肾功能、电解质。

第二节　颅骨凹陷性骨折

【常用临床医学诊断 ICD 编码】

S02.902(疾病分类与代码国家临床版 2.0),S02.902(ICD-10 疾病
编码国家医保版 2.0)。

【术前的检验项目】

必需的检验项目:血液分析、尿液分析、血型、凝血功能、肝功能、肾

功能、电解质、血糖、感染性疾病筛查(乙肝、丙肝、梅毒、艾滋病)。

【术后住院恢复期的检验项目】

必须复查的检验项目:血液分析、尿液分析、肝功能、肾功能、电解质。

第三节 颅骨良性肿瘤

【常用临床医学诊断 ICD 编码】

D16.400x018(疾病分类与代码国家临床版 2.0),D16.400x018(ICD-10 疾病编码国家医保版 2.0)。

【术前的检验项目】

必需的检验项目:血液分析、血型、尿液分析、凝血功能、肝功能、肾功能、电解质、血糖、感染性疾病筛查(乙肝、丙肝、梅毒、艾滋病)。

【术后住院恢复期的检验项目】

必须复查的检验项目:血液分析、尿液分析、肝功能、肾功能、电解质。

第四节 创伤性闭合性硬膜外血肿

【常用临床医学诊断 ICD 编码】

S06.401(疾病分类与代码国家临床版 2.0),S06.401(ICD-10 疾病编码国家医保版 2.0)。

【术前的检验项目】

必需的检验项目:血液分析、尿液分析、血型、凝血功能、肝功能、肾功能、电解质、血糖、感染性疾病筛查(乙肝、丙肝、梅毒、艾滋病)。

【术后住院恢复期的检验项目】

必须复查的检验项目:血液分析、尿液分析、肝功能、肾功能、电解质。

第五节 创伤性急性硬脑膜下血肿

【常用临床医学诊断 ICD 编码】

S06.500x004(疾病分类与代码国家临床版 2.0），S06.500x004（ICD-10 疾病编码国家医保版 2.0)。

【术前的检验项目】

必需的检验项目:血液分析、尿液分析、血型、凝血功能、肝功能、肾功能、电解质、血糖、感染性疾病筛查（乙肝、丙肝、梅毒、艾滋病）。

【术后住院恢复期的检验项目】

必须复查的检验项目:血液分析、尿液分析、肝功能、肾功能、电解质。

第六节 慢性硬脑膜下血肿

【常用临床医学诊断 ICD 编码】

I62.003(疾病分类与代码国家临床版 2.0），I62.003(ICD-10 疾病编码国家医保版 2.0)。

【术前的检验项目】

必需的检验项目:血液分析、尿液分析、血型、凝血功能、血小板检查、肝功能、肾功能、电解质、血糖、感染性疾病筛查（乙肝、丙肝、梅毒、艾滋病)。

第七节 慢性硬膜下血肿置管引流

【常用临床医学诊断 ICD 编码】

慢性硬脑膜下血肿:I62.003(疾病分类与代码国家临床版 2.0），I62.003(ICD-10 疾病编码国家医保版 2.0)。

【术前的检验项目】

必需的检验项目:血液分析、尿液分析、血型、凝血功能、血小板检查、肝功能、肾功能、电解质、血糖、感染性疾病筛查(乙肝、丙肝、梅毒、艾滋病)。

第八节 大脑凸面脑膜瘤

【常用临床医学诊断 ICD 编码】

D32.000x032(疾病分类与代码国家临床版 2.0),D32.000x032(ICD-10 疾病编码国家医保版 2.0)。

【术前的检验项目】

必需的检验项目:血液分析、尿液分析、血型、凝血功能、肝功能、肾功能、电解质、感染性疾病筛查(乙肝、丙肝、梅毒、艾滋病)。

【术后住院恢复期的检验项目】

必须复查的检验项目:血液分析、肝功能、肾功能、电解质。

第九节 大脑半球胶质瘤

【常用临床医学诊断 ICD 编码】

C71.000(疾病分类与代码国家临床版 2.0),C71.000(ICD-10 疾病编码国家医保版 2.0)。

【术前的检验项目】

必需的检验项目:血液分析、尿液分析、血型、凝血功能、肝功能、肾功能、电解质、血糖、感染性疾病筛查(乙肝、丙肝、梅毒、艾滋病)。

【术后住院恢复期的检验项目】

必须复查的检验项目:血液分析、肝功能、肾功能、电解质。

第十节 垂 体 腺 瘤

【常用临床医学诊断 ICD 编码】

D44.301(疾病分类与代码国家临床版 2.0),D44.301(ICD-10 疾病编码国家医保版 2.0)。

【术前的检验项目】

必需的检验项目:血液分析、尿液分析、血型、肝功能、肾功能、电解质、血糖、感染性疾病筛查(乙肝、丙肝、梅毒、艾滋病)、凝血功能;内分泌检查(可于住院前完成),包括性激素 6 项、生长激素、类胰岛素生长因子 1(肢端肥大症者)、甲状腺功能检查(T_3、T_4、TSH、fT_3、fT_4)、血清皮质醇(0 点、上午 8 点、下午 5 点)。

【术后住院恢复期的检验项目】

必须复查的检验项目:根据垂体腺瘤类型复查相关激素水平。

第十一节 垂体腺瘤经鼻蝶窦入路切除

【常用临床医学诊断 ICD 编码】

垂体腺瘤:D44.301(疾病分类与代码国家临床版 2.0),D44.301(ICD-10 疾病编码国家医保版 2.0)。

【术前的检验项目】

必需的检验项目:血液分析、血型、尿液分析、肝功能、肾功能、电解质、血糖、感染性疾病筛查(乙肝、丙肝、梅毒、艾滋病)、凝血功能;内分泌检查(可于住院前完成),包括性激素 6 项、生长激素、葡萄糖抑制实验、类胰岛素生长因子 1(其中生长激素、葡萄糖抑制实验限于肢端肥大症者)、甲状腺功能检查(T_3、T_4、TSH、fT_3、fT_4)、血清皮质醇(0 点、上午 8 点、下午 5 点)。

【术后住院恢复期的检验项目】

根据垂体腺瘤类型复查相关激素水平和电解质。

第十二节 颅 底 肿 瘤

【常用临床医学诊断 ICD 编码】

C71.900x006(疾病分类与代码国家临床版 2.0),D33.202(ICD-10 疾病编码国家医保版 2.0)。

【术前的检验项目】

1.必需的检验项目:血液分析、尿液分析、肝功能、肾功能、电解质、血糖、凝血功能、血型、感染性疾病筛查（乙肝、丙肝、梅毒、艾滋病）；对鞍区肿瘤，行内分泌功能检查，包括甲状腺功能检查（T_3、T_4、fT_3、fT_4、TSH）、性激素 6 项、生长激素、血清皮质醇。

2.可选择的检验项目：血气分析。

【术后住院恢复期的检验项目】

必须复查的检验项目：对鞍区肿瘤，复查内分泌功能。

第十三节　颅前窝底脑膜瘤

【常用临床医学诊断 ICD 编码】

D32.013(疾病分类与代码国家临床版 2.0)，D32.013(ICD-10 疾病编码国家医保版 2.0)。

【术前的检验项目】

必需的检验项目：血液分析、尿液分析、凝血功能、血型、肝功能、肾功能、电解质、血糖、感染性疾病筛查（乙肝、丙肝、梅毒、艾滋病）。

【术后住院恢复期的检验项目】

必须复查的检验项目：血液分析、肝功能、肾功能、电解质。

第十四节　颅后窝脑膜瘤

【常用临床医学诊断 ICD 编码】

D32.012(疾病分类与代码国家临床版 2.0)，D32.012(ICD-10 疾病编码国家医保版 2.0)。

【术前的检验项目】

必需的检验项目：血液分析、尿液分析、血型、凝血功能、肝功能、肾功能、电解质、血糖、感染性疾病筛查（乙肝、丙肝、梅毒、艾滋病）。

第十五节　脊　索　瘤

【常用临床医学诊断 ICD 编码】

M93700/301(疾病分类与代码国家临床版 2.0)，M93700/301

(ICD-10 疾病编码国家医保版 2.0)。

【术前的检验项目】

必需的检验项目:血液分析、尿液分析、凝血功能、血型、肝功能、肾功能、电解质、血糖、感染性疾病筛查(乙肝、丙肝、梅毒、艾滋病)。

第十六节 三叉神经良性肿瘤

【常用临床医学诊断 ICD 编码】

D33.305(疾病分类与代码国家临床版 2.0),D33.305(ICD-10 疾病编码国家医保版 2.0)。

【术前的检验项目】

必需的检验项目:血液分析、尿液分析、血型、凝血功能、肝功能、肾功能、电解质、血糖、感染性疾病筛查(乙肝、丙肝、梅毒、艾滋病)。

【术后住院恢复期的检验项目】

必须复查的检验项目:血液分析、肝功能、肾功能、电解质。

第十七节 三叉神经痛

【常用临床医学诊断 ICD 编码】

G50.000(疾病分类与代码国家临床版 2.0),G50.000(ICD-10 疾病编码国家医保版 2.0)。

【术前的检验项目】

必需的检验项目:血液分析、尿液分析、血型、凝血功能、肝功能、肾功能、电解质、血糖、感染性疾病筛查(乙肝、丙肝、梅毒、艾滋病)。

【术后住院恢复期的检验项目】

术后第 3 天后仍有发热、头痛、颈项强直的患者,需要及时行腰椎穿刺进行脑脊液检查,以排除颅内感染。确定颅内感染的病例,需静点抗生素治疗,抗感染治疗期间需再次腰穿化验脑脊液,待脑脊液化验结果正常,方能通知患者出院。

第十八节　脑干占位性病变

【常用临床医学诊断 ICD 编码】

R90.000x003（疾病分类与代码国家临床版 2.0），R90.000x003（ICD-10 疾病编码国家医保版 2.0）。

【术前的检验项目】

必需的检验项目：血液分析、尿液分析、血型、凝血功能、肝功能、肾功能、电解质、血糖、感染性疾病筛查（乙肝、丙肝、梅毒、艾滋病）。

第十九节　颈内动脉动脉瘤

【常用临床医学诊断 ICD 编码】

I72.002（疾病分类与代码国家临床版 2.0），I72.002（ICD-10 疾病编码国家医保版 2.0）。

【术前的检验项目】

必需的检验项目：血液分析、尿液分析、血型、凝血功能、肝功能、肾功能、电解质、感染性疾病筛查（乙肝、丙肝、梅毒、艾滋病）。

【术后住院恢复期的检验项目】

必须复查的检验项目：血液分析、肝功能、肾功能、电解质。

第二十节　前交通动脉瘤开颅夹闭术

【常用临床医学诊断 ICD 编码】

前交通动脉瘤：I67.107（疾病分类与代码国家临床版 2.0），I67.107（ICD-10 疾病编码国家医保版 2.0）。

【术前的检验项目】

必需的检验项目：血液分析、尿液分析、血型、凝血功能、肝功能、肾功能、电解质、血糖、感染性疾病筛查（乙肝、丙肝、梅毒、艾滋病）。

【术后住院恢复期的检验项目】

必须复查的检验项目：血液分析、肝功能、肾功能、电解质。

第二十一节　大脑中动脉动脉瘤

【常用临床医学诊断 ICD 编码】

I67.108(疾病分类与代码国家临床版 2.0),I67.108(ICD-10 疾病编码国家医保版 2.0)。

【术前的检验项目】

必需的检验项目:血液分析、尿液分析、血型、凝血功能、肝功能、肾功能、电解质、血糖、感染性疾病筛查(乙肝、丙肝、梅毒、艾滋病)。

【术后住院恢复期的检验项目】

必须复查的检验项目:血液分析、肝功能、肾功能、电解质。

第二十二节　烟　雾　病

【常用临床医学诊断 ICD 编码】

I67.500(疾病分类与代码国家临床版 2.0),I67.500(ICD-10 疾病编码国家医保版 2.0)。

【术前的检验项目】

必需的检验项目:血液分析、血型、尿液分析、肝功能、肾功能、电解质、血糖、感染性疾病筛查(乙肝、丙肝、梅毒、艾滋病)、凝血功能。

第二十三节　锁骨下动脉或椎动脉起始端
狭窄支架血管成形术

【常用临床医学诊断 ICD 编码】

1.锁骨下动脉狭窄:I77.102(疾病分类与代码国家临床版 2.0),I77.102(ICD-10 疾病编码国家医保版 2.0)。

2.椎动脉狭窄:I65.001(疾病分类与代码国家临床版 2.0),I65.001(ICD-10 疾病编码国家医保版 2.0)。

【术前的检验项目】

必需的检验项目:血液分析、尿液分析、肝功能、肾功能、电解质、空腹及餐后 2 小时血糖、糖化血红蛋白、血脂全套、C 反应蛋白、同型半胱氨酸、凝血功能、血气分析、感染性疾病筛查（乙肝、丙肝、梅毒、艾滋病）。

【术后住院恢复期的检验项目】

必须复查的检验项目：血液分析、肝功能、肾功能、电解质、血脂全套、血糖。

第二十四节　高血压脑出血开颅血肿清除术

【常用临床医学诊断 ICD 编码】

高血压脑出血：I61.902（疾病分类与代码国家临床版 2.0），I61.902（ICD-10 疾病编码国家医保版 2.0）。

【术前的检验项目】

必需的检验项目：血液分析、血型、凝血功能、肝功能、肾功能、电解质、血糖、感染性疾病筛查（乙肝、丙肝、梅毒、艾滋病）。

第二十五节　高血压脑出血外科治疗

【常用临床医学诊断 ICD 编码】

高血压脑出血：I61.902（疾病分类与代码国家临床版 2.0），I61.902（ICD-10 疾病编码国家医保版 2.0）。

【术前的检验项目】

必需的检验项目：血液分析、尿液分析、血型、凝血功能、肝功能、肾功能、电解质、血糖、感染性疾病筛查（乙肝、丙肝、梅毒、艾滋病）。

【术后住院恢复期的检验项目】

必须复查的检验项目：血液分析、肝功能、肾功能、电解质、血糖等。

第二十六节　脑 转 移 瘤

【常用临床医学诊断 ICD 编码】

C79.300x011（疾病分类与代码国家临床版 2.0），C79.300x011

(ICD-10 疾病编码国家医保版 2.0)。

【术前的检验项目】

1.必需的检验项目:血液分析、尿液分析、粪便常规、肝功能、肾功能、电解质、C 反应蛋白、降钙素原、肿瘤标志物。

2.可选择的检验项目:凝血功能、感染性疾病筛查(乙肝、丙肝、梅毒、艾滋病)。

【术后住院恢复期的检验项目】

1.必须复查的检验项目:血液分析。

2.可选择的检验项目:治疗前存在不正常的化验结果,放疗结束时需要复查该项目。

第二十七节　蛛网膜囊肿

【常用临床医学诊断 ICD 编码】

G93.001(疾病分类与代码国家临床版 2.0),G93.001(ICD-10 疾病编码国家医保版 2.0)。

【术前的检验项目】

必需的检验项目:血液分析、血型、尿液分析、肝功能、肾功能、电解质、血糖、感染性疾病筛查(乙肝、丙肝、梅毒、艾滋病)、凝血功能。

第二十八节　小脑扁桃体下疝畸形

【常用临床医学诊断 ICD 编码】

Q07.000(疾病分类与代码国家临床版 2.0),Q07.000(ICD-10 疾病编码国家医保版 2.0)。

【术前的检验项目】

必需的检验项目:血液分析、血型、尿液分析、肝功能、肾功能、电解质、血糖、凝血功能、感染性疾病筛查(乙肝、丙肝、梅毒、艾滋病)。

【术后住院恢复期的检验项目】

必须复查的检验项目:血液分析、尿液分析、肝功能、肾功能、电解质、血糖、凝血功能。

第二十九节　椎管内肿瘤

【常用临床医学诊断 ICD 编码】

D43.900x002（疾病分类与代码国家临床版 2.0），D43.900x002（ICD-10 疾病编码国家医保版 2.0）。

【术前的检验项目】

必需的检验项目：血液分析、尿液分析、血型、凝血功能、肝功能、肾功能、电解质、血糖、感染性疾病筛查（乙肝、丙肝、梅毒、艾滋病）。

【术后住院恢复期的检验项目】

必须复查的检验项目：血液分析、尿液分析、肝功能、肾功能、电解质、血糖。

第三十节　椎管内良性肿瘤

【常用临床医学诊断 ICD 编码】

D33.902（疾病分类与代码国家临床版 2.0），D33.902（ICD-10 疾病编码国家医保版 2.0）。

【术前的检验项目】

必需的检验项目：血液分析、尿液分析、血型、凝血功能、肝功能、肾功能、电解质、血糖、感染性疾病筛查（乙肝、丙肝、梅毒、艾滋病）。

【术后住院恢复期的检验项目】

必须复查的检验项目：血液分析、尿液分析、肝功能、肾功能、电解质、血糖。

第三十一节　椎管内神经纤维瘤

【常用临床医学诊断 ICD 编码】

D33.400（疾病分类与代码国家临床版 2.0），D33.400（ICD-10 疾病编码国家医保版 2.0）。

【术前的检验项目】

必需的检验项目:血液分析、尿液分析、血型、凝血功能、肝功能、肾功能、电解质、血糖、感染性疾病筛查(乙肝、丙肝、梅毒、艾滋病)。

【术后住院恢复期的检验项目】

必须复查的检验项目:血液分析、尿液分析、肝功能、肾功能、电解质、血糖。

第三十二节 脊髓脊膜膨出

【常用临床医学诊断 ICD 编码】

Q05.900x004(疾病分类与代码国家临床版 2.0),Q05.900x004(ICD-10 疾病编码国家医保版 2.0)。

【术前的检验项目】

必需的检验项目:血液分析、尿液分析、血型、凝血功能、肝功能、肾功能、电解质、血糖、感染性疾病筛查(乙肝、丙肝、梅毒、艾滋病)。

【术后住院恢复期的检验项目】

必须复查的检验项目:血液分析、尿液分析、肝功能、肾功能、电解质、血糖。

第十三章　胸　外　科

第一节　胸　骨　骨　折

【常用临床医学诊断 ICD 编码】

S22.200(疾病分类与代码国家临床版 2.0),S22.200(ICD-10 疾病编码国家医保版 2.0)。

【术前的检验项目】

必需的检验项目:血液分析、尿液分析、粪便常规、潜血试验、凝血功能、血型、肝功能、肾功能、电解质、感染性疾病筛查(乙肝、丙肝、梅毒、艾滋病)、心肌损伤标志物、血气分析。

【术后住院恢复期的检验项目】

必须复查的检验项目:血液分析、肝功能、肾功能、电解质。

第二节　肋骨骨折合并血气胸

【常用临床医学诊断 ICD 编码】

1.肋骨骨折:S22.300(疾病分类与代码国家临床版 2.0),S22.300(ICD-10 疾病编码国家医保版 2.0)。

2.肋骨多处骨折:S22.400(疾病分类与代码国家临床版 2.0),S22.400(ICD-10 疾病编码国家医保版 2.0)。

3.创伤性血气胸:S27.200(疾病分类与代码国家临床版 2.0),S27.200(ICD-10 疾病编码国家医保版 2.0)。

【术前的检验项目】

1.必需的检验项目:血液分析、肝功能、肾功能、电解质、凝血功能、血型、感染性疾病筛查(乙肝、丙肝、梅毒、艾滋病)。

2.可选择的检验项目:血气分析。

【术后住院恢复期的检验项目】

必须复查的检验项目:血液分析、肝功能、肾功能、电解质。

第三节 自发性气胸

【常用临床医学诊断 ICD 编码】

J93.001(疾病分类与代码国家临床版 2.0),J93.001(ICD-10 疾病编码国家医保版 2.0)。

【术前的检验项目】

1.必需的检验项目:血液分析、尿液分析、血型、凝血功能、肝功能、肾功能、电解质、感染性疾病筛查(乙肝、丙肝、梅毒、艾滋病)。

2.可选择的检验项目:血气分析。

【术后住院恢复期的检验项目】

必须复查的检验项目:血液分析。

第四节 张力性气胸

【常用临床医学诊断 ICD 编码】

J93.003(疾病分类与代码国家临床版 2.0),J93.003(ICD-10 疾病编码国家医保版 2.0)。

【术前的检验项目】

必需的检验项目:血液分析、尿液分析、血型、凝血功能、肝功能、肾功能、电解质、感染性疾病筛查(乙肝、丙肝、梅毒、艾滋病)。

【术后住院恢复期的检验项目】

必须复查的检验项目:血液分析。

第五节 脓 胸

【常用临床医学诊断 ICD 编码】

J86.903(疾病分类与代码国家临床版 2.0),J86.903(ICD-10 疾病编码国家医保版 2.0)。

【术前的检验项目】

1.必需的检验项目:血液分析、尿液分析、粪便常规、肝功能、肾功能、电解质、红细胞沉降率、血糖、C 反应蛋白、凝血功能、结核抗体、腺苷脱氨酶、血气分析、肿瘤标志物、感染性疾病筛查(乙肝、丙肝、梅毒、艾滋病)、痰病原学检查(痰涂片查细菌×3、病原微生物培养)、胸腔积液检查(常规、生化)、腺苷脱氨酶、肿瘤标志物、涂片找细菌及病原微生物、结核抗体。

2.可选择的检验项目:乳糜试验、细胞学检查、细胞免疫指标。农牧区患者行寄生虫相关检查。

【术后住院恢复期的检验项目】

必须复查的检验项目:血液分析。

第六节 乳 糜 胸

【常用临床医学诊断 ICD 编码】

I89.807(疾病分类与代码国家临床版 2.0),I89.807(ICD-10 疾病编码国家医保版 2.0)。

【术前的检验项目】

1.必需的检验项目:血液分析、尿液分析、粪便常规、潜血试验、凝血功能、肝功能、肾功能、电解质、血型、感染性疾病筛查(乙肝、丙肝、梅毒、艾滋病)、苏丹Ⅲ染色试验。

2.可选择的检验项目:肿瘤标志物、血气分析。

【术后住院恢复期的检验项目】

必须复查的检验项目:血液分析、肝功能、肾功能、电解质。

第七节　创伤性膈疝(无穿孔或绞窄)

【常用临床医学诊断 ICD 编码】

S27.805(疾病分类与代码国家临床版 2.0),S27.805(ICD-10 疾病编码国家医保版 2.0)。

【术前的检验项目】

1.必需的检验项目:血液分析、尿液分析、粪便常规、凝血功能、肝功能、肾功能、电解质、血型、感染性疾病筛查(乙肝、丙肝、梅毒、艾滋病)。

2.可选择的检验项目:血气分析。

【术后住院恢复期的检验项目】

必须复查的检验项目:血液分析、肝功能、肾功能、电解质。

第八节　胸壁良性肿瘤外科治疗

【常用临床医学诊断 ICD 编码】

胸壁良性肿瘤:D36.717(疾病分类与代码国家临床版 2.0),D36.717(ICD-10 疾病编码国家医保版 2.0)。

【术前的检验项目】

1.必需的检验项目:血液分析、尿液分析、粪便常规、凝血功能、血型、肝功能、肾功能、电解质、感染性疾病筛查(乙肝、丙肝、梅毒、艾滋病)。

2.可选择的检验项目:血气分析、穿刺活检。

第九节　肺大疱外科治疗

【常用临床医学诊断 ICD 编码】

肺大疱:J43.901(疾病分类与代码国家临床版 2.0),J43.901(ICD-10 疾病编码国家医保版 2.0)。

【术前的检验项目】

必需的检验项目:血液分析、尿液分析、血型、凝血功能、肝功能、肾功能、电解质、感染性疾病筛查(乙肝、丙肝、梅毒、艾滋病)、血气分析。

【术后住院恢复期的检验项目】

必须复查的检验项目:血液分析。

第十节　支气管扩张症外科治疗

【常用临床医学诊断 ICD 编码】

支气管扩张症:J47.x00(疾病分类与代码国家临床版 2.0),J47.x00(ICD-10 疾病编码国家医保版 2.0)。

【术前的检验项目】

1.必需的检验项目:血液分析、尿液分析、粪便常规、潜血试验、病原微生物培养、24 小时痰量、凝血功能、血型、肝功能、肾功能、电解质、感染性疾病筛查(乙肝、丙肝、梅毒、艾滋病)。

2.可选择的检验项目:血糖、血气分析等。

【术后住院恢复期的检验项目】

必须复查的检验项目:血液分析、肝功能、肾功能、电解质等。

第十一节　支气管肺癌

【常用临床医学诊断 ICD 编码】

C34.901(疾病分类与代码国家临床版 2.0),C34.901(ICD-10 疾病编码国家医保版 2.0)。

【术前的检验项目】

必需的检验项目:血液分析、尿液分析、粪便常规、凝血功能、血型、肝功能、肾功能、电解质、感染性疾病筛查(乙肝、丙肝、梅毒、艾滋病)、肿瘤标志物检查、血气分析、痰细胞学检查、纤维支气管镜检查及活检。

【术后住院恢复期的检验项目】

必须复查的检验项目:血液分析、肝功能、肾功能、电解质。

第十二节　支气管肺癌介入治疗

【常用临床医学诊断 ICD 编码】

支气管肺癌：C34.901(疾病分类与代码国家临床版 2.0)，C34.901(ICD-10 疾病编码国家医保版 2.0)。

【术前的检验项目】

1.必需的检验项目：血液分析、尿液分析、粪便常规、凝血功能、血型、肝功能、肾功能、电解质、感染性疾病筛查(乙肝、丙肝、梅毒、艾滋病)、肿瘤标志物、痰细胞学检查。

2.可选择的检验项目：血气分析。

【术后住院恢复期的检验项目】

必须复查的检验项目：血液分析。

第十三节　原发性肺癌手术

【常用临床医学诊断 ICD 编码】

支气管或肺恶性肿瘤：C34.900(疾病分类与代码国家临床版 2.0)，C34.900(ICD-10 疾病编码国家医保版 2.0)。

【术前的检验项目】

1.必需的检验项目：血液分析、尿液分析、粪便常规、凝血功能、血型、肝功能、肾功能、电解质、感染性疾病筛查(乙肝、丙肝、梅毒、艾滋病)、血气分析、痰细胞学检查。

2.可选择的检验项目：肿瘤标志物。

【术后住院恢复期的检验项目】

必须复查的检验项目：血液分析、肝功能、肾功能、电解质。

第十四节　原发性肺癌放射治疗

【常用临床医学诊断 ICD 编码】

C34.900(疾病分类与代码国家临床版 2.0)，C34.900(ICD-10 疾

病编码国家医保版 2.0)。

【术前的检验项目】

1.必需的检验项目:血液分析、尿液分析、粪便常规、肝功能、肾功能、电解质、血气分析、痰细胞学检查。

2.可选择的检验项目:肿瘤标志物。

【术后住院恢复期的检验项目】

必须复查的检验项目:血液分析、肝功能、肾功能、肿瘤标志物。

第十五节　肺癌放疗(肺恶性肿瘤)

【常用临床医学诊断 ICD 编码】

肺恶性肿瘤:C34.900x001(疾病分类与代码国家临床版 2.0),C34.900x001(ICD-10 疾病编码国家医保版 2.0)。

【术前的检验项目】

1.必需的检验项目:血液分析、尿液分析、粪便常规、凝血功能、血型、肝功能、肾功能、电解质、感染性疾病筛查(乙肝、丙肝、梅毒、艾滋病)、肿瘤标志物。

2.可选择的检验项目:血气分析。

【术后住院恢复期的检验项目】

必须复查的检验项目:血液分析、肝功能、肾功能、电解质。

第十六节　非小细胞肺癌化疗

【常用临床医学诊断 ICD 编码】

肺肿瘤:D38.101(疾病分类与代码国家临床版 2.0),D38.101(ICD-10 疾病编码国家医保版 2.0)。

【术前的检验项目】

1.必需的检验项目:血液分析、尿液分析、粪便常规、肝功能、肾功能、电解质、凝血功能、肿瘤标志物。

2.可选择的检验项目:合并其他疾病需进行相关检查,如心肌损伤标志物、病原微生物培养、基因检测等。

【术后住院恢复期的检验项目】

1.血液分析:建议每周复查1~2次。根据具体化疗方案及血象变化,复查时间间隔可酌情增减。

2.肝功能、肾功能:每化疗周期复查1次。根据具体化疗方案及血象变化,复查时间间隔可酌情增减。

第十七节　小细胞肺癌化疗

【常用临床医学诊断 ICD 编码】

肺肿瘤:D38.101(疾病分类与代码国家临床版 2.0),D38.101(ICD-10 疾病编码国家医保版2.0)。

【术前的检验项目】

1.必需的检验项目:血液分析、尿液分析、粪便常规、肝功能、肾功能、电解质、凝血功能、肿瘤标志物。

2.可选择的检验项目:肿瘤标志物(如 NSE、CEA 等);合并其他疾病需进行相关检查,如心肌损伤标志物、病原微生物培养等、骨髓活检。

【术后住院恢复期的检验项目】

1.血液分析:建议每周复查1~2次。根据具体化疗方案及血象变化,复查时间间隔可酌情增减。

2.肝功能、肾功能:每化疗周期复查1次。根据具体化疗方案及血象变化,复查时间间隔可酌情增减。

第十八节　肺良性肿瘤

【常用临床医学诊断 ICD 编码】

D14.300x001(疾病分类与代码国家临床版 2.0),D14.300x001(ICD-10 疾病编码国家医保版2.0)。

【术前的检验项目】

1.必需的检验项目:血液分析、尿液分析、粪便常规、潜血试验、凝血功能、血型、肝功能、肾功能、电解质、感染性疾病筛查(乙肝、丙肝、梅毒、艾滋病)、肿瘤标志物、血气分析、痰细胞学检查。

2.可选择的检验项目:血气分析、血糖。

【术后住院恢复期的检验项目】

1.必须复查的检验项目:血液分析、肝功能、肾功能、电解质。

2.可选择的检验项目:血气分析、病原微生物培养。

第十九节　非侵袭性胸腺瘤

【常用临床医学诊断 ICD 编码】

胸腺良性肿瘤:D15.000（疾病分类与代码国家临床版 2.0），D15.000（ICD-10 疾病编码国家医保版 2.0）。

【术前的检验项目】

必需的检验项目:血液分析、尿液分析、粪便常规、潜血试验、肝功能、肾功能、电解质、凝血功能、血型、肿瘤标志物、感染性疾病筛查（乙肝、丙肝、梅毒、艾滋病）。

【术后住院恢复期的检验项目】

必须复查的检验项目:血液分析、肝功能、肾功能、电解质等。

第二十节　气管恶性肿瘤

【常用临床医学诊断 ICD 编码】

C33.x00（疾病分类与代码国家临床版 2.0），C33.x00（ICD-10 疾病编码国家医保版 2.0）。

【术前的检验项目】

必需的检验项目:血液分析、尿液分析、粪便常规、潜血试验、凝血功能、血型、肝功能、肾功能、电解质、感染性疾病筛查（乙肝、丙肝、梅毒、艾滋病）、肿瘤标志物、血气分析。

【术后住院恢复期的检验项目】

必须复查的检验项目:血液分析、肝功能、肾功能、电解质。

第二十一节　肺隔离症外科治疗

【常用临床医学诊断 ICD 编码】

肺分离：Q33.200（疾病分类与代码国家临床版 2.0），Q33.200（ICD-10 疾病编码国家医保版 2.0）。

【术前的检验项目】

1.必需的检验项目：血液分析、尿液分析、粪便常规、凝血功能、血型、肝功能、肾功能、电解质、感染性疾病筛查（乙肝、丙肝、梅毒、艾滋病）。

2.可选择的检验项目：结核病相关检查、血气分析等。

【术后住院恢复期的检验项目】

必须复查的检验项目：血液分析、肝功能、肾功能、电解质等。

第二十二节　食　管　癌

【常用临床医学诊断 ICD 编码】

D37.702（疾病分类与代码国家临床版 2.0），D37.702（ICD-10 疾病编码国家医保版 2.0）

【术前的检验项目】

必需的检验项目：血液分析、尿液分析、粪便常规、凝血功能、血型、肝功能、肾功能、电解质、感染性疾病筛查（乙肝、丙肝、梅毒、艾滋病）、血气分析。

【术后住院恢复期的检验项目】

必须复查的检验项目：血液分析、肝功能、肾功能、电解质。

第二十三节　食管癌手术治疗

【常用临床医学诊断 ICD 编码】

42.4000（手术操作与代码国家临床版 2.0），42.4000（ICD-9 手术编码国家医保版 2.0)。

【术前的检验项目】

1. 必需的检验项目:血液分析、尿液分析、粪便常规、潜血试验、凝血功能、血型、肝功能、肾功能、电解质、感染性疾病筛查(乙肝、丙肝、梅毒、艾滋病)、血气分析等。

2. 可选择的检验项目:肿瘤标志物。

【术后住院恢复期的检验项目】

必须复查的检验项目:血液分析、生化全套、电解质、血气分析等。

第二十四节　食管癌化学治疗

【常用临床医学诊断 ICD 编码】

食管肿瘤:D37.702(疾病分类与代码国家临床版 2.0),D37.702(ICD-10 疾病编码国家医保版 2.0)。

【术前的检验项目】

必需的检验项目:血液分析、尿液分析、粪便常规、潜血试验、肝功能、肾功能、电解质、血糖、血脂全套、肿瘤标志物(CEA、CA72-4、CA724、CA242、SCC 等)。

【术后住院恢复期的检验项目】

必须复查的检验项目

1. 血液分析:建议每周复查 1~2 次。根据具体化疗方案及血象变化,复查时间间隔可酌情增减。

2. 肝功能、肾功能:每化疗周期复查 1 次。根据具体化疗方案及血象变化,复查时间间隔可酌情增减。

第二十五节　食管癌放射治疗

【常用临床医学诊断 ICD 编码】

食管肿瘤:D37.702(疾病分类与代码国家临床版 2.0),D37.702(ICD-10 疾病编码国家医保版 2.0)。

【术前的检验项目】

1.必需的检验项目:血液分析、尿液分析、粪便常规、感染性疾病筛查(乙肝、丙肝、梅毒、艾滋病)、肝功能、肾功能。

2.可选择的检验项目:凝血功能、肿瘤标志物。

【术后住院恢复期的检验项目】

必须复查的检验项目:血液分析、肝功能、肾功能。

第二十六节　贲门癌(食管-胃交界部癌)外科治疗

【常用临床医学诊断 ICD 编码】

贲门交界性肿瘤:D37.100x001(疾病分类与代码国家临床版 2.0),D37.100x001(ICD-10 疾病编码国家医保版 2.0)。

【术前的检验项目】

1.必需的检验项目:血液分析、尿液分析、粪便常规、潜血试验、凝血功能、血型、肝功能、肾功能、电解质、感染性疾病筛查(乙肝、丙肝、梅毒、艾滋病)。

2.可选择的检验项目:血气分析。

【术后住院恢复期的检验项目】

必须复查的检验项目:血液分析、肝功能、肾功能、电解质等。

第二十七节　食管平滑肌瘤

【常用临床医学诊断 ICD 编码】

D37.702(疾病分类与代码国家临床版 2.0),D37.702(ICD-10 疾病编码国家医保版 2.0)。

【术前的检验项目】

1.必需的检验项目:血液分析、尿液分析、粪便常规、潜血试验、血型、凝血功能、肝功能、肾功能、电解质、感染性疾病筛查(乙肝、丙肝、梅毒、艾滋病)。

2.可选择的检验项目:血气分析、肿瘤标志物。

【术后住院恢复期的检验项目】

必须复查的检验项目：血液分析、肝功能、肾功能、电解质。

第二十八节　食管裂孔疝

【常用临床医学诊断 ICD 编码】

K44.901(疾病分类与代码国家临床版 2.0)，K44.901(ICD-10 疾病编码国家医保版 2.0)。

【术前的检验项目】

1.必需的检验项目：血液分析、尿液分析、粪便常规、潜血试验、凝血功能、肝功能、肾功能、电解质、血型、感染性疾病筛查(乙肝、丙肝、梅毒、艾滋病)。

2.可选择的检验项目：血糖、血气分析。

【术后住院恢复期的检验项目】

必须复查的检验项目：血液分析、肝功能、肾功能、电解质。

第二十九节　贲门失弛缓症

【常用临床医学诊断 ICD 编码】

K22.000x002(疾病分类与代码国家临床版 2.0)，K22.000x002(ICD-10 疾病编码国家医保版 2.0)。

【术前的检验项目】

必需的检验项目：血液分析、尿液分析、血型、凝血功能、电解质、肝功能、肾功能、感染性疾病筛查(乙肝、丙肝、梅毒、艾滋病)。

【术后住院恢复期的检验项目】

必须复查的检验项目：血液分析。

第三十节　纵隔良性肿瘤

【常用临床医学诊断 ICD 编码】

D15.200(疾病分类与代码国家临床版 2.0)，D15.200(ICD-10 疾

病编码国家医保版 2.0)。

【术前的检验项目】

1.必需的检验项目:血液分析、尿液分析、粪便常规、潜血试验、肝功能、肾功能、电解质、凝血功能、感染性疾病筛查(乙肝、丙肝、梅毒、艾滋病)、血型。

2.可选择的检验项目:血糖。

【术后住院恢复期的检验项目】

必须复查的检验项目:血液分析、肝功能、肾功能、电解质等。

第三十一节 纵隔恶性畸胎瘤

【常用临床医学诊断 ICD 编码】

C38.400(疾病分类与代码国家临床版 2.0),C38.400(ICD-10 疾病编码国家医保版 2.0)。

【术前的检验项目】

1.必需的检验项目:血液分析、尿液分析、粪便常规、潜血试验、肝功能、肾功能、电解质、凝血功能、血型、感染性疾病筛查(乙肝、丙肝、梅毒、艾滋病)。

2.可选择的检验项目:血气分析、肿瘤标志物、绒毛膜促性腺激素、乳酸脱氢酶。

【术后住院恢复期的检验项目】

必须复查的检验项目:血液分析、肝功能、肾功能、电解质。

第三十二节 手汗症外科治疗

【常用临床医学诊断 ICD 编码】

手汗症:R61.001(疾病分类与代码国家临床版 2.0),R61.001(ICD-10 疾病编码国家医保版 2.0)。

【术前的检验项目】

1.必需的检验项目:血液分析、血型、尿液分析、粪便常规、肝功能、肾功能、凝血检查、感染筛查(乙肝、丙肝、梅毒、艾滋病等)。

2.可选择的检验项目:血气分析。

第十四章 心脏血管外科

第一节 缩窄性心包炎

【常用临床医学诊断 ICD 编码】

I31.100x002(疾病分类与代码国家临床版 2.0),I31.100(ICD-10 疾病编码国家医保版 2.0)。

【术前的检验项目】

1.必需的检验项目:血液分析、尿液分析、粪便常规、肝功能、肾功能、电解质、凝血功能、感染性疾病筛查(乙肝、丙肝、梅毒、艾滋病)、血型、术前配血。

2.可选择的检验项目:结核活动指标(PPD 试验、结核抗体等)、红细胞沉降率、血气分析。

【术后住院恢复期的检验项目】

必须复查的检验项目:血液分析、电解质、肝功能、肾功能。

第二节 动脉导管未闭

【常用临床医学诊断 ICD 编码】

Q25.000(疾病分类与代码国家临床版 2.0),Q25.000(ICD-10 疾病编码国家医保版 2.0)。

【术前的检验项目】

1.必需的检验项目:血液分析、尿液分析、肝功能、肾功能、血型、凝血功能、感染性疾病筛查(乙肝、丙肝、梅毒、艾滋病)。

2.可选择的检验项目:粪便常规、心肌损伤标志物、血气分析。

【术后住院恢复期的检验项目】

必须复查的检验项目:血液分析、电解质。

第三节 先天性主动脉缩窄

【常用临床医学诊断 ICD 编码】

Q25.100(疾病分类与代码国家临床版 2.0),Q25.100(ICD-10 疾病编码国家医保版 2.0)。

【术前的检验项目】

1.必需的检验项目:血液分析、尿液分析、粪便常规、肝功能、肾功能、血糖、电解质、血型、凝血功能、感染性疾病筛查(乙肝、丙肝、梅毒、艾滋病)。

2.可选择的检验项目:心肌损伤标志物、红细胞沉降率、血气分析;如果患儿<1周岁,需做呼吸道病毒抗原筛查。

【术后住院恢复期的检验项目】

必须复查的检验项目:血液分析、电解质、肝功能、肾功能。

第四节 房间隔缺损

【常用临床医学诊断 ICD 编码】

Q21.100(疾病分类与代码国家临床版 2.0),Q21.100(ICD-10 疾病编码国家医保版 2.0)。

【术前的检验项目】

1.必需的检验项目:血液分析、尿液分析、肝功能、肾功能、电解质、血型、凝血功能,感染性疾病筛查(乙肝、丙肝、梅毒、艾滋病)。

2.可选择的检验项目:如心肌损伤标志物、粪便常规。

【术后住院恢复期的检验项目】

必须复查的检验项目:血液分析、电解质、肝功能、肾功能。

第五节 室间隔缺损

【常用临床医学诊断 ICD 编码】

Q21.000(疾病分类与代码国家临床版 2.0),Q21.000(ICD-10 疾

病编码国家医保版 2.0)。

【术前的检验项目】

1. 必需的检验项目:血液分析、血型、尿液分析、生化全套、凝血功能、感染性疾病筛查(乙肝、丙肝、梅毒、艾滋病)。

2. 可选择的检验项目:心肌损伤标志物。

【术后住院恢复期的检验项目】

必须复查的检验项目:血液分析、电解质、肝功能、肾功能。

第六节　法洛四联症

【常用临床医学诊断 ICD 编码】

Q21.300(疾病分类与代码国家临床版 2.0),Q21.300(ICD-10 疾病编码国家医保版 2.0)。

【术前的检验项目】

1. 必需的检验项目:血液分析、尿液分析、肝功能、肾功能、电解质、血型、凝血功能、感染性疾病筛查(乙肝、丙肝、梅毒、艾滋病)。

2. 可选择的检验项目:粪便常规、心肌损伤标志物、血气分析等。

【术后住院恢复期的检验项目】

必须复查的检验项目:血液分析、电解质、肝功能、肾功能。

第七节　二尖瓣病变

【常用临床医学诊断 ICD 编码】

I05.900(疾病分类与代码国家临床版 2.0),I05.900(ICD-10 疾病编码国家医保版 2.0)。

【术前的检验项目】

1. 必需的检验项目:血液分析、尿液分析、肝功能、肾功能、电解质、血型、凝血功能、感染性疾病筛查(乙肝、丙肝、梅毒、艾滋病)。

2. 可选择的检验项目:心肌损伤标志物、风湿活动筛查、粪便常规、血气分析等。

【术后住院恢复期的检验项目】

必须复查的检验项目:血液分析、电解质、肝功能、肾功能。

第八节　先天性二尖瓣关闭不全

【常用临床医学诊断 ICD 编码】

Q23.300(疾病分类与代码国家临床版 2.0),Q23.300(ICD-10 疾病编码国家医保版 2.0)。

【术前的检验项目】

必需的检验项目:血液分析、血型、尿液分析、生化全套、凝血功能、感染性疾病筛查(乙肝、丙肝、梅毒、艾滋病)。

【术后住院恢复期的检验项目】

必须复查的检验项目:血液分析、电解质、肝功能、肾功能。

第九节　二尖瓣关闭不全成形修复术

【常用临床医学诊断 ICD 编码】

二尖瓣关闭不全:I34.000x001(疾病分类与代码国家临床版 2.0),I34.000x001(ICD-10 疾病编码国家医保版 2.0)。

【术前的检验项目】

1.必需的检验项目:血液分析、尿液分析、粪便常规、肝功能、肾功能、电解质、凝血功能、感染性疾病筛查(乙肝、丙肝、梅毒、艾滋病)、血型、术前配血。

2.可选择的检验项目:血气分析。

【术后住院恢复期的检验项目】

必须复查的检验项目:血液分析、电解质、肝功能、肾功能、凝血功能。

第十节　风湿性心脏病二尖瓣病变

【常用临床医学诊断 ICD 编码】

风湿性二尖瓣病：I05.900x001（疾病分类与代码国家临床版 2.0），I05.900x001（ICD-10 疾病编码国家医保版 2.0）。

【术前的检验项目】

1.必需的检验项目：血液分析、尿液分析、粪便常规、肝功能、肾功能、电解质、凝血功能、感染性疾病筛查（乙肝、丙肝、梅毒、艾滋病）、风湿活动筛查、血型、术前配血。

2.可选择的检验项目：血气分析。

【术后住院恢复期的检验项目】

必须复查的检验项目：血液分析、电解质、肝功能、肾功能、凝血功能。

第十一节　先天性主动脉瓣狭窄

【常用临床医学诊断 ICD 编码】

Q23.000（疾病分类与代码国家临床版 2.0），Q23.000（ICD-10 疾病编码国家医保版 2.0）。

【术前的检验项目】

1.必需的检验项目：血液分析、尿液分析、粪便常规、肝功能、肾功能、血糖、电解质、血型、凝血功能、感染性疾病筛查（乙肝、丙肝、梅毒、艾滋病）。

2.可选择的检验项目：心肌损伤标志物、红细胞沉降率、血气分析；如果患儿<1周岁，需做呼吸道病毒抗原筛查。

【术后住院恢复期的检验项目】

1.必须复查的检验项目：血液分析、电解质、肝功能、肾功能。

2.可选择的检验项目：若怀疑感染，需做相应的病原微生物培养。

第十二节　先天性主动脉瓣二瓣化畸形

【常用临床医学诊断 ICD 编码】

主动脉瓣狭窄：I35.000（疾病分类与代码国家临床版 2.0），
I35.000（ICD-10 疾病编码国家医保版 2.0）。

【术前的检验项目】

1.必需的检验项目：血液分析、尿液分析、粪便常规、肝功能、肾功能、血糖、电解质、血型、凝血功能、感染性疾病筛查（乙肝、丙肝、梅毒、艾滋病）。

2.可选择的检验项目：心肌损伤标志物、红细胞沉降率、血气分析；如果患儿<1 周岁，需做呼吸道病毒抗原筛查。

【术后住院恢复期的检验项目】

1.必须复查的检验项目：血液分析、电解质、肝功能、肾功能。

2.可选择的检验项目：若怀疑感染，需做相应的病原微生物培养。

第十三节　主动脉瓣病变

【常用临床医学诊断 ICD 编码】

I35.900（疾病分类与代码国家临床版 2.0），I35.900（ICD-10 疾病编码国家医保版 2.0）。

【术前的检验项目】

1.必需的检验项目：血液分析、尿液分析、粪便常规、潜血试验、肝功能、肾功能、血糖、电解质、血型、凝血功能、感染性疾病筛查（乙肝、丙肝、梅毒、艾滋病）。

2.可选择的检验项目：心肌损伤标志物、风湿活动筛查、红细胞沉降率、血气分析。

【术后住院恢复期的检验项目】

1.必须复查的检验项目：血液分析、电解质、肝功能、肾功能、凝血功能。

2.可选择的检验项目：若怀疑感染，需做相应的病原微生物培养。

第十四节　风湿性心脏病主动脉瓣狭窄

【常用临床医学诊断 ICD 编码】

I06.000(疾病分类与代码国家临床版 2.0),I06.000(ICD-10 疾病编码国家医保版 2.0)。

【术前的检验项目】

1.必需的检验项目:血液分析、尿液分析、粪便常规、肝功能、肾功能、电解质、凝血功能、感染性疾病筛查(乙肝、丙肝、梅毒、艾滋病)、风湿活动筛查、血型。

2.可选择的检验项目:血气分析。

【术后住院恢复期的检验项目】

必须复查的检验项目:血液分析、电解质、肝功能、肾功能、凝血功能。

第十五节　风湿性心脏病主动脉瓣关闭不全

【常用临床医学诊断 ICD 编码】

I06.100(疾病分类与代码国家临床版 2.0),I06.100(ICD-10 疾病编码国家医保版 2.0)。

【术前的检验项目】

1.必需的检验项目:血液分析、尿液分析、粪便常规、肝功能、肾功能、电解质、凝血功能、感染性疾病筛查(乙肝、丙肝、梅毒、艾滋病)、风湿活动筛查、血型、术前配血。

2.可选择的检验项目:血气分析。

【术后住院恢复期的检验项目】

必须复查的检验项目:血液分析、电解质、肝功能、肾功能、抗凝监测。

第十六节　主动脉瓣病变人工生物瓣置换术

【常用临床医学诊断 ICD 编码】

主动脉瓣病变：I35.900（疾病分类与代码国家临床版 2.0），I35.900（ICD-10 疾病编码国家医保版 2.0）。

【术前的检验项目】

1.必需的检验项目：血液分析、尿液分析、粪便常规、肝功能、肾功能、电解质、血型、凝血功能、风湿活动筛查、感染性疾病筛查（乙肝、丙肝、梅毒、艾滋病）。

2.可选择的检验项目：心肌酶谱、免疫学检查、血气分析。

【术后住院恢复期的检验项目】

必须复查的检验项目：血液分析、电解质、血糖、肝功能、肾功能、抗凝监测。

第十七节　主动脉瓣病变人工机械瓣置换术

【常用临床医学诊断 ICD 编码】

主动脉瓣病变：I35.900（疾病分类与代码国家临床版 2.0），I35.900（ICD-10 疾病编码国家医保版 2.0）。

【术前的检验项目】

1.必需的检验项目：血液分析、尿液分析、粪便常规、肝功能、肾功能、电解质、血型、凝血功能、风湿活动筛查、感染性疾病筛查（乙肝、丙肝、梅毒、艾滋病）。

2.可选择的检验项目：心肌损伤标志物、免疫学检查、血气分析。

【术后住院恢复期的检验项目】

必须复查的检验项目：血液分析、电解质、血糖、肝功能、肾功能、凝血功能。

第十八节　冠心病合并瓣膜病

【常用临床医学诊断 ICD 编码】

1.冠状动脉粥样硬化：I25.102(疾病分类与代码国家临床版 2.0)，I25.102(ICD-10 疾病编码国家医保版 2.0)。

2.心脏瓣膜病：I38.x01(疾病分类与代码国家临床版 2.0)，I38.x01(ICD-10 疾病编码国家医保版 2.0)。

【术前的检验项目】

1.必需的检验项目：血液分析、血型、尿液分析、生化全套、凝血功能、感染性疾病筛查(乙肝、丙肝、梅毒、艾滋病)、心肌损伤标志物、血气分析。

2.可选择的检验项目：粪便常规、潜血试验、心肌损伤标志物、风湿活动筛查、红细胞沉降率。

【术后住院恢复期的检验项目】

必须复查的检验项目：血液分析、电解质、肝功能、肾功能、血糖。

第十九节　冠状动脉瘘

【常用临床医学诊断 ICD 编码】

I25.800x005（疾病分类与代码国家临床版 2.0），I25.800x005（ICD-10 疾病编码国家医保版 2.0）。

【术前的检验项目】

1.必需的检验项目：血液分析、血型、尿液分析、生化全套、凝血功能、感染性疾病筛查(乙肝、丙肝、梅毒、艾滋病)。

2.可选择的检验项目：心肌损伤标志物。

【术后住院恢复期的检验项目】

必须复查的检验项目：血液分析、电解质、肝功能、肾功能、心肌损伤标志物。

第二十节　肺动脉瓣狭窄

【常用临床医学诊断 ICD 编码】

I37.000（疾病分类与代码国家临床版 2.0），I37.000（ICD-10 疾病编码国家医保版 2.0）。

【术前的检验项目】

1.必需的检验项目：血液分析、尿液分析、肝功能、肾功能、电解质、血型、凝血功能、感染性疾病筛查（乙肝、丙肝、梅毒、艾滋病）。

2.可选择的检验项目：心肌损伤标志物、粪便常规。

【术后住院恢复期的检验项目】

必须复查的检验项目：血液分析、电解质、肝功能、肾功能。

第二十一节　胸主动脉瘤腔内修复治疗

【常用临床医学诊断 ICD 编码】

胸主动脉瘤，未提及破裂：I71.200（疾病分类与代码国家临床版 2.0），I71.200（ICD-10 疾病编码国家医保版 2.0）。

【术前的检验项目】

必需的检验项目：血液分析、尿液分析、粪便常规、肝功能、肾功能、电解质、凝血功能、血型、感染性疾病筛查（乙肝、丙肝、梅毒、艾滋病）。

【术后住院恢复期的检验项目】

必须复查的检验项目：血液分析、电解质、肝功能、肾功能。

第二十二节　主动脉根部瘤

【常用临床医学诊断 ICD 编码】

I71.200x010（疾病分类与代码国家临床版 2.0），I71.200x010（ICD-10 疾病编码国家医保版 2.0）。

【术前的检验项目】

1.必需的检验项目：血液分析、尿液分析、粪便常规、潜血试验、肝

功能、肾功能、血糖、电解质、血型、凝血功能、感染性疾病筛查(乙肝、丙肝、梅毒、艾滋病)。

2.可选择的检验项目:心肌损伤标志物。

【术后住院恢复期的检验项目】

必须复查的检验项目:血液分析、电解质、肝功能、肾功能、凝血功能。

第二十三节　升主动脉瘤/升主动脉夹层动脉瘤

【常用临床医学诊断 ICD 编码】

升主动脉瘤:I71.201(疾病分类与代码国家临床版 2.0),I71.201(ICD-10 疾病编码国家医保版 2.0)。

【术前的检验项目】

1.必需的检验项目:血液分析、尿液分析、肝功能、肾功能、电解质、血型、凝血功能、感染性疾病筛查(乙肝、丙肝、梅毒、艾滋病)。

2.可选择的检验项目:心肌损伤标志物、粪便常规、血气分析。

【术后住院恢复期的检验项目】

必须复查的检验项目:血液分析、电解质、肝功能、肾功能。

第二十四节　升主动脉瘤

【常用临床医学诊断 ICD 编码】

I71.201(疾病分类与代码国家临床版 2.0),I71.201(ICD-10 疾病编码国家医保版 2.0)。

【术前的检验项目】

1.必需的检验项目:血液分析、尿液分析、粪便常规、潜血试验、肝功能、肾功能、血糖、电解质、血型、凝血功能、感染性疾病筛查(乙肝、丙肝、梅毒、艾滋病)。

2.可选择的检验项目:心肌损伤标志物、血气分析。

【术后住院恢复期的检验项目】

1.必须复查的检验项目:血液分析、电解质、肝功能、肾功能。

2.可选择的检验项目:若怀疑感染,需做相应的病原微生物培养。

第二十五节　主动脉夹层腔内治疗

【常用临床医学诊断 ICD 编码】

主动脉夹层形成:I71.000x002(疾病分类与代码国家临床版 2.0),I71.000x002 (ICD-10 疾病编码国家医保版 2.0)。

【术前的检验项目】

1.必需的检验项目:血液分析、尿液分析、粪便常规、肝功能、肾功能、电解质、凝血功能、血糖、血型、感染性疾病筛查(乙肝、丙肝、梅毒、艾滋病)、血气分析、红细胞沉降率、C 反应蛋白。

2.可选择的检验项目:心肌损伤标记物、D-二聚体等。

【术后住院恢复期的检验项目】

必须复查的检验项目:血液分析、电解质、肝功能、肾功能。

第二十六节　急性心肌梗死后室间隔穿孔

【常用临床医学诊断 ICD 编码】

I23.200x001（疾病分类与代码国家临床版 2.0）,I23.200x001 (ICD-10 疾病编码国家医保版 2.0)。

【术前的检验项目】

1.必需的检验项目:血液分析、血型、尿液分析、生化全套、凝血功能、感染性疾病筛查(乙肝、丙肝、梅毒、艾滋病)、心肌损伤标志物、血气分析。

2.可选择的检验项目:如心肌损伤标志物。

【术后住院恢复期的检验项目】

必须复查的检验项目:血液分析、电解质、肝功能、肾功能、血糖。

第二十七节　颈部动脉狭窄

【常用临床医学诊断 ICD 编码】

I65.200x001（疾病分类与代码国家临床版 2.0），I65.200x001（ICD-10 疾病编码国家医保版 2.0）。

【术前的检验项目】

必需的检验项目：血液分析、尿液分析、肝功能、肾功能、电解质、凝血功能、感染性疾病筛查（乙肝、丙肝、梅毒、艾滋病）。

第二十八节　下肢动脉栓塞

【常用临床医学诊断 ICD 编码】

I74.301（疾病分类与代码国家临床版 2.0），I74.301（ICD-10 疾病编码国家医保版 2.0）。

【住院期间的检验项目】

1.必需的检验项目：血液分析、生化全套、凝血功能、感染指标、血型、心肌损伤标志物。

2.可选择的检验项目：心肌损伤标志物、血气分析。

第二十九节　下肢动脉硬化闭塞症

【常用临床医学诊断 ICD 编码】

I70.204（疾病分类与代码国家临床版 2.0），I70.204（ICD-10 疾病编码国家医保版 2.0）。

【术前的检验项目】

必需的检验项目：血液分析、尿液分析、粪便常规、肝功能、肾功能、电解质、凝血功能、血型、感染性疾病筛查（乙肝、丙肝、梅毒、艾滋病）。

【术后住院恢复期的检验项目】

必须复查的检验项目：血液分析、凝血功能、肝功能、肾功能、电解质、血气分析等。

第三十节 血栓闭塞性脉管炎

【常用临床医学诊断 ICD 编码】

I70.901(疾病分类与代码国家临床版 2.0),I70.901(ICD-10 疾病编码国家医保版 2.0)。

【术前的检验项目】

1.必需的检验项目:血液分析、尿液分析、粪便常规、肝功能、肾功能、电解质、血糖、血脂全套、血型、凝血功能、感染性疾病筛查(乙肝、丙肝、艾滋病、梅毒等)。

2.可选择的检验项目:同型半胱氨酸、贫血 3 项、叶酸药物基因。

【术后住院恢复期的检验项目】

必须复查的检验项目:血液分析、肝功能、肾功能、电解质、血脂全套、凝血功能。

第三十一节 肝动脉栓塞术

【常用临床医学诊断 ICD 编码】

肝动脉栓塞:I74.803(疾病分类与代码国家临床版 2.0),I74.803(ICD-10 疾病编码国家医保版 2.0)。

【术前的检验项目】

必需的检验项目:血液分析、尿液分析、肝功能、肾功能、电解质、血糖、凝血功能、感染性疾病筛查(乙肝、丙肝、梅毒、艾滋病)、肿瘤标志物。

第三十二节 腹主动脉瘤腔内治疗

【常用临床医学诊断 ICD 编码】

腹主动脉瘤,未提及破裂:I71.400(疾病分类与代码国家临床版

2.0),I71.400（ICD-10 疾病编码国家医保版 2.0）。

【术前的检验项目】

必需的检验项目:血液分析、尿液分析、粪便常规、肝功能、肾功能、电解质、凝血功能、血型、感染性疾病筛查（乙肝、丙肝、梅毒、艾滋病）。

【术后住院恢复期的检验项目】

必须复查的检验项目:血液分析、电解质、肝功能、肾功能。

第三十三节　肢体血管瘤

【常用临床医学诊断 ICD 编码】

D18.006（疾病分类与代码国家临床版 2.0）,D18.006（ICD-10 疾病编码国家医保版 2.0）。

【术前的检验项目】

1.必须检查的项目:血液分析、尿液分析、粪便常规、肝功能、肾功能、电解质、血糖、血脂全套、凝血功能、血型、感染性疾病筛查（乙肝、丙肝、梅毒、艾滋病）。

2.根据患者病情选择:同型半胱氨酸、贫血 3 项、叶酸药物基因。

第三十四节　下肢静脉功能不全

【常用临床医学诊断 ICD 编码】

I87.200x001（疾病分类与代码国家临床版 2.0）,I87.201（ICD-10 疾病编码国家医保版 2.0）。

【术前的检验项目】

1.必需检验项目:血液分析、尿液分析、粪便常规、肝功能、肾功能、电解质、血糖、血脂全套、凝血功能、血型、感染性疾病筛查（乙肝、丙肝、梅毒、艾滋病）。

2.根据患者病情选择:同型半胱氨酸、贫血 3 项、叶酸药物基因。

第三十五节　下肢静脉曲张

【常用临床医学诊断 ICD 编码】

I83.900x004（疾病分类与代码国家临床版 2.0），I83.900x004（ICD-10 疾病编码国家医保版 2.0）。

【术前的检验项目】

必须检查的项目：血液分析、尿液分析、粪便常规、肝功能、肾功能、电解质、凝血功能、感染性疾病筛查（乙肝、丙肝、梅毒、艾滋病）。

第三十六节　下肢血栓性浅静脉炎

【常用临床医学诊断 ICD 编码】

I80.302（疾病分类与代码国家临床版 2.0），I80.302（ICD-10 疾病编码国家医保版 2.0）。

【术前的检验项目】

必须检查的项目：血液分析、尿液分析、粪便常规、肝功能、肾功能、电解质、血糖、血脂全套、血型、凝血功能、感染性疾病（乙肝、丙肝、艾滋病、梅毒等）。

第三十七节　大隐静脉曲张日间手术

【常用临床医学诊断 ICD 编码】

大隐静脉曲张：I83.903（疾病分类与代码国家临床版 2.0），I83.903（ICD-10 疾病编码国家医保版 2.0）。

【术前的检验项目】

必需的检验项目：血液分析、尿液分析、粪便常规、肝功能、肾功能、电解质、凝血功能、感染性疾病筛查（乙肝、丙肝、梅毒、艾滋病）。

第三十八节　髂股静脉血栓形成（非手术治疗）

【常用临床医学诊断 ICD 编码】

I80.103（疾病分类与代码国家临床版 2.0），I80.103（ICD-10 疾病编码国家医保版 2.0）。

【术前的检验项目】

1.必需检验项目：血液分析、尿液分析、粪便常规、肝功能、肾功能、电解质、凝血功能、感染性疾病筛查（乙肝、丙肝、梅毒、艾滋病）等。

2.根据患者病情选择：自身免疫性指标、肿瘤标志物等其他疾病相关检查。

【术后住院恢复期的检验项目】

必须复查的检验项目：血液分析及凝血功能，其他根据患者具体情况而定。

第三十九节　静脉曲张硬化剂注射

【常用临床医学诊断 ICD 编码】

下肢静脉曲张：I83.900x004（疾病分类与代码国家临床版 2.0），I83.900x004（ICD-10 疾病编码国家医保版 2.0）。

【术前的检验项目】

必需的检验项目：血液分析、尿液分析、粪便常规、生化全套、凝血功能、自身免疫标志物。

第四十节　下肢淋巴性水肿

【常用临床医学诊断 ICD 编码】

I89.000x021（疾病分类与代码国家临床版 2.0），I89.000x021（ICD-10 疾病编码国家医保版 2.0）。

【术前的检验项目】

1.必须检查的项目:血液分析、尿液分析、粪便常规、肝功能、肾功能、电解质、凝血功能、感染性疾病筛查(乙肝、丙肝、梅毒、艾滋病)。

2.根据患者病情选择:肿瘤标志物等。

第十五章　皮肤性病科

第一节　带状疱疹

【常用临床医学诊断 ICD 编码】

B02.900x001（疾病分类与代码国家临床版 2.0），B02.900x001（ICD-10 疾病编码国家医保版 2.0）。

【术前的检验项目】

1.必需的检验项目:血液分析、尿液分析、粪便常规、肝功能、肾功能、电解质、血糖、血脂全套、免疫球蛋白、感染性疾病筛查（乙肝、丙肝、梅毒、艾滋病）。

2.根据患者病情选择的项目:肿瘤标志物、创面病原微生物培养。

第二节　尖锐湿疣

【常用临床医学诊断 ICD 编码】

A63.000x001（疾病分类与代码国家临床版 2.0），A63.001（ICD-10 疾病编码国家医保版 2.0）。

【术前的检验项目】

必需的检验项目:血液分析、尿液分析、粪便常规、凝血功能、感染性疾病筛查（乙肝、丙肝、梅毒、艾滋病）、血糖、肝功能、肾功能、血脂全套。

第三节 淋 病

【常用临床医学诊断 ICD 编码】

A54.900x001（疾病分类与代码国家临床版 2.0），A54.900x001（ICD-10 疾病编码国家医保版 2.0）。

【术前的检验项目】

1.必需的检验项目:有临床表现的男性患者,取尿道口分泌物行淋球菌涂片和病原微生物培养;无临床表现的男性患者、女性患者及非生殖器部位感染的患者,取患处分泌物行病原微生物培养;其他患处分泌物行淋球菌涂片和病原微生物培养;取尿液、尿道或宫颈分泌物标本做淋球菌核酸检测。

2.根据患者病情选择的项目:淋球菌的药敏试验,衣原体、支原体、艾滋病病毒及梅毒螺旋体的检测(采用培养或血清检测等方法)。①尿道拭子:对男性患者,先用生理盐水清洗尿道口,将男用取材拭子插入尿道内 2～3cm,稍用力转动,保留 5～10 秒后取出;对女性患者,可用手指自耻骨联合后沿女性尿道走向轻轻按摩尿道,用同男性相似的方法取材。在采集尿道拭子前患者应至少 1 小时没有排尿。②宫颈拭子:取材前用温水或生理盐水湿润扩阴器,应避免使用防腐剂和润滑剂,因为这些物质对淋球菌的生长有抑制作用。如果宫颈口外面的分泌物较多,先用无菌棉拭清除过多的分泌物。将女用取材拭子插入宫颈管内 1～2cm,稍用力转动,保留 5～10 秒后取出。③直肠拭子:将取材拭子插入肛管内 2～3cm,接触直肠侧壁 10 秒,避免接触粪团,从紧靠肛环边的隐窝中取出分泌物。如果拭子碰到粪团,应更换拭子重新取材。有条件时可在直肠镜的直视下采集直肠黏液脓性分泌物。④阴道拭子:对子宫切除的妇女和青春期前女孩可采集阴道标本。将取材拭子置于阴道后穹隆 10～15 秒,采集阴道分泌物。如果处女膜完整,则从阴道口取材。⑤咽拭子:将取材拭子接触咽后壁和扁桃体隐窝采集分泌物。⑥眼结膜拭子:翻开下眼睑,用取材拭子从下眼结膜表面采集分泌物。⑦尿液:在采集尿液标本前患者应至少 1 小时没有排尿,用无菌、无防腐剂的塑料容器收集前段尿液 10～20ml。24 小时以内检测的尿液,应置于 4℃ 冰箱保存,超过 24 小时检测的尿液,应冻存于 −20℃ 或 −70℃ 冰箱。

第四节　丹　　毒

【常用临床医学诊断 ICD 编码】

A26.000(疾病分类与代码国家临床版 2.0),A26.000(ICD-10 疾病编码国家医保版 2.0)。

【术前的检验项目】

1.必需的检验项目:血液分析、尿液分析、粪便常规、红细胞沉降率、C 反应蛋白或降钙素原、肝功能、肾功能、电解质、血糖、血脂全套、感染性疾病筛查(乙肝、丙肝、梅毒、艾滋病)。

2.根据患者病情选择的项目:病原微生物培养(血液或创面)、皮肤真菌涂片及培养(怀疑有足癣的患者)。

第五节　甲　　癣

【常用临床医学诊断 ICD 编码】

B35.100(疾病分类与代码国家临床版 2.0),B35.100(ICD-10 疾病编码国家医保版 2.0)。

【术前的检验项目】

1.必需的检验项目:真菌镜检。

2.根据患者病情可选择的检验项目:病原微生物培养。

第六节　接触性皮炎

【常用临床医学诊断 ICD 编码】

L25.900(疾病分类与代码国家临床版 2.0),L25.900(ICD-10 疾病编码国家医保版 2.0)。

【术前的检验项目】

1.必需的检验项目:血液分析、尿液分析、粪便常规、潜血试验、肝

功能、肾功能、血糖、血脂和电解质。

2.根据患者病情可选择的检验项目:斑贴试验、病原微生物培养。

第七节　特应性皮炎

【常用临床医学诊断 ICD 编码】

L20.800(疾病分类与代码国家临床版 2.0),L20.800(ICD-10 疾病编码国家医保版 2.0)。

【术前的检验项目】

1.必需的检验项目:血液分析、尿液分析、粪便常规、潜血试验、肝功能、肾功能、血糖、血脂和电解质。

2.根据患者病情可选择的检验项目:过敏原筛查、感染性疾病筛查(乙肝、丙肝、梅毒、艾滋病)、结核杆菌特异性抗体、抗核抗体、抗可提取性抗原抗体、补体、免疫球蛋白。

第八节　湿　　疹

【常用临床医学诊断 ICD 编码】

疱疹性湿疹:B00.000(疾病分类与代码国家临床版 2.0),B00.000(ICD-10 疾病编码国家医保版 2.0)。

【术前的检验项目】

1.必需的检验项目:血液分析、尿液分析、粪便常规、潜血试验、肝功能、肾功能、血糖、血脂、电解质。

2.根据患者病情可选择的检验项目:过敏原筛查、感染性疾病筛查(乙肝、丙肝、梅毒、艾滋病)、结核杆菌特异性抗体、抗核抗体、抗可提取性抗原抗体、补体、免疫球蛋白等。

第九节　重症多形红斑/中毒性
表皮坏死松解型药疹

【常用临床医学诊断 ICD 编码】

L51.900x003（疾病分类与代码国家临床版 2.0），L51.900（ICD-10 疾病编码国家医保版 2.0）。

【必需的检验项目】

血液分析、尿液分析、粪便常规、潜血试验、肝功能、肾功能、电解质、血糖、血脂全套、红细胞沉降率、C 反应蛋白、感染性疾病筛查（乙型肝炎、丙型肝炎、艾滋病、梅毒以及与药疹发生相关的病毒抗体与 DNA 载量，如 HSV、CMV、EBV 等）；发热者行血清病原微生物培养、EBV 等检测、肿瘤标志物（必要时）；（创面被质疑有感染者）创面病原微生物培养。

第十节　皮肌炎/多发性肌炎

【常用临床医学诊断 ICD 编码】

M33.200x001（疾病分类与代码国家临床版 2.0），M33.200（ICD-10 疾病编码国家医保版 2.0）。

【术前的检验项目】

1. 必需的检验项目：血液分析、尿液分析、粪便常规、潜血试验、肝功能、肾功能、电解质、血糖、血脂全套、心肌损伤标志物、抗核抗原、抗可提取性核抗原抗体、抗双链 DNA 抗体、类风湿因子、各种肌炎相关自身抗体、免疫球蛋白、补体、红细胞沉降率、抗 O 试验、感染性疾病筛查（乙肝、丙肝、艾滋病、梅毒与各种病毒抗体等）、24 小时尿肌酸、24 小时尿肌酐。

2. 根据病情选择：肿瘤标志物；如有气促、干咳、肺影像学异常，行血气分析。

第十一节　寻常型银屑病

【常用临床医学诊断 ICD 编码】

L40.000（疾病分类与代码国家临床版 2.0），L40.000（ICD-10 疾病编码国家医保版 2.0）。

【术前的检验项目】

1.必需的检验项目：血液分析、尿液分析、粪便常规、肝功能、肾功能、电解质、血糖、血脂全套、类风湿因子、免疫球蛋白、红细胞沉降率、抗链球菌 O、C 反应蛋白、感染性疾病筛查（乙肝、丙肝、梅毒、艾滋病）。

2.根据患者病情可选择的检验项目：PPD 试验、肿瘤标志物、尿妊娠试验（应用阿维 A 等治疗的妇女）。

注：①部分检查可以在门诊完成。②根据病情部分检查可以不进行。③典型皮损可根据临床表现诊断者不需要进行皮肤活检。

【术后住院恢复期的检验项目】

必须复查的检验项目：血液分析、尿液分析、粪便常规、肝功能、肾功能、电解质、血脂全套。

第十二节　关节病型银屑病

【常用临床医学诊断 ICD 编码】

L40.500（疾病分类与代码国家临床版 2.0），L40.500（ICD-10 疾病编码国家医保版 2.0）。

【术前的检验项目】

1.必需的检验项目：血液分析、尿液分析、粪便常规、潜血试验、肝功能、肾功能、电解质、血糖、血脂全套、类风湿因子、HLA-B27、抗核抗体、抗可提取性核抗原抗体、免疫球蛋白、红细胞沉降率、抗链球菌 O、C 反应蛋白、感染性疾病筛查（乙肝、丙肝、梅毒、艾滋病）。

2.根据患者病情可选择的检验项目：PPD 试验、肿瘤标志物、尿妊娠试验（应用阿维 A 等治疗的妇女）。

注：①部分检查可以在门诊完成。②根据病情部分检查可以不

进行。

【术后住院恢复期的检验项目】

必需复查的检验项目:血液分析、尿液分析、粪便常规、潜血试验、肝功能、肾功能、电解质。

第十三节 脓疱型银屑病

【常用临床医学诊断 ICD 编码】

L40.102(疾病分类与代码国家临床版 2.0),L40.102(ICD-10 疾病编码国家医保版 2.0)。

【术前的检验项目】

1. 必需的检验项目:血液分析、尿液分析、粪便常规、潜血试验、肝功能、肾功能、电解质、血糖、血脂全套、尿酸、红细胞沉降率、抗链球菌 O、C 反应蛋白、感染性疾病筛查(乙肝、丙肝、梅毒、艾滋病)、凝血功能。

2. 根据患者病情可选择的检验项目:PPD 试验、肿瘤标志物、尿妊娠试验(应用阿维 A 等治疗的妇女)。

【术后住院恢复期的检验项目】

必须复查的检验项目:血液分析、尿液分析、粪便常规、肝功能、肾功能、电解质、血脂全套。

第十四节 红皮病型银屑病

【常用临床医学诊断 ICD 编码】

L40.802(疾病分类与代码国家临床版 2.0),L40.802(ICD-10 疾病编码国家医保版 2.0)。

【术前的检验项目】

1. 必需的检验项目:血液分析、尿液分析、粪便常规、潜血试验、肝功能、肾功能、电解质、血糖、血脂全套、红细胞沉降率、抗链球菌 O、C 反应蛋白、感染性疾病筛查(乙肝、丙肝、梅毒、艾滋病)、凝血功能。

2. 根据患者病情可选择的检验项目:PPD 试验、肿瘤标志物、尿妊娠试验(应用阿维 A 等治疗的妇女)。

3.必须复查的检验项目:血液分析、尿液分析、粪便常规、潜血试验、肝功能、肾功能、电解质、血脂全套。

第十五节 红 皮 病

【常用临床医学诊断 ICD 编码】

C22.000(疾病分类与代码国家临床版 2.0),C22.000(ICD-10 疾病编码国家医保版 2.0)。

【术前的检验项目】

1.必需的检验项目:血液分析、尿液分析、粪便常规、潜血试验、肝功能、肾功能、电解质、血糖、血脂全套、免疫球蛋白、红细胞沉降率、抗链球菌 O、C 反应蛋白、抗核抗体、感染性疾病筛查(乙肝、丙肝、梅毒、艾滋病)。

2.根据患者病情可选择的检验项目:肿瘤标志物、血培养、病原微生物培养、血涂片、基因重排、免疫荧光等。

注:①部分检查可以在门诊完成。②根据病情部分检查可以不进行。

【术后住院恢复期的检验项目】

必须复查的检验项目:血液分析、尿液分析、粪便常规 、潜血试验、肝功能、肾功能、电解质。

第十六节 寻常型天疱疮

【常用临床医学诊断 ICD 编码】

L10.000(疾病分类与代码国家临床版 2.0),L10.000(ICD-10 疾病编码国家医保版 2.0)。

【术前的检验项目】

1.必需的检验项目:血液分析、尿液分析、粪便常规、潜血试验、肝功能、肾功能、电解质、血糖、血脂全套、免疫球蛋白、感染性疾病筛查(乙肝、丙肝、梅毒、艾滋病);皮肤组织病理学检查、直接免疫荧光法及血清间接免疫荧光法检测天疱疮抗体及滴度、创面病原微生物培养、血清天疱疮、类天疱疮相关自身抗体检查。

2.根据患者病情选择:肿瘤标志物。

第十七节　白　癜　风

【常用临床医学诊断 ICD 编码】

L80.x00（疾病分类与代码国家临床版 2.0），L80.x00（ICD-10 疾病编码国家医保版 2.0）。

【根据患者病情选择的项目】

血液分析、甲状腺相关抗体、自身抗体、免疫球蛋白、T 淋巴细胞亚群分析、真菌镜检。

注:甲状腺相关抗体包括抗甲状腺过氧化物酶、抗甲状腺球蛋白抗体、促甲状腺激素和其他相关抗体的检测。如患者既往史、家族史和(或)实验室检查强烈怀疑自身免疫性疾病,则需完善必要的自身抗体检测。在诊断存疑的情况下可以完善真菌镜检和皮肤活检等检测,根据检测结果进一步鉴别诊断。

第十八节　寻常痤疮

【常用临床医学诊断 ICD 编码】

L70.000（疾病分类与代码国家临床版 2.0），L70.000（ICD-10 疾病编码国家医保版 2.0）。

【根据患者病情选择的项目】

1.病原检测:患者可进行蠕形螨、马拉色菌等病原菌学检查,以利于鉴别诊断,有条件者可监测痤疮丙酸杆菌的耐药性,指导临床合理应用。

2.内分泌检查:女性痤疮患者如同时伴有皮脂溢出、多毛、月经稀发过少或闭经、不孕等,可检测性激素水平,必要时需排除多囊卵巢综合征等。

3.服药后安全性监测:拟行异维 A 酸系统治疗者,在开始治疗前应当进行肝功能和血脂检查,并在治疗后每 2～4 周复查。

第十九节　基底细胞癌

【常用临床医学诊断 ICD 编码】

Q87.800x901（疾病分类与代码国家临床版 2.0），Q87.001（ICD-10 疾病编码国家医保版 2.0）。

【术前的检验项目】

1.必需的检验项目：血液分析、尿液分析、粪便常规、肝功能、肾功能、电解质、血糖、血型、凝血功能、血脂全套、感染性疾病筛查（乙肝、丙肝、梅毒、艾滋病）、病原微生物培养。

2.根据患者病理情况，必要时行免疫组化检查等。

第二十节　皮肤恶性黑色素瘤

【常用临床医学诊断 ICD 编码】

C43.900（疾病分类与代码国家临床版 2.0），C43.900（ICD-10 疾病编码国家医保版 2.0）。

【术前的检验项目】

必需的检验项目：血液分析、尿液分析、粪便常规、肝功能、肾功能、甲状腺功能、电解质、血型、血糖、心肌损伤标志物、凝血功能、感染性疾病筛查（乙肝、丙肝、梅毒、艾滋病）。

第二十一节　恶性黑色素瘤内科治疗

【常用临床医学诊断 ICD 编码】

恶性黑色素瘤：C43.900x001（疾病分类与代码国家临床版 2.0），C43.900（ICD-10 疾病编码国家医保版 2.0）。

【术前的检验项目】

必需的检验项目：血液分析、尿液分析、粪便常规、肝功能、肾功能、电解质、血糖、感染性疾病筛查（乙肝、丙肝、梅毒、艾滋病）、凝血功能、心肌损伤标志物、细胞学检查。

第十六章 烧 伤 科

第一节 轻 度 烧 伤

【常用临床医学诊断 ICD 编码】

1. Ⅱ度烧伤：T30.200（疾病分类与代码国家临床版 2.0），T30.200（ICD-10 疾病编码国家医保版 2.0）。

2. 累及体表 10% 以下的烧伤：T31.000（疾病分类与代码国家临床版 2.0），T31.000（ICD-10 疾病编码国家医保版 2.0）。

【术前的检验项目】

必需的检验项目：血液分析、血型、红细胞沉降率、尿液分析、粪便常规、潜血试验、生化全套、同型半胱氨酸、C 反应蛋白、感染性疾病筛查（乙肝、丙肝、梅毒、艾滋病）、凝血功能、分泌物病原微生物培养、耐甲氧西林金葡菌耐药基因 *mecA*。

第二节 面部浅Ⅱ度烧伤

【常用临床医学诊断 ICD 编码】

T20.003（疾病分类与代码国家临床版 2.0），T20.003（ICD-10 疾病编码国家医保版 2.0）。

【术前的检验项目】

1. 必需的检验项目：血液分析、尿液分析、粪便常规、凝血功能、肝功能、肾功能、电解质、血糖、血型、感染性疾病筛查（乙肝、丙肝、梅毒、艾滋病）。

2. 可选择的检验项目：C 反应蛋白、降钙素原、内毒素。

第十七章　整形外科

第一节　下睑眼袋矫正术

【常用临床医学诊断 ICD 编码】

08.8600x002（手术操作与代码国家临床版 2.0），08.8600x002（ICD-9 手术编码国家医保版 2.0）。

【术前的检验项目】

必需的检验项目：血液分析、尿液分析、肝功能、肾功能、电解质、凝血功能、感染性疾病筛查（乙肝、丙肝、梅毒、艾滋病）。

第二节　驼　峰　鼻

【常用临床医学诊断 ICD 编码】

M95.006（疾病分类与代码国家临床版 2.0），M95.006（ICD-10 疾病编码国家医保版 2.0）。

【术前的检验项目】

必需的检验项目：血液分析、尿液分析、肝功能、肾功能、电解质、凝血功能、感染性疾病筛查（乙肝、丙肝、梅毒、艾滋病）。

第三节　颧　骨　突　出

【常用临床医学诊断 ICD 编码】

Z41.100x004（疾病分类与代码国家临床版 2.0），Z41.100x004（ICD-10 疾病编码国家医保版 2.0）。

【术前的检验项目】

必需的检验项目：血液分析、尿液分析、肝功能、肾功能、电解质、凝血功能、感染性疾病筛查(乙肝、丙肝、梅毒、艾滋病)。

第四节　颏后缩畸形

【常用临床医学诊断 ICD 编码】

K07.000x011(疾病分类与代码国家临床版 2.0),K07.000x011 (ICD-10 疾病编码国家医保版 2.0)。

【术前的检验项目】

必需的检验项目:血液分析、尿液分析、生化全套、免疫全套、凝血功能、血型、电解质。

第五节　小耳畸形(Brent 法耳郭再造术 I 期)

【常用临床医学诊断 ICD 编码】

Q17.200(疾病分类与代码国家临床版 2.0),Q17.200(ICD-10 疾病编码国家医保版 2.0)。

【术前的检验项目】

必需的检验项目:血液分析、尿液分析、肝功能、肾功能、电解质、凝血功能、感染性疾病筛查(乙肝、丙肝、梅毒、艾滋病)。

第六节　小耳畸形(Brent 法耳郭再造术 II 期)

【常用临床医学诊断 ICD 编码】

Q17.200(疾病分类与代码国家临床版 2.0),Q17.200(ICD-10 疾病编码国家医保版 2.0)。

【术前的检验项目】

必需的检验项目:血液分析、尿液分析、肝功能、肾功能、电解质、凝血功能、感染性疾病筛查(乙肝、丙肝、梅毒、艾滋病)。

第七节　小耳畸形(Brent 法耳郭再造术Ⅲ期)

【常用临床医学诊断 ICD 编码】

Q17.200(疾病分类与代码国家临床版 2.0),Q17.200(ICD-10 疾病编码国家医保版 2.0)。

【术前的检验项目】

必需的检验项目:血液分析、尿液分析、肝功能、肾功能、电解质、凝血功能、感染性疾病筛查(乙肝、丙肝、梅毒、艾滋病)。

第八节　小耳畸形(扩张皮瓣法耳郭再造术Ⅰ期)

【常用临床医学诊断 ICD 编码】

Q17.200(疾病分类与代码国家临床版 2.0),Q17.200(ICD-10 疾病编码国家医保版 2.0)。

【术前的检验项目】

必需的检验项目:血液分析、尿液分析、肝功能、肾功能、电解质、凝血功能、感染性疾病筛查(乙肝、丙肝、梅毒、艾滋病)。

第九节　小耳畸形(扩张皮瓣法耳郭再造术Ⅱ期)

【常用临床医学诊断 ICD 编码】

Q17.200(疾病分类与代码国家临床版 2.0),Q17.200(ICD-10 疾病编码国家医保版 2.0)。

【术前的检验项目】

必需的检验项目:血液分析、尿液分析、肝功能、肾功能、电解质、凝血功能、感染性疾病筛查(乙肝、丙肝、梅毒、艾滋病)。

第十节　小耳畸形(扩张皮瓣法耳郭再造术Ⅲ期)

【常用临床医学诊断 ICD 编码】

Q17.200（疾病分类与代码国家临床版 2.0），Q17.200（ICD-10 疾病编码国家医保版 2.0）。

【术前的检验项目】

必需的检验项目：血液分析、尿液分析、肝功能、肾功能、电解质、凝血功能、感染性疾病筛查（乙肝、丙肝、梅毒、艾滋病）。

第十一节　先天性肌性斜颈

【常用临床医学诊断 ICD 编码】

Q68.001（疾病分类与代码国家临床版 2.0），Q68.001（ICD-10 疾病编码国家医保版 2.0）。

【术前的检验项目】

必需的检验项目：血液分析、血型、尿液分析、粪便常规、肝功能、肾功能、凝血功能、感染性疾病筛查（乙肝、丙肝、梅毒、艾滋病）。

第十二节　肘部线性瘢痕挛缩松解改形手术

【常用临床医学诊断 ICD 编码】

瘢痕挛缩：L90.502（疾病分类与代码国家临床版 2.0），L90.502（ICD-10 疾病编码国家医保版 2.0）。

【术前的检验项目】

必需的检验项目：血液分析、尿液分析、粪便常规、凝血功能、肝功能、肾功能、电解质、血糖、血型、感染性疾病筛查（乙肝、丙肝、梅毒、艾滋病）。

第十三节 腕掌侧瘢痕切除植皮手术

【常用临床医学诊断 ICD 编码】

皮肤瘢痕切除术：86.3x01（手术操作与代码国家临床版 2.0），86.3x01（ICD-9 手术编码国家医保版 2.0）。

【术前的检验项目】

必需的检验项目：血液分析、尿液分析、粪便常规、凝血功能、肝功能、肾功能、电解质、血糖、血型、感染性疾病筛查（乙肝、丙肝、梅毒、艾滋病）。

第十四节 先天性乳房发育不良

【常用临床医学诊断 ICD 编码】

Q83.803（疾病分类与代码国家临床版 2.0），Q83.803（ICD-10 疾病编码国家医保版 2.0）。

【术前的检验项目】

必需的检验项目：血液分析、尿液分析、肝功能、肾功能、电解质、凝血功能、感染性疾病筛查（乙肝、丙肝、梅毒、艾滋病）。

第十五节 男性乳房发育

【常用临床医学诊断 ICD 编码】

N62.x02（疾病分类与代码国家临床版 2.0），N62.x02（ICD-10 疾病编码国家医保版 2.0）。

【术前的检验项目】

必需的检验项目：血液分析、尿液分析、肝功能、肾功能、电解质、凝血功能、感染性疾病筛查（乙肝、丙肝、梅毒、艾滋病）。

第十六节 腹部脂肪堆积

【常用临床医学诊断 ICD 编码】

E65.x10（疾病分类与代码国家临床版 2.0），E65.x10（ICD-10 疾病编码国家医保版 2.0）。

【术前的检验项目】

必需的检验项目：血液分析、尿液分析、感染性疾病筛查（乙肝、丙肝、梅毒、艾滋病）、生化全套、电解质、凝血功能。

第十七节 体表巨大良性肿物

【常用临床医学诊断 ICD 编码】

R22.903（疾病分类与代码国家临床版 2.0），R22.903（ICD-10 疾病编码国家医保版 2.0）。

【术前的检验项目】

1.必需的检验项目：血液分析、尿液分析、凝血功能、生化全套、感染性疾病筛查（乙肝、丙肝、梅毒、艾滋病）。

2.可选择的检验项目：血型。

第十八节 体表色素痣切除缝合手术

【常用临床医学诊断 ICD 编码】

86.3x14（手术操作与代码国家临床版 2.0），86.3x14（ICD-9 手术编码国家医保版 2.0）。

【术前的检验项目】

1.必需的检验项目：血液分析、凝血功能、生化全套、感染性疾病筛查（乙肝、丙肝、梅毒、艾滋病）。

2.可选择的检验项目：尿液分析、粪便常规、肝功能、肾功能、电解质、血糖、血型。

第十九节　四肢瘢痕挛缩畸形

【常用临床医学诊断 ICD 编码】

瘢痕挛缩:L90.502（疾病分类与代码国家临床版 2.0），L90.502（ICD-10 疾病编码国家医保版 2.0）。

【术前的检验项目】

必需的检验项目:血液分析、尿液分析、粪便常规、肝功能、肾功能、电解质、凝血功能、血型、感染性疾病筛查（乙肝、丙肝、梅毒、艾滋病）。

【术后住院恢复期的检验项目】

可能需要复查的检验项目:血液分析、肝功能、肾功能、电解质。

第二十节　瘢 痕 挛 缩

【常用临床医学诊断 ICD 编码】

L90.502（疾病分类与代码国家临床版 2.0），L90.502（ICD-10 疾病编码国家医保版 2.0）。

【术前的检验项目】

必需的检验项目:血液分析、尿液分析、粪便常规、肝功能、肾功能、电解质、血糖、凝血功能、感染性疾病筛查（乙肝、丙肝、梅毒、艾滋病）。

第二十一节　瘢痕日间手术

【常用临床医学诊断 ICD 编码】

瘢痕:L90.501（疾病分类与代码国家临床版 2.0），L90.501（ICD-10 疾病编码国家医保版 2.0）。

【术前的检验项目】

必需的检验项目:血液分析、尿液分析、凝血功能、感染性疾病筛查（乙肝、丙肝、梅毒、艾滋病）。

第十八章　乳腺、甲状腺外科

第一节　急性乳腺炎

【常用临床医学诊断 ICD 编码】

N61.x05（疾病分类与代码国家临床版 2.0），N61.x05（ICD-10 疾病编码国家医保版 2.0）。

【术前的检验项目】

必需的检验项目：血液分析、尿液分析、粪便常规、肝功能、肾功能、凝血功能、血型、感染性疾病筛查（乙肝、丙肝、梅毒、艾滋病）。

【术后住院恢复期的检验项目】

必须复查的检验项目：血液分析。

第二节　乳腺良性肿瘤

【常用临床医学诊断 ICD 编码】

D24.x00x001（疾病分类与代码国家临床版 2.0），D24.x00（ICD-10 疾病编码国家医保版 2.0）。

【术前的检验项目】

必需的检验项目：血液分析、尿液分析、肝功能、肾功能、电解质、凝血功能、感染性疾病筛查（乙肝、丙肝、梅毒、艾滋病）。

【术后住院恢复期的检验项目】

必须复查的检验项目：血液分析。

第三节　乳房肿物开放性手术

【常用临床医学诊断 ICD 编码】

乳房肿物:N64.900x001(疾病分类与代码国家临床版 2.0),N63.x00(ICD-10 疾病编码国家医保版 2.0)。

【术前的检验项目】

必需的检验项目:血液分析、尿液分析、粪便常规、凝血功能、血糖、肝功能、肾功能、电解质、血脂全套、感染性疾病筛查(乙肝、丙肝、梅毒、艾滋病)、甲状腺功能、性激素 6 项。

第四节　乳房肿物微创旋切术

【常用临床医学诊断 ICD 编码】

乳房肿物:N64.900x001(疾病分类与代码国家临床版 2.0),N63.x00(ICD-10 疾病编码国家医保版 2.0)。

【术前的检验项目】

必需的检验项目:血液分析、尿液分析、粪便常规、凝血功能、血糖、肝功能、肾功能、电解质、血脂全套、感染性疾病筛查(乙肝、丙肝、梅毒、艾滋病)、甲状腺功能、性激素 6 项。

第五节　乳腺癌(2016 年版)

【常用临床医学诊断 ICD 编码】

C50.900x011(疾病分类与代码国家临床版 2.0),C50.900(ICD-10 疾病编码国家医保版 2.0)。

【术前的检验项目】

1.必需的检验项目:血液分析、尿液分析、粪便常规、凝血功能、血糖、肝功能、肾功能、电解质、血脂全套、感染性疾病筛查(乙肝、丙肝、梅毒、艾滋病)、甲状腺功能、性激素 6 项。

2.可选择的检验项目:肿瘤标志物、血气分析。

第六节　乳腺癌改良根治术

【常用临床医学诊断 ICD 编码】

乳腺癌:C50.900x011(疾病分类与代码国家临床版 2.0),C50.900(ICD-10 疾病编码国家医保版 2.0)。

【术前的检验项目】

1.必需的检验项目:血液分析、血型、尿液分析、凝血功能、肝功能、肾功能、电解质、血糖、感染性疾病筛查(乙肝、丙肝、梅毒、艾滋病)。

2.可选择的检验项目:肿瘤标志物、血或尿妊娠试验、心肌损伤标志物。

第七节　乳腺癌保留乳房手术

【常用临床医学诊断 ICD 编码】

乳腺癌:C50.900x011(疾病分类与代码国家临床版 2.0),C50.900(ICD-10 疾病编码国家医保版 2.0)。

【术前的检验项目】

1.必需的检验项目:血液分析、血型、尿液分析、凝血功能、肝功能、肾功能、电解质、血糖、感染性疾病筛查(乙肝、丙肝、梅毒、艾滋病)。

2.可选择的检验项目:肿瘤标志物、血或尿妊娠试验、心肌损伤标志物。

第八节　乳腺癌辅助化学治疗

【常用临床医学诊断 ICD 编码】

乳腺癌:C50.900x011(疾病分类与代码国家临床版 2.0),C50.900(ICD-10 疾病编码国家医保版 2.0)。

【术前的检验项目】

必需的检验项目。

1.基线及每 3 个月复查时检验项目:肿瘤标志物。

2.每周期化疗前检验项目:血液分析、尿液分析、粪便常规、肝功能、肾功能、电解质、血糖、凝血功能。

【术后住院恢复期的检验项目】

必须复查的检验项目:血液分析、肝功能、肾功能。

第九节　乳腺癌化学治疗

【常用临床医学诊断 ICD 编码】

乳腺癌:C50.900x011(疾病分类与代码国家临床版 2.0),C50.900(ICD-10 疾病编码国家医保版 2.0)。

【术前的检验项目】

1.必需的检验项目:血液分析、尿液分析、粪便常规、肝功能、肾功能、电解质、凝血功能、血糖。

2.可选择的检验项目:血或尿妊娠试验、心肌损伤标志物。

【术后住院恢复期的检验项目】

必须复查的检验项目:血液分析。

第十节　肿瘤科乳腺癌术后放射治疗

【常用临床医学诊断 ICD 编码】

乳腺癌:C50.900x011(疾病分类与代码国家临床版 2.0),C50.900(ICD-10 疾病编码国家医保版 2.0)。

【术前的检验项目】

1.必需的检验项目:血液分析、尿液分析、粪便常规、肝肾功、电解质。

2.可选择的检验项目:心肌损伤标志物。

第十一节 乳腺癌术后放射治疗

【常用临床医学诊断 ICD 编码】

乳腺癌:C50.900x011(疾病分类与代码国家临床版 2.0),C50.900(ICD-10 疾病编码国家医保版 2.0)。

【术前的检验项目】

1. 必需的检验项目:血液分析、尿液分析、粪便常规、肝功能、肾功能。

2. 可选择的检验项目:电解质、血糖、凝血功能、肿瘤标志物、病原微生物培养。

【术后住院恢复期的检验项目】

必须复查的检验项目:血液分析。

第十二节 原发性甲状腺功能亢进症

【常用临床医学诊断 ICD 编码】

E05.805(疾病分类与代码国家临床版 2.0),E05.805(ICD-10 疾病编码国家医保版 2.0)。

【术前的检验项目】

1. 必需的检验项目:血液分析、尿液分析、粪便常规、潜血试验、肝功能、肾功能、电解质、凝血功能、感染性疾病筛查(乙肝、丙肝、梅毒、艾滋病)、甲状腺功能。

2. 可选择的检验项目:血气分析。

【术后住院恢复期的检验项目】

必须复查的检验项目:血液分析、生化全套、甲状腺功能等。

第十三节 甲状腺良性肿瘤

【常用临床医学诊断 ICD 编码】

D34.x00(疾病分类与代码国家临床版 2.0),D34.x00(ICD-10 疾

病编码国家医保版 2.0)。

【术前的检验项目】

1.必需的检验项目:血液分析、尿液分析、粪便常规、肝功能、肾功能、电解质、血糖、凝血功能、感染性疾病筛查(乙肝、丙肝、梅毒、艾滋病)和甲状旁腺素检查、甲状腺功能、降钙素。

2.可选择的检验项目:血气分析。

【术后住院恢复期的检验项目】

1.必须复查的检验项目:血液分析、生化全套等。

2.可选择的检验项目:甲状旁腺素、电解质。

第十四节　结节性甲状腺肿

【常用临床医学诊断 ICD 编码】

E04.902(疾病分类与代码国家临床版 2.0),E04.902(ICD-10 疾病编码国家医保版 2.0)。

【术前的检验项目】

必需的检验项目:血液分析、尿液分析、凝血功能、甲状腺功能(如 T_3、T_4、TSH、TG、PTH、TPOAb 等)、肝功能、肾功能、血糖、电解质、感染性疾病筛查(乙肝、丙肝,梅毒、艾滋病)。

【术后住院恢复期的检验项目】

必须复查的检验项目:甲状腺功能、甲状旁腺激素、生化全套。

第十五节　甲状腺癌(2011 年版)

【常用临床医学诊断 ICD 编码】

C73.x00(疾病分类与代码国家临床版 2.0),C73.x00(ICD-10 疾病编码国家医保版 2.0)。

【术前的检验项目】

1.必需的检验项目:血液分析、尿液分析、粪便常规、潜血试验、肝功能、肾功能、电解质、凝血功能、感染性疾病筛查(乙肝、丙肝、梅毒、艾滋病)、甲状腺功能、抗甲状腺抗体、甲状腺球蛋白、降钙素。

2.可选择的检验项目:血气分析。

【术后住院恢复期的检验项目】

必须复查的检验项目:血液分析、生化全套等。

第十六节　分化型甲状腺癌

【常用临床医学诊断 ICD 编码】

甲状腺癌:C73.x00(疾病分类与代码国家临床版 2.0),C73.x00(ICD-10 疾病编码国家医保版 2.0)。

【术前的检验项目】

1.必需的检验项目:血液分析、尿液分析、肝功能、肾功能、电解质、血糖、凝血功能、感染性疾病筛查(乙肝、丙肝、梅毒、艾滋病)、甲状腺功能检查、抗甲状腺抗体、甲状腺球蛋白、降钙素等。

2.可选择的检验项目:血气分析。

【术后住院恢复期的检验项目】

必须复查的检验项目:生化全套、甲状腺功能及甲状旁腺功能。

第十七节　分化型甲状腺癌术后[131]I 治疗

【常用临床医学诊断 ICD 编码】

甲状腺癌:C73.x00(疾病分类与代码国家临床版 2.0),C73.x00(ICD-10 疾病编码国家医保版 2.0)。

【术前的检验项目】

1.必需的检验项目:血液分析、尿液分析、粪便常规、肝功能、肾功能全套、血糖、血脂全套、血清甲状腺功能;育龄妇女疑怀孕者应行孕检。

2.可选择的检验项目:血清 TPOAb、PTH、电解质、降钙素、甲状旁腺素、肿瘤标志物、电解质、性激素类项目等。

第十九章 普通外科

第一节 腹股沟疝(2016 年版)

【常用临床医学诊断 ICD 编码】

K40.200(疾病分类与代码国家临床版 2.0),K40.200(ICD-10 疾病编码国家医保版 2.0)。

【术前的检验项目】

必需的检验项目:血液分析、尿液分析、粪便常规、肝功能、肾功能、电解质、血糖、血型、凝血功能、感染性疾病筛查(乙肝、丙肝、梅毒、艾滋病)。

【术后住院恢复期的检验项目】

必须复查的检验项目:根据患者病情变化情况而定。

第二节 脾 破 裂

【常用临床医学诊断 ICD 编码】

1.非创伤性脾破裂:D73.501(疾病分类与代码国家临床版 2.0),D73.501(ICD-10 疾病编码国家医保版 2.0)。

2.创伤性脾破裂:S36.002(疾病分类与代码国家临床版 2.0),S36.002(ICD-10 疾病编码国家医保版 2.0)。

3.开放性脾破裂:S36.011(疾病分类与代码国家临床版 2.0),S36.011(ICD-10 疾病编码国家医保版 2.0)。

【术前的检验项目】

1.必需的检验项目:血液分析、血型、尿液分析、肝功能、肾功能、电解质、凝血功能、感染性疾病筛查(乙肝、丙肝、梅毒、艾滋病)。

2.可选择的检验项目:血淀粉酶、尿淀粉酶。

【术后住院恢复期的检验项目】

必须复查的检验项目:血液分析、生化全套等。

第三节　胃十二指肠溃疡

【常用临床医学诊断 ICD 编码】

K26.900x001(疾病分类与代码国家临床版 2.0),K26.900x001(ICD-10 疾病编码国家医保版 2.0)。

【术前的检验项目】

必需的检验项目:血液分析、尿液分析、粪便常规、潜血试验、肝功能、肾功能、电解质、凝血功能、血型、感染性疾病筛查(乙肝、丙肝、梅毒、艾滋病)。

【术后住院恢复期的检验项目】

必须复查的检验项目:血液分析、肝功能、肾功能、电解质。

第四节　胃　穿　孔

【常用临床医学诊断 ICD 编码】

K31.814(疾病分类与代码国家临床版 2.0),K31.814(ICD-10 疾病编码国家医保版 2.0)。

【术前的检验项目】

1.必需的检验项目:血液分析、肝功能、肾功能、血型、凝血功能、尿液分析、粪便常规、潜血试验、感染性疾病筛查(乙肝、丙肝、梅毒、艾滋病)。

2.可选择的检验项目:引流液淀粉酶。

第五节　胃　肉　瘤

【常用临床医学诊断 ICD 编码】

胃癌:C16.900(疾病分类与代码国家临床版 2.0),C16.900

（ICD-10 疾病编码国家医保版 2.0）。

【术前的检验项目】

1.必需的检验项目:血液分析、尿液分析、粪便常规、潜血试验、肝功能、肾功能、电解质、凝血功能、血型、感染性疾病筛查（乙肝、丙肝、梅毒、艾滋病）、肿瘤标志物（CEA、CA19-9 等）。

2.可选择的检验项目:血气分析。

【术后住院恢复期的检验项目】

必须复查的检验项目:血液分析、肝功能、肾功能、电解质。

第六节　胃　　癌

【常用临床医学诊断 ICD 编码】

C16.900（疾病分类与代码国家临床版 2.0），C16.900（ICD-10 疾病编码国家医保版 2.0）。

【术前的检验项目】

必需的检验项目:血液分析、尿液分析、粪便常规、潜血试验、肝功能、肾功能、电解质、凝血功能、血型、感染性疾病筛查（乙肝、丙肝、梅毒、艾滋病）、肿瘤标志物。

【术后住院恢复期的检验项目】

必须复查的检验项目:根据患者情况复查血液分析、生化全套、凝血功能、肿瘤标志物等。

第七节　胃癌根治手术

【常用临床医学诊断 ICD 编码】

胃癌:C16.900（疾病分类与代码国家临床版 2.0），C16.900（ICD-10 疾病编码国家医保版 2.0）。

【术前的检验项目】

1.必需的检验项目:血液分析、尿液分析、粪便常规、潜血试验、肝功能、肾功能、电解质、凝血功能、消化道肿瘤标志物、幽门螺杆菌检查、感染性疾病筛查（乙肝、丙肝、梅毒、艾滋病）。

2.可选择的检验项目:血型、交叉配血、血糖、血脂全套;年龄＞60 岁或既往有心肺疾病的患者行血气分析。

【术后住院恢复期的检验项目】

必须复查的检验项目:血液分析、肝功能、肾功能、电解质、肿瘤标志物、幽门螺杆菌检查。

第八节　胃癌联合脏器切除手术

【常用临床医学诊断 ICD 编码】

胃癌:C16.900(疾病分类与代码国家临床版 2.0),C16.900(ICD-10 疾病编码国家医保版 2.0)。

【术前的检验项目】

1.必需的检验项目:血液分析、尿液分析、粪便常规、潜血试验、肝功能、肾功能、电解质、凝血功能、肿瘤标志物、感染性疾病筛查(乙肝、丙肝、梅毒、艾滋病)、幽门螺杆菌检查。

2.可选择的检验项目:年龄＞50 岁或既往有心肺疾病的患者还需行血气分析检查,根据患者病情选择血糖、血脂检查。

【术后住院恢复期的检验项目】

必须复查的检验项目:血液分析、肝功能、肾功能、电解质、肿瘤标志物、幽门螺杆菌、引流液淀粉酶。

第九节　胃癌术前化学治疗

【常用临床医学诊断 ICD 编码】

胃癌:C16.900(疾病分类与代码国家临床版 2.0),C16.900(ICD-10 疾病编码国家医保版 2.0)。

【每周期化疗前的检验项目】

1.必需的检验项目:血液分析、尿液分析、粪便常规、潜血试验、肝功能、肾功能、电解质、血糖、凝血功能。

2.可选择的检验项目:肿瘤标志物(AFP、CA19-9、CA125、CA72-4、CA242、HER2)、免疫组化检测。

【化疗后必须复查的检验项目】

1.血液分析:建议每周复查1～2次。根据具体化疗方案及血象变化,复查时间间隔可酌情增减。

2.肝功能、肾功能:每化疗周期复查1次。根据具体化疗方案及血象变化,复查时间间隔可酌情增减。

第十节　胃癌术后辅助化学治疗

【常用临床医学诊断 ICD 编码】

胃癌:C16.900(疾病分类与代码国家临床版2.0),C16.900(ICD-10疾病编码国家医保版2.0)。

【住院期间的检验项目】

1.必需的检验项目:血液分析、尿液分析、粪便常规、潜血试验、肝功能、肾功能、电解质、血糖、血脂全套。

2.可选择的检验项目:肿瘤标志物(CA19-9、CA72-4、CA125、CA15-3)。

【化疗后必须复查的检验项目】

1.血液分析:建议每周复查1次。根据具体化疗方案及血象变化,复查时间间隔可酌情增减。

2.肝功能、肾功能:每化疗周期复查1次。根据具体化疗方案及血象变化,复查时间间隔可酌情增减。

第十一节　胃癌辅助化学治疗

【常用临床医学诊断 ICD 编码】

胃癌:C16.900(疾病分类与代码国家临床版2.0),C16.900(ICD-10疾病编码国家医保版2.0)。

【每周期化疗前检验项目】

1.必需的检验项目:血液分析、尿液分析、粪便常规、潜血试验、肝

功能、肾功能、电解质、血糖、凝血功能。

2.可选择的检验项目:肿瘤标志物(AFP、CA19-9、CA125、CA72-4、CA242、CA15-3、HER-2)。

【化疗后必须复查的检验项目】

1.血液分析:建议每周复查1次。根据具体化疗方案及血象变化,复查时间间隔可酌情增减。

2.肝功能、肾功能:每化疗周期复查1次。根据具体化疗方案及血象变化,复查时间间隔可酌情增减。

第十二节　胃癌姑息化学治疗

【常用临床医学诊断 ICD 编码】

胃癌:C16.900(疾病分类与代码国家临床版 2.0),C16.900(ICD-10 疾病编码国家医保版 2.0)。

【每周期化疗前的检验项目】

1.必需的检验项目:血液分析、尿液分析、粪便常规、潜血试验、肝功能、肾功能、电解质、血糖、凝血功能。

2.可选择的检验项目:肿瘤标志物(AFP、CA19-9、CA125、CA72-4、CA242、HER-2)、免疫组化检测。

【化疗后必须复查的检验项目】

1.血液分析:建议每周复查1~2次。根据具体化疗方案及血象变化,复查时间间隔可酌情增减。

2.肝功能、肾功能:每周期复查1次。根据具体化疗方案及结果,复查时间间隔可酌情增减。

第十三节　胃癌放射治疗

【常用临床医学诊断 ICD 编码】

胃癌:C16.900(疾病分类与代码国家临床版 2.0),C16.900(ICD-

10 疾病编码国家医保版 2.0)。

【放疗前的准备项目】

1.必需的检验项目:血液分析、尿液分析、粪便常规、潜血试验、肝功能、肾功能、肿瘤标志物。

2.可选择的检验项目:凝血功能。

【治疗后复查的项目】

必须复查的检验项目:血液分析、肝功能、肾功能、肿瘤标志物。

第十四节　十二指肠恶性肿瘤

【常用临床医学诊断 ICD 编码】

C17.000(疾病分类与代码国家临床版 2.0),C17.000(ICD-10 疾病编码国家医保版 2.0)。

【住院期间的检验项目】

1.必需的检验项目:血液分析、尿液分析、粪便常规、潜血试验、肝功能、肾功能、电解质、凝血功能、血型、感染性疾病筛查(乙肝、丙肝、梅毒、艾滋病)、肿瘤标志物(CEA、CA19-9 等)。

2.可选择的检验项目:血气分析。

【术后住院恢复期的检验项目】

必须复查的检验项目:血液分析、肝功能、肾功能、电解质。

第十五节　肠　梗　阻

【常用临床医学诊断 ICD 编码】

K56.700(疾病分类与代码国家临床版 2.0),K56.700(ICD-10 疾病编码国家医保版 2.0)。

【住院期间的检验项目】

1.必需的检验项目:血液分析、尿液分析、肝功能、肾功能、电解质、凝血功能、血型、血淀粉酶、感染性疾病筛查(乙肝、丙肝、梅毒、艾滋病)。

2.可选择的检验项目:根据患者病情进行消化系统肿瘤标志物、血气分析检查。

【术后住院恢复期的检验项目】

必须复查的检验项目:血液分析、肝功能、肾功能、电解质。

第十六节 小肠间质瘤

【常用临床医学诊断 ICD 编码】

D37.201(疾病分类与代码国家临床版 2.0),D37.201(ICD-10 疾病编码国家医保版 2.0)。

【术前的检验项目】

必需的检验项目:血液分析、血型、尿液分析、粪便常规、潜血试验、肝功能、肾功能、电解质、凝血功能、肿瘤标志物、感染性疾病筛查(乙肝、丙肝、梅毒、艾滋病)。

【术后住院恢复期的检验项目】

必须复查的检验项目:根据患者情况复查血液分析、电解质、肝功能、凝血功能、肿瘤标志物等。

第十七节 小 肠 憩 室

【常用临床医学诊断 ICD 编码】

K57.100x005(疾病分类与代码国家临床版 2.0),K57.100x005(ICD-10 疾病编码国家医保版 2.0)。

【住院期间的检验项目】

必需的检验项目:血液分析、尿液分析、粪便常规、潜血试验、血型、肝功能、肾功能、肿瘤标志物、感染性疾病筛查(乙肝、丙肝、梅毒、艾滋病)、凝血功能。

第十八节　急性单纯性阑尾炎行腹腔镜阑尾切除术

【常用临床医学诊断 ICD 编码】

47.0100(手术操作与代码国家临床版 2.0) 47.0100(ICD-9 手术编码国家医保版 2.0)。

【术前的检验项目】

1.必需的检验项目:血液分析、尿液分析、凝血功能、肝功能、肾功能、感染性疾病筛查(乙肝、丙肝、梅毒、艾滋病)。

2.可选择的检验项目:根据病情需要检查血尿淀粉酶。

【术后住院恢复期的检验项目】

必须复查的检验项目:血液分析。

第十九节　急性单纯性阑尾炎

【常用临床医学诊断 ICD 编码】

K35.900(疾病分类与代码国家临床版 2.0),K35.800x001(ICD-10 疾病编码国家医保版 2.0)。

【术前的检验项目】

1.必需的检验项目:血液分析、尿液分析、凝血功能、肝功能、肾功能、感染性疾病筛查(乙肝、丙肝、梅毒、艾滋病)。

2.可选择的检验项目:根据病情需要检查血尿淀粉酶。

【术后住院恢复期的检验项目】

必须复查的检验项目:血液分析。

第二十节　直 肠 息 肉

【常用临床医学诊断 ICD 编码】

K62.100(疾病分类与代码国家临床版 2.0),K62.100(ICD-10 疾

病编码国家医保版 2.0)。

【术前的检验项目】

必需的检验项目:血液分析、尿液分析、粪便常规、潜血试验、肝功能、肾功能、电解质、血型、凝血功能、感染性疾病筛查(乙肝、丙肝、梅毒、艾滋病)。

【术后住院恢复期的检验项目】

必须复查的检验项目:根据患者情况复查血液分析、肝功能、电解质。

第二十一节　急性出血性肠炎

【常用临床医学诊断 ICD 编码】

A09.006(疾病分类与代码国家临床版 2.0),A09.006(ICD-10 疾病编码国家医保版 2.0)。

【术前的检验项目】

1.必需的检验项目:血液分析、尿液分析、粪便常规、潜血试验、肝功能、肾功能、电解质、凝血功能、血型、感染性疾病筛查(乙肝、丙肝、梅毒、艾滋病)。

2.可选择的检验项目:根据患者病情行血气分析检查。

【术后住院恢复期的检验项目】

必须复查的检验项目:血液分析、肝功能、肾功能、电解质。

第二十二节　结　肠　憩　室

【常用临床医学诊断 ICD 编码】

K57.303(疾病分类与代码国家临床版 2.0),K57.303(ICD-10 疾病编码国家医保版 2.0)。

【住院期间的检验项目】

必需的检验项目:血液分析、肝功能、肾功能、生化全套、血型、凝血功能、尿液分析、粪便常规、潜血试验、感染性疾病筛查(乙肝、丙肝、梅毒、艾滋病)。

【术后住院恢复期的检验项目】

必须复查的检验项目：根据患者情况复查血液分析、肝功能、肾功能、电解质。

第二十三节　结　肠　癌

【常用临床医学诊断 ICD 编码】

C18.900（疾病分类与代码国家临床版 2.0），C18.900（ICD-10 疾病编码国家医保版 2.0）。

【术前的检验项目】

必需的检验项目：血液分析、尿液分析、粪便常规、肝功能、肾功能、电解质、血糖、血型、凝血功能、血脂全套、消化道肿瘤标志物、感染性疾病筛查（乙肝、丙肝、梅毒、艾滋病）。

【术后住院恢复期的检验项目】

必须复查的检验项目：血液分析、肝功能、肾功能、电解质、血糖、肿瘤标志物。

第二十四节　结肠癌根治切除手术

【常用临床医学诊断 ICD 编码】

结肠癌：C18.900（疾病分类与代码国家临床版 2.0），C18.900（ICD-10 疾病编码国家医保版 2.0）。

【术前的检验项目】

1. 必需的检验项目：血液分析、尿液分析、粪便常规、潜血试验、凝血功能、肝功能、肾功能、电解质、血糖、肿瘤标志物、血型、感染性疾病筛查（乙肝、丙肝、梅毒、艾滋病）。

2. 可选择检验项目：高龄、危重患者应行血气分析检查；合并其他疾病应行相关检查，如心肌损伤标志物、血糖等。

【术后住院恢复期的检验项目】

必须复查的检验项目：术后第 1 天、第 3 天和第 5 天复查血液分析、电解质等。

第二十五节　结肠癌化学治疗

【常用临床医学诊断 ICD 编码】

结肠癌：C18.900（疾病分类与代码国家临床版 2.0），C18.900（ICD-10 疾病编码国家医保版 2.0）。

【化疗前的检验项目】

必需的检验项目：血液分析、尿液分析、粪便常规、潜血试验、肝功能、肾功能、电解质、凝血功能、血糖、肿瘤标志物（必须检测 CEA、CA19-9；建议检测 CA242、CA72-4；有肝转移患者建议检测 AFP；有卵巢转移患者建议检测 CA125）。

【化疗后必须复查的检验项目】

必须复查的检验项目。

（1）化疗期间定期复查血液分析，建议每周复查 1 次。根据具体化疗方案及血象变化，复查时间间隔可酌情增减。

（2）监测 CEA 等肿瘤标志物。

第二十六节　直肠癌低位前切除手术

【常用临床医学诊断 ICD 编码】

直肠癌：C20.x00（疾病分类与代码国家临床版 2.0），C20.x00（ICD-10 疾病编码国家医保版 2.0）。

【术前的检验项目】

1. 必需的检验项目：血液分析、尿液分析、粪便常规、潜血试验、凝血功能、肝功能、肾功能、电解质、血糖、肿瘤标志物、血型、感染性疾病筛查（乙肝、丙肝、梅毒、艾滋病）。

2. 可选择的检验项目：高龄、危重患者应行血气分析；合并其他疾病应行相关检查，如心肌损伤标志物、血糖等。

【术后住院恢复期的检验项目】

必须复查的检验项目：术后第 1 天、第 3 天和第 5 天复查血液分析、电解质等。

第二十七节 直肠癌腹会阴联合切除手术

【常用临床医学诊断 ICD 编码】

直肠癌:C20. x00(疾病分类与代码国家临床版 2.0),C20. x00(ICD-10 疾病编码国家医保版 2.0)。

【术前的检验项目】

1.必需的检验项目:血液分析、尿液分析、粪便常规、潜血试验、凝血功能、肝功能、肾功能、电解质、血糖、肿瘤标志物、血型、感染性疾病筛查(乙肝、丙肝、梅毒、艾滋病)。

2.可选择的检验项目:高龄、危重患者应行血气分析检查;合并其他疾病应行相关检查,如心肌损伤标志物、血糖等。

【术后住院恢复期的检验项目】

必须复查的检验项目:术后第 1 天、第 3 天、第 5 天和第 10 天复查血液分析、电解质等。

第二十八节 结直肠癌术后化学治疗

【常用临床医学诊断 ICD 编码】

结肠和直肠恶性肿瘤:C19. x01(疾病分类与代码国家临床版 2.0),C19. x01(ICD-10 疾病编码国家医保版 2.0)。

【术前的检验项目】

必需的检验项目:血液分析、尿液分析、粪便常规、潜血试验、肝功能、肾功能、电解质、肿瘤标志物(CEA、CA19-9、CA724)。

【化疗后必须复查的检验项目】

必须复查的检验项目。

(1)血液分析。建议每周复查 1~2 次。根据具体化疗方案及血象变化,复查时间间隔可酌情增减。

(2)肝功能、肾功能。每化疗周期复查 1 次。根据具体化疗方案及血象变化,复查时间间隔可酌情增减。

第二十九节　直肠癌化学治疗

【常用临床医学诊断 ICD 编码】

直肠癌:C20.x00(疾病分类与代码国家临床版 2.0),C20.x00(ICD-10 疾病编码国家医保版 2.0)。

【术前的检验项目】

必需的检验项目:血液分析、尿液分析、粪便常规、潜血试验、肝功能、肾功能、电解质、凝血功能、血糖、肿瘤标志物(必须检测 CEA、CA19-9;建议检测 CA242、CA72-4;有肝转移患者建议检测 AFP;有卵巢转移患者建议检测 CA125)。

【术后住院恢复期的检验项目】

必须复查的检验项目:血液分析、肿瘤标志物。

第三十节　直肠癌术前放射治疗

【常用临床医学诊断 ICD 编码】

直肠癌:C20.x00(疾病分类与代码国家临床版 2.0),C20.x00(ICD-10 疾病编码国家医保版 2.0)。

【术前的检验项目】

必需的检验项目:血液分析、尿液分析、粪便常规、凝血功能、血型、肿瘤标志物、肝功能、肾功能。

【术后住院恢复期的检验项目】

必要时查病原微生物培养。

第三十一节　直肠癌放射治疗

【常用临床医学诊断 ICD 编码】

直肠癌:C20.x00(疾病分类与代码国家临床版 2.0),C20.x00(ICD-10 疾病编码国家医保版 2.0)。

【术前的检验项目】

1.必需的检验项目:血液分析、尿液分析、粪便常规、潜血试验、肝功能、肾功能、肿瘤标志物。

2.可选择的检验项目:凝血功能。

【术后住院恢复期的检验项目】

必须复查的检验项目:血液分析、肝功能、肾功能、肿瘤标志物。

第三十二节　肠　外　瘘

【常用临床医学诊断 ICD 编码】

K63.200(疾病分类与代码国家临床版 2.0),K63.200(ICD-10 疾病编码国家医保版 2.0)。

【术前的检验项目】

必需的检验项目:血型、血液分析、尿液分析、粪便常规、潜血试验、电解质、肝功能、肾功能、凝血功能、感染性疾病筛查(乙肝、丙肝、梅毒、艾滋病)。

【术后住院恢复期的检验项目】

1.必须复查的检验项目:血液分析、肝功能、肾功能、电解质。

2.可选择的检验项目:病原微生物培养。

第三十三节　肛　　裂

【常用临床医学诊断 ICD 编码】

K60.200(疾病分类与代码国家临床版 2.0),K60.200(ICD-10 疾病编码国家医保版 2.0)。

【术前的检验项目】

必需的检验项目:血液分析、尿液分析、粪便常规、潜血试验、肝功能、肾功能、电解质、凝血功能、感染性疾病筛查(乙肝、丙肝、梅毒、艾滋病)。

【术后住院恢复期的检验项目】

必须复查的检验项目:血液分析、尿液分析。

第三十四节　肛 周 脓 肿

【常用临床医学诊断 ICD 编码】

K61.001(疾病分类与代码国家临床版 2.0)，K61.001(ICD-10 疾病编码国家医保版 2.0)。

【术前的检验项目】

1.必需的检验项目:血液分析、尿液分析、肝功能、肾功能、电解质、凝血功能、感染性疾病筛查(乙肝、丙肝、梅毒、艾滋病)。

2.可选择的检验项目:病原微生物培养。

第三十五节　肛　　瘘

【常用临床医学诊断 ICD 编码】

K60.300(疾病分类与代码国家临床版 2.0)，K60.300(ICD-10 疾病编码国家医保版 2.0)。

【术前的检验项目】

1.必需的检验项目:血液分析、尿液分析、粪便常规、潜血试验、凝血功能、肝功能、肾功能、感染性疾病筛查(乙肝、丙肝、梅毒、艾滋病)、血型。

2.可选择的检验项目:病原微生物培养。

【术后住院恢复期的检验项目】

必须复查的检验项目:血液分析。

第三十六节　血栓性外痔

【常用临床医学诊断 ICD 编码】

I84.300(疾病分类与代码国家临床版 2.0)，K64.806(ICD-10 疾病编码国家医保版 2.0)。

【术前的检验项目】

必需的检验项目:血液分析、尿液分析、肝功能、肾功能、电解质、凝血功能、血型、感染性疾病筛查(乙肝、丙肝、梅毒、艾滋病)。

第三十七节　阑尾类癌

【常用临床医学诊断 ICD 编码】

C18.100(疾病分类与代码国家临床版 2.0),C18.100(ICD-10 疾病编码国家医保版 2.0)。

【术前的检验项目】

必需的检验项目:血液分析、肝功能、肾功能、血型、凝血功能、尿液分析、粪便常规、潜血试验、感染性疾病筛查(乙肝、丙肝、梅毒、艾滋病)、肿瘤标志物(CEA、CA19-9、NSE、CA125)。

【术后住院恢复期的检验项目】

可选择的检验项目:血液分析、肝功能、肾功能、电解质。

第三十八节　原发性肝癌(肝癌切除术)

【常用临床医学诊断 ICD 编码】

C22.000(疾病分类与代码国家临床版 2.0),C22.000(ICD-10 疾病编码国家医保版 2.0)。

【术前的检验项目】

必需的检验项目:血液分析、尿液分析、粪便常规、肝功能、肾功能、ICG 检测、电解质、血型、凝血功能、血氨、肿瘤标志物(甲胎蛋白)、各种肝炎病毒学指标检测(乙肝 5 项、乙肝 DNA 定量、抗 HCV)、感染性疾病筛查(乙肝、丙肝、梅毒、艾滋病)。

【术后住院恢复期的检验项目】

必须复查的检验项目:血液分析、尿液分析、肝功能、肾功能、电解质、血氨、凝血功能、肿瘤标志物。

第三十九节　原发性肝细胞癌

【常用临床医学诊断 ICD 编码】

C22.000(疾病分类与代码国家临床版 2.0),C22.000(ICD-10 疾病编码国家医保版 2.0)。

【术前的检验项目】

必需的检验项目:血液分析、血型、尿液分析、粪便常规、潜血试验、肝功能、肾功能、电解质、凝血功能、肿瘤标志物(含 AFP)、感染性疾病筛查(含乙肝、丙肝、梅毒、艾滋病)。

【术后住院恢复期的检验项目】

必须复查的检验项目:血液分析、电解质、肝功能、肾功能、凝血功能、肿瘤标志物。

第四十节　细菌性肝脓肿

【常用临床医学诊断 ICD 编码】

K75.003(疾病分类与代码国家临床版 2.0),K75.003(ICD-10 疾病编码国家医保版 2.0)。

【术前的检验项目】

1.必需的检验项目:血液分析、血型、尿液分析、粪便常规、潜血试验、凝血功能、肝功能、肾功能、电解质、血糖、降钙素原、C 反应蛋白、感染性疾病筛查(乙肝、丙肝、梅毒、艾滋病)。

2.可选择的检验项目:血气分析、血培养或脓液病原微生物培养。

【术后住院恢复期的检验项目】

1.必须复查的检验项目:血液分析、肝功能、肾功能、电解质、凝血功能。

2.可选择的检验项目:血培养、脓液病原微生物培养。

第四十一节　门静脉高压症

【常用临床医学诊断 ICD 编码】

K76.600(疾病分类与代码国家临床版 2.0)，K76.600(ICD-10 疾病编码国家医保版 2.0)。

【术前的检验项目】

1.必需的检验项目：血液分析、尿液分析、粪便常规、潜血试验、肝功能、肾功能、电解质、血型、凝血功能、血氨、甲胎蛋白、各种肝炎病毒学指标检测(乙肝 5 项、乙肝 DNA 定量、抗 HCV)、其他感染性疾病筛查(乙肝、丙肝、梅毒、艾滋病)。

2.可选择的检验项目：肝纤维化 4 项。

【术后住院恢复期的检验项目】

必须复查的检验项目：血液分析、肝功能、肾功能、电解质、血氨、凝血功能。

第四十二节　胆囊结石合并急性胆囊炎

【常用临床医学诊断 ICD 编码】

K80.000(疾病分类与代码国家临床版 2.0)，K80.000(ICD-10 疾病编码国家医保版 2.0)。

【术前的检验项目】

1.必需的检验项目：血液分析、尿液分析、粪便常规、肝功能、肾功能、电解质、凝血功能、感染性疾病筛查(乙肝、丙肝、梅毒、艾滋病)、血型。

2.可选择的检验项目：病原微生物培养。

【术后住院恢复期的检验项目】

必须复查的检验项目：血液分析、肝功能、肾功能、电解质。

第四十三节　胆管结石(无胆管炎或胆囊炎)

【常用临床医学诊断 ICD 编码】

K80.500(疾病分类与代码国家临床版 2.0),K80.500(ICD-10 疾病编码国家医保版 2.0)。

【术前的检验项目】

必需的检验项目:血液分析、血型、尿液分析、粪便常规、潜血、肝功能、肾功能、电解质、凝血功能、感染性疾病筛查(乙肝、丙肝、梅毒、艾滋病)。

【术后住院恢复期的检验项目】

1.必须复查的检验项目:血液分析、电解质、肝功能、肾功能。

2.可选择的检验项目:病原微生物培养。

第四十四节　胆管结石合并胆管炎

【常用临床医学诊断 ICD 编码】

K80.300(疾病分类与代码国家临床版 2.0),K80.300x002(ICD-10 疾病编码国家医保版 2.0)。

【术前的检验项目】

1.必需的检验项目:血液分析、血型、尿液分析、粪便常规、潜血试验、肝功能、肾功能、电解质、凝血功能、感染性疾病筛查(乙肝、丙肝、梅毒、艾滋病)。

2.可选择的检验项目:肿瘤标志物检查(含 CA19-9、CEA)、血气分析、病原微生物培养。

【术后住院恢复期的检验项目】

必须复查的检验项目:血液分析、电解质、肝功能、肾功能。

第四十五节　慢性胆囊炎

【常用临床医学诊断 ICD 编码】

K81.100(疾病分类与代码国家临床版 2.0),K81.100(ICD-10 疾病编码国家医保版 2.0)。

【术前的检验项目】

1.必需的检验项目:血液分析、尿液分析、粪便常规、潜血试验、肝功能、肾功能、电解质、凝血功能、感染性疾病筛查(乙肝、丙肝、梅毒、艾滋病)、血型。

2.可选择的检验项目:消化肿瘤标志物(CEA、CA19-9)、血气分析、病原微生物培养。

【术后住院恢复期的检验项目】

必须复查的检验项目:血液分析、肝功能、肾功能、电解质。

第四十六节　腹腔镜胆囊切除术日间手术

【常用临床医学诊断 ICD 编码】

51.2300(手术操作与代码国家临床版 2.0),51.2300(ICD-9 手术编码国家医保版 2.0)。

【术前的检验项目】

必需的检验项目:血液分析、肝功能、肾功能、电解质、凝血功能、感染性疾病筛查(乙肝、丙肝、梅毒、艾滋病)、血型。

第四十七节　胆　道　出　血

【常用临床医学诊断 ICD 编码】

K83.809(疾病分类与代码国家临床版 2.0),K83.809(ICD-10 疾病编码国家医保版 2.0)。

【术前的检验项目】

必需的检验项目:血液分析、尿液分析、粪便常规、潜血试验、肝功

能、肾功能、电解质、血型、凝血功能、血氨、甲胎蛋白、各种肝炎病毒学指标检测(乙肝 5 项、乙肝 DNA 定量、抗 HCV)、感染性疾病筛查(乙肝、丙肝、梅毒、艾滋病)。

【术后住院恢复期的检验项目】

必须复查的检验项目:血液分析、肝功能、肾功能、电解质、血氨、凝血功能。

第四十八节　胆　囊　癌

【常用临床医学诊断 ICD 编码】

C23. x00(疾病分类与代码国家临床版 2.0),C23. x00(ICD-10 疾病编码国家医保版 2.0)。

【术前的检验项目】

必需的检验项目:血液分析、尿液分析、粪便常规、潜血试验、肝功能、肾功能、电解质、血型、凝血功能、血氨、甲胎蛋白、各种肝炎病毒学指标检测(乙肝 5 项、乙肝 DNA 定量、抗 HCV)、感染性疾病筛查(乙肝、丙肝、梅毒、艾滋病)。

【术后住院恢复期的检验项目】

必须复查的检验项目:血液分析、肝功能、肾功能、电解质、血氨、凝血 5 项。

第四十九节　肝门胆管癌

【常用临床医学诊断 ICD 编码】

C24. 000x007(疾病分类与代码国家临床版 2.0),C24. 000x007 (ICD-10 疾病编码国家医保版 2.0)。

【术前的检验项目】

1. 必需的检验项目:血液分析、血型、尿液分析、粪便常规、潜血试验、肝功能、肾功能、电解质、凝血功能、肿瘤标志物(AFP、CA125、CA19-9、CEA 等)、感染性疾病筛查(乙肝、丙肝、梅毒、艾滋病)。

2. 可选择的检验项目:血气分析。

【术后住院恢复期的检验项目】

必须复查的检验项目:血液分析、电解质、肝功能、凝血功能、肿瘤标志物。

第五十节　肝胆管细胞癌化疗

【常用临床医学诊断 ICD 编码】

肝胆管恶性肿瘤:C24.001(疾病分类与代码国家临床版 2.0),C24.001(ICD-10 疾病编码国家医保版 2.0)。

【术前的检验项目】

1.必需的检验项目:血液分析、尿液分析、粪便常规、潜血试验、肝功能、肾功能、电解质、凝血功能、感染性疾病筛查(乙肝、丙肝、梅毒、艾滋病)。

2.可选择的检验项目:肿瘤标志物。

【术后住院恢复期的检验项目】

必须复查的检验项目:血液分析、肝功能、肾功能。

第五十一节　胰腺假性囊肿

【常用临床医学诊断 ICD 编码】

K86.300(疾病分类与代码国家临床版 2.0),K86.300(ICD-10 疾病编码国家医保版 2.0)。

【术前的检验项目】

1.必需的检验项目:血液分析、血型、尿液分析、粪便常规、潜血试验、肝功能、肾功能、电解质、凝血功能、肿瘤标志物(含 CA19-9、CA125 及 CEA 等)、感染性疾病筛查(乙肝、丙肝、梅毒、艾滋病)。

2.可选择的检验项目:血气分析、病原微生物培养。

【术后住院恢复期的检验项目】

必须复查的检验项目:血液分析、电解质、血淀粉酶、尿淀粉酶。

第五十二节 胰 腺 癌

【常用临床医学诊断 ICD 编码】

C25.900(疾病分类与代码国家临床版 2.0),C25.900(ICD-10 疾病编码国家医保版 2.0)。

【术前的检验项目】

1.必需的检验项目:血液分析、血型、尿液分析、粪便常规、潜血试验、肝功能、肾功能、电解质、凝血功能、肿瘤标志物、感染性疾病筛查(乙肝、丙肝、梅毒、艾滋病)。

2.可选择的检验项目:血气分析、病原微生物培养。

【术后住院恢复期的检验项目】

必须复查的检验项目:血液分析、电解质、血淀粉酶、尿淀粉酶、肿瘤标志物。

第二十章　泌尿外科

第一节　肾盂输尿管连接部狭窄

【常用临床医学诊断 ICD 编码】

N13.501(疾病分类与代码国家临床版 2.0),N13.501(ICD-10 疾病编码国家医保版 2.0)。

【术前的检验项目】

1.必需的检验项目:血液分析、尿液分析、电解质、肝功能、肾功能、血型、凝血功能、感染性疾病筛查(乙肝、丙肝、梅毒、艾滋病)。

2.根据患者病情可选择的检验项目:心肌损伤标志物、血糖、血气分析等。

【术后住院恢复期的检验项目】

必须复查的检验项目:血液分析、肾功能及电解质。

第二节　包皮过长手术

【常用临床医学诊断 ICD 编码】

包皮过长:N47.x01(疾病分类与代码国家临床版 2.0),N47.x01(ICD-10 疾病编码国家医保版 2.0)。

【术前的检验项目】

必需的检验项目:血液分析、凝血功能。

第三节　包茎或包皮过长日间手术

【常用临床医学诊断 ICD 编码】

1.包茎:N47.x00x001(疾病分类与代码国家临床版 2.0),

N47. x00x001(ICD-10 疾病编码国家医保版 2.0)。

2.包皮过长：N47. x01（疾病分类与代码国家临床版 2.0），N47. x01(ICD-10 疾病编码国家医保版 2.0)。

【术前的检验项目】

必需的检验项目：血液分析、尿液分析、凝血功能、感染性疾病筛查（乙肝、丙肝、梅毒、艾滋病）。

第四节　腺性膀胱炎日间手术

【常用临床医学诊断 ICD 编码】

腺性膀胱炎：N30.809（疾病分类与代码国家临床版 2.0），N30.809(ICD-10 疾病编码国家医保版 2.0)。

【术前的检验项目】

必需的检验项目：血液分析、尿液分析、电解质、肝功能、肾功能、血型、凝血功能、感染性疾病筛查（乙肝、丙肝、梅毒、艾滋病）。

【术后住院恢复期的检验项目】

必须复查的检验项目：尿液分析。

第五节　肾　结　核

【常用临床医学诊断 ICD 编码】

A18.103＋（疾病分类与代码国家临床版 2.0），A18.103＋N29.1＊(ICD-10 疾病编码国家医保版 2.0)。

【术前的检验项目】

必需的检验项目：血液分析、尿液分析、红细胞沉降率、生化全套、凝血功能、感染性疾病筛查（乙肝、丙肝、梅毒、艾滋病）、结核菌素试验、尿沉渣抗酸染色、尿培养、尿结核杆菌 DNA 检测。

第六节 尿潴留日间手术

【常用临床医学诊断 ICD 编码】

尿潴留：R33. x00((疾病分类与代码国家临床版 2.0)，R33. x00 (ICD-10 疾病编码国家医保版 2.0)。

【术前的检验项目】

必需的检验项目：血型、血液分析、尿液分析、凝血功能、感染性疾病筛查(乙肝、丙肝、梅毒、艾滋病)、肝功能、肾功能、血糖、电解质。

第七节 膀胱造瘘日间手术

【常用临床医学诊断 ICD 编码】

R33. x00((疾病分类与代码国家临床版 2.0)，R33. x00(ICD-10 疾病编码国家医保版 2.0)。

【术前的检验项目】

必需的检验项目：血液分析、尿液分析、电解质、肝功能、肾功能、血型、凝血功能、感染性疾病筛查(乙肝、丙肝、梅毒、艾滋病)。

第八节 良性前列腺增生

【常用临床医学诊断 ICD 编码】

N40. x00(疾病分类与代码国家临床版 2.0)，N40. x00(ICD-10 疾病编码国家医保版 2.0)。

【术前的检验项目】

必需的检验项目：血液分析、尿液分析、电解质、肝功能、肾功能、血型、凝血功能、感染性疾病筛查(乙肝、丙肝、梅毒、艾滋病)。

【术后住院恢复期的检验项目】

必须复查的检验项目：血液分析、尿液分析。

第九节 肾 结 石

【常用临床医学诊断 ICD 编码】

N20.000(疾病分类与代码国家临床版 2.0),N20.000(ICD-10 疾病编码国家医保版 2.0)。

【术前的检验项目】

必需的检验项目:血液分析、尿液分析、电解质、肝功能、肾功能、血型、凝血功能、感染性疾病筛查(乙肝、丙肝、梅毒、艾滋病)。

【术后住院恢复期的检验项目】

必须复查的检验项目:血液分析、尿液分析。

第十节 输尿管结石(2016 年版)

【常用临床医学诊断 ICD 编码】

N20.100(疾病分类与代码国家临床版 2.0),N20.100(ICD-10 疾病编码国家医保版 2.0)。

【术前的检验项目】

必需的检验项目:血液分析、尿液分析、电解质、肝功能、肾功能、血型、凝血功能、感染性疾病筛查(乙肝、丙肝、梅毒、艾滋病)。

【术后住院恢复期的检验项目】

必须复查的检验项目:血液分析、尿液分析。

第十一节 膀胱结石日间

【常用临床医学诊断 ICD 编码】

膀胱结石:N21.000(疾病分类与代码国家临床版 2.0),N21.000(ICD-10 疾病编码国家医保版 2.0)。

【术前的检验项目】

必需的检验项目:血液分析、尿液分析、电解质、肝功能、肾功能、凝血功能、感染性疾病筛查(乙肝、丙肝、梅毒、艾滋病)。

第十二节 体外冲击波碎石日间手术

【常用临床医学诊断 ICD 编码】

93.3900x005(手术操作与代码国家临床版 2.0),93.3900x005(ICD-9 手术编码国家医保版 2.0)。

【术前的检验项目】

必需的检验项目:血液分析、尿液分析、粪便常规、电解质、肝功能、肾功能、血型、凝血功能、感染性疾病筛查(乙肝、丙肝、梅毒、艾滋病)。

第十三节 输尿管内支架

【常用临床医学诊断 ICD 编码】

Z96.001(疾病分类与代码国家临床版 2.0),Z96.001(ICD-10 疾病编码国家医保版 2.0)。

【术前的检验项目】

必需的检验项目:血液分析、尿液分析、电解质、肝功能、肾功能、血型、凝血功能、感染性疾病筛查(乙肝、丙肝、梅毒、艾滋病)。

【术后住院恢复期的检验项目】

必须复查的检验项目:血液分析、尿液分析。

第十四节 输尿管支架管(D-J 管)留置

【常用临床医学诊断 ICD 编码】

泌尿系结石:N20.900(疾病分类与代码国家临床版 2.0),N20.900(ICD-10 疾病编码国家医保版 2.0)。

【术前的检验项目】

必需的检验项目:血液分析、尿液分析、电解质、肝功能、肾功能、凝血功能、感染性疾病筛查(乙肝、丙肝、梅毒、艾滋病)。

第十五节　肾　肿　瘤

【常用临床医学诊断 ICD 编码】

1. 肾恶性肿瘤：C64.x00x001(疾病分类与代码国家临床版 2.0)，C64.x00x001(ICD-10 疾病编码国家医保版 2.0)。

2. 肾良性肿瘤：D30.000(疾病分类与代码国家临床版 2.0)，D30.000(ICD-10 疾病编码国家医保版 2.0)。

【术前的检验项目】

必需的检验项目：血液分析、尿液分析、生化全套、凝血功能、感染性疾病筛查(乙肝、丙肝、梅毒、艾滋病)。

第十六节　肾癌(2010 年版)

【常用临床医学诊断 ICD 编码】

C64.x00x001(疾病分类与代码国家临床版 2.0)，C64.x00x001(ICD-10 疾病编码国家医保版 2.0)。

【术前的检验项目】

1. 必需的检验项目：血液分析、尿液分析、粪便常规、潜血试验、电解质、肝功能、肾功能、血型、凝血功能、感染性疾病筛查(乙肝、丙肝、梅毒、艾滋病)。

2. 根据患者病情可选择的检验项目：肿瘤标志物、心肌损伤标志物、血糖、血气分析等。

【术后住院恢复期的检验项目】

必须复查的检验项目：血液分析、尿液分析、肾功能。

第十七节　肾　盂　肿　瘤

【常用临床医学诊断 ICD 编码】

D41.100x001(疾病分类与代码国家临床版 2.0)，D41.100x001

（ICD-10 疾病编码国家医保版 2.0）。

【术前的检验项目】

必需的检验项目：血液分析、尿液分析、粪便常规、潜血试验、电解质、肝功能、肾功能、血糖、血型、凝血功能、感染性疾病筛查（乙肝、丙肝、梅毒、艾滋病）、尿细胞学检查、肿瘤标志物、心肌损伤标志物、血气分析。

第十八节　肾　盂　癌

【常用临床医学诊断 ICD 编码】

C65.x00（疾病分类与代码国家临床版 2.0），C65.x00（ICD-10 疾病编码国家医保版 2.0）。

【术前的检验项目】

1.必需的检验项目：血液分析、尿液分析、粪便常规、潜血试验、电解质、肝功能、肾功能、血型、凝血功能、感染性疾病筛查（乙肝、丙肝、梅毒、艾滋病）。

2.根据患者病情可选择的检验项目：肿瘤标志物测定、心肌损伤标志物、血糖、血气分析等。

【术后住院恢复期的检验项目】

必须复查的检验项目：血液分析、尿液分析、肾功能。

第十九节　肾　素　瘤

【常用临床医学诊断 ICD 编码】

D41.001（疾病分类与代码国家临床版 2.0），D41.001（ICD-10 疾病编码国家医保版 2.0）。

【术前的检验项目】

必需的检验项目：血液分析、尿液分析、电解质、肝功能、肾功能、血型、凝血功能、感染性疾病筛查（乙肝、丙肝、梅毒、艾滋病）。

【术后住院恢复期的检验项目】

必须复查的检验项目：血液分析、电解质。

第二十节　机器人辅助下腹腔镜
肾根治性切除术

【常用临床医学诊断 ICD 编码】

肾癌:C64.x00x001(疾病分类与代码国家临床版 2.0),C64.x00x001(ICD-10 疾病编码国家医保版 2.0)。

【术前的检验项目】

必需的检验项目:血液分析、尿液分析、粪便常规、电解质、肝功能、肾功能、凝血功能、感染性疾病筛查(乙肝、丙肝、梅毒、艾滋病)、肿瘤标志物。

【术后住院恢复期的检验项目】

必须复查的检验项目:血液分析、电解质、肝功能、肾功能。

第二十一节　机器人辅助下腹腔镜肾部分切除术

【常用临床医学诊断 ICD 编码】

肾癌:C64.x00x001(疾病分类与代码国家临床版 2.0),C64.x00x001(ICD-10 疾病编码国家医保版 2.0)。

【术前的检验项目】

必需的检验项目:血液分析、尿液分析、粪便常规、电解质、肝功能、肾功能、凝血功能、感染性疾病筛查(乙肝、丙肝、梅毒、艾滋病)、肿瘤标志物。

【术后住院恢复期的检验项目】

必须复查的检验项目:血液分析、电解质、肝功能、肾功能。

第二十二节　输　尿　管　癌

【常用临床医学诊断 ICD 编码】

C66.x00(疾病分类与代码国家临床版 2.0),C66.x00(ICD-10 疾

病编码国家医保版2.0)。

【术前的检验项目】

1.必需的检验项目:血液分析、尿液分析、粪便常规、潜血试验、电解质、肝功能、肾功能、血型、凝血功能、感染性疾病筛查(乙肝、丙肝、梅毒、艾滋病)。

2.根据患者病情可选择的检验项目:肿瘤标志物、心肌损伤标志物、血糖、血气分析等。

【术后住院恢复期的检验项目】

必须复查的检验项目:血液分析、尿液分析、肾功能。

第二十三节　膀　胱　肿　瘤

【常用临床医学诊断 ICD 编码】

D41.401(疾病分类与代码国家临床版2.0),D41.401(ICD-10疾病编码国家医保版2.0)。

【术前的检验项目】

必需的检验项目:血液分析、尿液分析、电解质、肝功能、肾功能、血型、凝血功能、感染性疾病筛查(乙肝、丙肝、梅毒、艾滋病)。

【术后住院恢复期的检验项目】

必须复查的检验项目:血液分析、尿液分析。

第二十四节　膀　　胱　　癌

【常用临床医学诊断 ICD 编码】

C67.900(疾病分类与代码国家临床版2.0),C67.900(ICD-10疾病编码国家医保版2.0)。

【术前的检验项目】

1.必需的检验项目:血液分析、尿液分析、粪便常规、肝功能、肾功能、电解质、血糖、血型、凝血功能、感染性疾病筛查(乙肝、丙肝、梅毒、艾滋病)。

2.可选择的检验项目:心肌损伤标志物、血气分析、肾功能等。

【术后住院恢复期的检验项目】

必须复查的检验项目:血液分析、肾功能、凝血功能。

第二十五节　膀胱肿瘤日间手术

【常用临床医学诊断 ICD 编码】

膀胱肿瘤:D41.401(疾病分类与代码国家临床版 2.0),D41.401(ICD-10 疾病编码国家医保版 2.0)。

【术前的检验项目】

1.必需的检验项目:血液分析、尿液分析、粪便常规、潜血试验、凝血功能、生化全套、感染性疾病筛查(乙肝、丙肝、梅毒、艾滋病)。

2.可选择的检验项目:血型和交叉配血。

【术后住院恢复期的检验项目】

必须复查的检验项目:血液分析、尿液分析。

第二十六节　阴　茎　癌

【常用临床医学诊断 ICD 编码】

C60.900(疾病分类与代码国家临床版 2.0),C60.900(ICD-10 疾病编码国家医保版 2.0)。

【术前的检验项目】

1.必需的检验项目:血液分析、尿液分析、血型、凝血功能、生化全套、感染性疾病筛查(乙肝、丙肝、梅毒、艾滋病)。

2.可选择的检验项目:血气分析。

【术后住院恢复期的检验项目】

必须复查的检验项目:血液分析、电解质。

第二十七节　前 列 腺 癌

【常用临床医学诊断 ICD 编码】

C61.x00(疾病分类与代码国家临床版 2.0),C61.x00(ICD-10 疾

病编码国家医保版2.0)。

【术前的检验项目】

1.必需的检验项目:肿瘤标志物(总前列腺特异性抗原和游离前列腺特异性抗原)、血液分析、尿液分析、粪便常规、潜血试验、电解质、肝功能、肾功能、血型、凝血功能、感染性疾病筛查(乙肝、丙肝、梅毒、艾滋病)。

2.可选择的检验项目:心肌损伤标志物、血气分析等。

【术后住院恢复期的检验项目】

必须复查的检验项目:血液分析、尿液分析、肿瘤标志物。

第二十八节　前列腺穿刺活检

【常用临床医学诊断 ICD 编码】

前列腺癌:C61.x00(疾病分类与代码国家临床版 2.0),C61.x00(ICD-10 疾病编码国家医保版 2.0)。

【术前的检验项目】

1.必需的检验项目:血液分析、尿液分析、电解质、肝功能、肾功能、血糖、血型、凝血功能、感染性疾病筛查(乙肝、丙肝、梅毒、艾滋病)、肿瘤标志物。

2.可选择的检验项目:血气分析。

【术后住院恢复期的检验项目】

1.必须复查的检验项目:血液分析、尿液分析、粪便常规、潜血试验。

2.可选择的检验项目:病原微生物培养。

第二十九节　睾　丸　肿　瘤

【常用临床医学诊断 ICD 编码】

D40.101(疾病分类与代码国家临床版 2.0),D40.101(ICD-10 疾病编码国家医保版 2.0)。

【术前的检验项目】

必需的检验项目:血液分析、粪便常规、尿液分析、生化全套、凝血功能、感染性疾病筛查(乙肝、丙肝、梅毒、艾滋病)、肿瘤标志物(AFP、HCG、LDH)。

第三十节　单纯性肾囊肿

【常用临床医学诊断 ICD 编码】

N28.101(疾病分类与代码国家临床版 2.0),N28.101(ICD-10 疾病编码国家医保版 2.0)。

【术前的检验项目】

1.必需的检验项目:血液分析、尿液分析、电解质、肝功能、肾功能、血型、凝血功能、感染性疾病筛查(乙肝、丙肝、梅毒、艾滋病)。

2.可选择的检验项目:心肌损伤标志物、血糖、血气分析等。

【术后住院恢复期的检验项目】

1.必须复查的检验项目:血液分析、尿液分析。

2.可选择的检验项目:病原微生物培养。

第三十一节　附　睾　肿　物

【常用临床医学诊断 ICD 编码】

N50.903(疾病分类与代码国家临床版 2.0),N50.903(ICD-10 疾病编码国家医保版 2.0)。

【术前的检验项目】

必需的检验项目:血型、血液分析、尿液分析、凝血功能、感染性疾病筛查(乙肝、丙肝、梅毒、艾滋病)、肝功能、肾功能、血糖、电解质。

第三十二节　附睾结节日间手术

【常用临床医学诊断 ICD 编码】

N45.903(疾病分类与代码国家临床版 2.0),N45.903(ICD-10 疾

病编码国家医保版 2.0)。

【术前的检验项目】

必需的检验项目:血液分析、尿液分析、粪便常规、电解质、肝功能、肾功能、凝血功能、感染性疾病筛查(乙肝、丙肝、梅毒、艾滋病)。

第三十三节　尿失禁(经阴道闭孔尿道中段悬吊延长术)手术

【常用临床医学诊断 ICD 编码】

尿失禁:R32. x00(疾病分类与代码国家临床版 2.0),R32. x00(ICD-10 疾病编码国家医保版 2.0)。

【术前的检验项目】

1.必需的检验项目:血液分析、血型、尿液分析、粪便常规、潜血试验、生化全套、感染性疾病筛查(乙肝、丙肝、梅毒、艾滋病)、凝血功能。

2.可选择的检验项目:尿病原微生物培养、肿瘤标志物(含 SCC)、血型和交叉配血。

【术后住院恢复期的检验项目】

必须复查的检验项目:血液分析、尿液分析。

第三十四节　精索静脉曲张

【常用临床医学诊断 ICD 编码】

I86.101(疾病分类与代码国家临床版 2.0),I86.101(ICD-10 疾病编码国家医保版 2.0)。

【术前的检验项目】

必需的检验项目:血液分析、尿液分析、电解质、肝功能、肾功能、血型、凝血功能、感染性疾病筛查(乙肝、丙肝、梅毒、艾滋病)。

【术后住院恢复期的检验项目】

必须复查的检验项目:血液分析、尿液分析。

第三十五节　精索静脉曲张手术

【常用临床医学诊断 ICD 编码】

精索静脉曲张：I86.101(疾病分类与代码国家临床版 2.0)，I86.101(ICD-10 疾病编码国家医保版 2.0)。

【术前的检验项目】

1.必需的检验项目：血液分析、尿液分析、电解质、肝功能、肾功能、血型、凝血功能、感染性疾病筛查(乙肝、丙肝、梅毒、艾滋病)。

2.可选择的检验项目：输血前需行血型鉴定和交叉配血。

【术后住院恢复期的检验项目】

必须复查的检验项目：血液分析、尿液分析。

第三十六节　急性睾丸炎

【常用临床医学诊断 ICD 编码】

N45.906(疾病分类与代码国家临床版 2.0)，N45.906(ICD-10 疾病编码国家医保版 2.0)。

【术前的检验项目】

1.必需的检验项目：血液分析、尿液分析、电解质、肝功能、肾功能。

2.可选择的检验项目：感染性疾病筛查(乙肝、丙肝、梅毒、艾滋病)、凝血功能、血型。

【术后住院恢复期的检验项目】

必须复查的检验项目：血液分析。

第三十七节　睾丸鞘膜积液

【常用临床医学诊断 ICD 编码】

N43.301(疾病分类与代码国家临床版 2.0)，N43.301(ICD-10 疾病编码国家医保版 2.0)。

【术前的检验项目】

1.必需的检验项目:血液分析、尿液分析、生化全套、血型、凝血功能、感染性疾病筛查(乙肝、丙肝、梅毒、艾滋病)。

2.根据患者病情可选择的检验项目:肿瘤标志物、性激素 6 项等。

第三十八节　睾丸鞘膜积液(成人)

【常用临床医学诊断 ICD 编码】

N43.301(疾病分类与代码国家临床版 2.0),N43.301(ICD-10 疾病编码国家医保版 2.0)。

【术前的检验项目】

必需的检验项目:血液分析、尿液分析、生化全套、血型、凝血功能、感染性疾病筛查(乙肝、丙肝、梅毒、艾滋病)。

第三十九节　精索鞘膜积液

【常用临床医学诊断 ICD 编码】

N43.302(疾病分类与代码国家临床版 2.0),N43.302(ICD-10 疾病编码国家医保版 2.0)。

【术前的检验项目】

1.必需的检验项目:血液分析、尿液分析、电解质、肝功能、肾功能、凝血功能、感染性疾病筛查(乙肝、丙肝、梅毒、艾滋病)。

2.可选择的检验项目:精液常规。

【术后住院恢复期的检验项目】

必须复查的检验项目:血液分析、尿液分析。

第四十节　肾上腺无功能腺瘤

【常用临床医学诊断 ICD 编码】

D35.001(疾病分类与代码国家临床版 2.0),D35.001(ICD-10 疾

病编码国家医保版 2.0)。

【术前的检验项目】

1. 必需的检验项目:血液分析、尿液分析、粪便常规、潜血试验、电解质、肝功能、肾功能、血型、凝血功能、肾上腺功能相关的内分泌检查、感染性疾病筛查(乙肝、丙肝、梅毒、艾滋病)、肾上腺功能。

2. 可选择的检验项目:心肌损伤标志物、肺功能、血糖、血气分析、血型鉴定、交叉配血。

【术后住院恢复期的检验项目】

必须复查的检验项目:血液分析、尿液分析。

第四十一节　输精管结扎术

【常用临床医学诊断 ICD 编码】

63.7100(手术操作与代码国家临床版 2.0),63.7100(ICD-9 手术编码国家医保版 2.0)。

【术前的检验项目】

必需的检验项目:血液分析、尿液分析、凝血功能、感染性疾病筛查(乙肝、丙肝、梅毒、艾滋病)、精液常规、生化全套。

第四十二节　无 精 子 症

【常用临床医学诊断 ICD 编码】

N46.x01(疾病分类与代码国家临床版 2.0),N46.x01(ICD-10 疾病编码国家医保版 2.0)。

【术前的检验项目】

必需的检验项目:血液分析、尿液分析、凝血功能、感染性疾病筛查(乙肝、丙肝、梅毒、艾滋病)、精液常规、肝功能、肾功能、血糖、性激素6 项。

第二十一章　骨科(创伤)

第一节　锁骨骨折

【常用临床医学诊断 ICD 编码】

S42.000(疾病分类与代码国家临床版 2.0),S42.000(ICD-10 疾病编码国家医保版 2.0)。

【术前的检验项目】

1.必需的检验项目:血液分析、尿液分析、肝功能、肾功能、电解质、血糖、凝血功能、感染性疾病筛查(乙肝、丙肝、梅毒、艾滋病)。

2.可选择的检验项目:血气分析。

【术后住院恢复期的检验项目】

1.必须复查的检验项目:血液分析。

2.可选择的检验项目:凝血功能、肝功能、肾功能、电解质。

第二节　肩袖损伤

【常用临床医学诊断 ICD 编码】

S46.002(疾病分类与代码国家临床版 2.0),S46.002(ICD-10 疾病编码国家医保版 2.0)。

【术前的检验项目】

1.必需的检验项目:血液分析、尿液分析、肝功能、肾功能、电解质、血糖、凝血功能、感染性疾病筛查(乙肝、丙肝、梅毒、艾滋病)。

2.可选择的检验项目:血气分析。

【术后住院恢复期的检验项目】

可选择的检验项目:血液分析、红细胞沉降率、C 反应蛋白、凝血功能、电解质。

第三节　肩关节复发性前脱位

【常用临床医学诊断 ICD 编码】

M24.401(疾病分类与代码国家临床版 2.0)，M24.401(ICD-10 疾病编码国家医保版 2.0)。

【术前的检验项目】

1.必需的检验项目：血液分析、尿液分析、肝功能、肾功能、电解质、血糖、凝血功能、感染性疾病筛查(乙肝、丙肝、梅毒、艾滋病)。

2.可选择的检验项目：血气分析。

【术后住院恢复期的检验项目】

可选择的检验项目：血液分析、红细胞沉降率、C 反应蛋白、凝血功能、电解质。

第四节　肩关节不稳康复

【常用临床医学诊断 ICD 编码】

S43.500(疾病分类与代码国家临床版 2.0)，S43.500(ICD-10 疾病编码国家医保版 2.0)。

【术前的检验项目】

1.必需的检验项目：血液分析、尿液分析、粪便常规、肝功能、肾功能、电解质、血糖、血脂全套、感染性疾病筛查(乙肝、丙肝、梅毒、艾滋病)。

2.可选择的检验项目：凝血功能、心肌损伤标志物。

第五节　肱骨干骨折

【常用临床医学诊断 ICD 编码】

S42.300(疾病分类与代码国家临床版 2.0)，S42.300(ICD-10 疾病编码国家医保版 2.0)。

【术前的检验项目】

1.必需的检验项目:血液分析、血型、尿液分析、电解质、肝功能、肾功能、凝血功能、感染性疾病筛查(乙肝、丙肝、梅毒、艾滋病)。

2.可选择的检验项目:血气分析。

【术后住院恢复期的检验项目】

1.必须复查的检验项目:血液分析。

2.可选择的检验项目:肝功能、肾功能、电解质。

第六节 肱骨髁骨折

【常用临床医学诊断 ICD 编码】

S42.200(疾病分类与代码国家临床版 2.0),S42.200(ICD-10 疾病编码国家医保版 2.0)。

【术前的检验项目】

1.必需的检验项目:血液分析、血型、尿液分析、电解质、肝功能、肾功能、凝血功能、感染性疾病筛查(乙肝、丙肝、梅毒、艾滋病)。

2.可选择的检验项目:血气分析。

【术后住院恢复期的检验项目】

1.必须复查的项目:血液分析。

2.可选择的检验项目:电解质、凝血功能、肝功能、肾功能。

第七节 尺骨鹰嘴骨折

【常用临床医学诊断 ICD 编码】

S52.000x011(疾病分类与代码国家临床版 2.0),S52.001(ICD-10 疾病编码国家医保版 2.0)。

【术前的检验项目】

1.必需的检验项目:血液分析、血型、尿液分析、电解质、肝功能、肾功能、凝血功能、感染性疾病筛查(乙肝、丙肝、梅毒、艾滋病)。

2.可选择的检验项目:血气分析。

【术后住院恢复期的检验项目】

1.必须复查的项目:血液分析。

2.可选择的检验项目:电解质、肝功能、肾功能。

第八节　肘关节镜

【常用临床医学诊断 ICD 编码】

1.肘关节游离体:M24.002(疾病分类与代码国家临床版 2.0),M24.002(ICD-10 疾病编码国家医保版 2.0)。

2.肘关节强直:M24.603(疾病分类与代码国家临床版 2.0),M24.603(ICD-10 疾病编码国家医保版 2.0)。

3.肘关节关节病:M19.902(疾病分类与代码国家临床版 2.0),M19.902(ICD-10 疾病编码国家医保版 2.0)。

4.肘关节滑囊炎:M70.300x001(疾病分类与代码国家临床版 2.0),M70.300(ICD-10 疾病编码国家医保版 2.0)。

【术前的检验项目】

1.必需的检验项目:血液分析、尿液分析、电解质、肝功能、肾功能、凝血功能、血糖、感染性疾病筛查(乙肝、丙肝、梅毒、艾滋病)。

2.可选择的检验项目:血气分析。

【术后住院恢复期的检验项目】

必要时需要检查的项目:血液分析、红细胞沉降率、C 反应蛋白、凝血功能、电解质。

第九节　肘关节损伤康复

【常用临床医学诊断 ICD 编码】

肘关节扭伤和劳损:S53.400(疾病分类与代码国家临床版 2.0),S53.400(ICD-10 疾病编码国家医保版 2.0)。

【住院期间的检验项目】

1.必需的检验项目:血液分析、血型、尿液分析、粪便常规、电解质、肝功能、肾功能、血脂全套、感染性疾病筛查(乙肝、丙肝、梅毒、艾滋病)。

2.可选择的检验项目:凝血功能、心肌损伤标志物。

第十节 桡骨骨折

【常用临床医学诊断 ICD 编码】

S52.801(疾病分类与代码国家临床版 2.0),S52.801(ICD-10 疾病编码国家医保版 2.0)。

【术前的检验项目】

1.必需的检验项目:血液分析、血型、尿液分析、电解质、肝功能、肾功能、凝血功能、感染性疾病筛查(乙肝、丙肝、梅毒、艾滋病)。

2.可选择的检验项目:血气分析。

【术后住院恢复期的检验项目】

1.必须复查的检验项目:血液分析。

2.可选择的检验项目:电解质、肝功能、肾功能。

第十一节 桡骨远端骨折

【常用临床医学诊断 ICD 编码】

S52.500x001(疾病分类与代码国家临床版 2.0),S52.500x001(ICD-10 疾病编码国家医保版 2.0)。

【术前的检验项目】

1.必需的检验项目:血液分析、血型、尿液分析、电解质、肝功能、肾功能、凝血功能、感染性疾病筛查(乙肝、丙肝、梅毒、艾滋病)。

2.可选择的检验项目:血气分析。

【术后住院恢复期的检验项目】

1.必须复查的检验项目:血液分析。

2.可选择的检验项目:电解质、肝功能、肾功能。

第十二节　尺桡骨干骨折

【常用临床医学诊断 ICD 编码】

S52.400x001（疾病分类与代码国家临床版 2.0），S52.400x001（ICD-10 疾病编码国家医保版 2.0）。

【术前的检验项目】

1. 必需的检验项目：血液分析、血型、尿液分析、电解质、肝功能、肾功能、凝血功能、感染性疾病筛查（乙肝、丙肝、梅毒、艾滋病）。

2. 可选择的检验项目：血气分析。

【术后住院恢复期的检验项目】

1. 必须复查的检验项目：血液分析。

2. 可选择的检验项目：电解质、肝功能、肾功能。

第十三节　尺 骨 骨 折

【常用临床医学诊断 ICD 编码】

S52.201（疾病分类与代码国家临床版 2.0），S52.201（ICD-10 疾病编码国家医保版 2.0）。

【术前的检验项目】

必需的检验项目：血液分析、尿液分析、肝功能、肾功能、电解质、血糖、凝血功能、感染性疾病筛查（乙肝、丙肝、梅毒、艾滋病）。

【术后住院恢复期的检验项目】

1. 必须复查的检验项目：血液分析。

2. 可选择的检验项目：电解质、肝功能、肾功能。

第十四节　尺骨撞击综合征

【常用临床医学诊断 ICD 编码】

M24.812（疾病分类与代码国家临床版 2.0），M24.812（ICD-10 疾

病编码国家医保版 2.0)。

【术前的检验项目】

1.必需的检验项目:血液分析、尿液分析、电解质、肝功能、肾功能、血糖、凝血功能、感染性疾病筛查(乙肝、丙肝、梅毒、艾滋病)。

2.可选择的检验项目:血气分析。

【术后住院恢复期的检验项目】

必须复查的检验项目:电解质、肝功能、肾功能、凝血功能。

第十五节　多发掌骨骨折

【常用临床医学诊断 ICD 编码】

S62.400(疾病分类与代码国家临床版 2.0),S62.400 (ICD-10 疾病编码国家医保版 2.0)。

【住院期间的检验项目】

必需的检验项目:血液分析、尿液分析、肝功能、肾功能、电解质、血糖、凝血功能、感染性疾病(乙肝、丙肝、艾滋病、梅毒等)。

第十六节　单发掌骨骨折

【常用临床医学诊断 ICD 编码】

S62.301(疾病分类与代码国家临床版 2.0),S62.301 (ICD-10 疾病编码国家医保版 2.0)。

【住院期间的检验项目】

必需的检验项目:血液分析、尿液分析、肝功能、肾功能、电解质、血糖、凝血功能、感染性疾病(乙肝、丙肝、梅毒、艾滋病)。

第十七节　手舟骨骨折

【常用临床医学诊断 ICD 编码】

S62.000(疾病分类与代码国家临床版 2.0),S62.000 (ICD-10 疾

病编码国家医保版 2.0)。

【住院期间的检验项目】

必需的检验项目:血液分析、尿液分析、肝功能、肾功能、电解质、血糖、凝血功能、感染性疾病(乙肝、丙肝、梅毒、艾滋病)。

第十八节　新鲜稳定型舟骨近端骨折

【常用临床医学诊断 ICD 编码】

腕舟骨骨折:S62.000x001(疾病分类与代码国家临床版 2.0),S62.000x001(ICD-10 疾病编码国家医保版 2.0)。

【术前的检验项目】

1.必需的检验项目:血液分析、血型、尿液分析、电解质、肝功能、肾功能、凝血功能、感染性疾病筛查(乙肝、丙肝、梅毒、艾滋病)。

2.可选择的检验项目:血气分析。

【术后住院恢复期的检验项目】

1.必须复查的检验项目:血液分析、凝血功能。

2.可选择的检验项目:电解质、肝功能、肾功能。

第十九节　伸肌腱自发性断裂

【常用临床医学诊断 ICD 编码】

M66.200(疾病分类与代码国家临床版 2.0),M66.200(ICD-10 疾病编码国家医保版 2.0)。

【住院期间的检验项目】

必需的检验项目:血液分析、血型、尿液分析、肝功能、肾功能、电解质、凝血功能、常规免疫检查。

第二十节　闭合伸肌腱损伤(1 区)

【常用临床医学诊断 ICD 编码】

S66.300x001(疾病分类与代码国家临床版 2.0),S66.300x001

(ICD-10 疾病编码国家医保版 2.0)。

【住院期间的检验项目】

必需的检验项目:血液分析、尿液分析、肝功能、肾功能、电解质、血糖、凝血功能、感染性疾病筛查(乙肝、丙肝、梅毒、艾滋病)。

第二十一节　手外伤康复

【常用临床医学诊断 ICD 编码】

S69.900x002(疾病分类与代码国家临床版 2.0),S69.900x002(ICD-10 疾病编码国家医保版 2.0)。

【住院期间的检验项目】

必需的检验项目:血液分析、尿液分析、粪便常规、肝功能、肾功能、电解质、血脂全套、感染性疾病筛查(乙肝、丙肝、梅毒、艾滋病)。

第二十二节　股骨颈骨折

【常用临床医学诊断 ICD 编码】

S72.000(疾病分类与代码国家临床版 2.0),S72.000(ICD-10 疾病编码国家医保版 2.0)。

【术前的检验项目】

1.必需的检验项目:血液分析、尿液分析、粪便常规、电解质、肝功能、肾功能、血糖、糖化血红蛋白、凝血功能、感染性疾病筛查(乙肝、丙肝、梅毒、艾滋病)。

2.可选择的检验项目:血气分析。

【术后住院恢复期的检验项目】

1.必须复查的检验项目:血液分析。

2.可选择的检验项目:电解质、肝功能、肾功能。

第二十三节　股骨干骨折

【常用临床医学诊断 ICD 编码】

S72.300(疾病分类与代码国家临床版 2.0),S72.300(ICD-10 疾病编码国家医保版 2.0)。

【术前的检验项目】

必需的检验项目:血液分析、血型、尿液分析、肝功能、肾功能、电解质、凝血功能、感染性疾病筛查(乙肝、丙肝、梅毒、艾滋病)。

【术后住院恢复期的检验项目】

1.必须复查的检验项目:血液分析。

2.可选择的检验项目:电解质、肝功能、肾功能。

第二十四节　股骨粗隆间骨折

【常用临床医学诊断 ICD 编码】

S72.101(疾病分类与代码国家临床版 2.0),S72.101(ICD-10 疾病编码国家医保版 2.0)。

【术前的检验项目】

1.必需的检验项目:血液分析、尿液分析、粪便常规、电解质、肝功能、肾功能、血糖、血型、凝血功能、感染性疾病筛查(乙肝、丙肝、梅毒、艾滋病)。

2.可选择的检验项目:血气分析。

【术后住院恢复期的检验项目】

1.必须复查的检验项目:血液分析。

2.可选择的检验项目:电解质、肝功能、肾功能。

第二十五节　股骨髁骨折

【常用临床医学诊断 ICD 编码】

S72.401(疾病分类与代码国家临床版 2.0),S72.401(ICD-10 疾病

编码国家医保版 2.0)。

【术前的检验项目】

1.必需的检验项目:血液分析、血型、尿液分析、电解质、肝功能、肾功能、凝血功能、感染性疾病筛查(乙肝、丙肝、梅毒、艾滋病)。

2.可选择的检验项目:血气分析。

【术后住院恢复期的检验项目】

1.必须复查的检验项目:血液分析。

2.可选择的检验项目:电解质、肝功能、肾功能。

第二十六节　髌骨骨折

【常用临床医学诊断 ICD 编码】

S82.000(疾病分类与代码国家临床版 2.0),S82.000(ICD-10 疾病编码国家医保版 2.0)。

【术前的检验项目】

1.必需的检验项目:血液分析、血型、尿液分析、电解质、肝功能、肾功能、凝血功能、感染性疾病筛查(乙肝、丙肝、梅毒、艾滋病)。

2.可选择的检验项目:血气分析。

【术后住院恢复期的检验项目】

1.必须复查的检验项目:血液分析。

2.可选择的检验项目:电解质、凝血功能、肝功能、肾功能。

第二十七节　髌骨脱位

【常用临床医学诊断 ICD 编码】

S83.000(疾病分类与代码国家临床版 2.0),S83.000(ICD-10 疾病编码国家医保版 2.0)。

【术前的检验项目】

1.必需的检验项目:血液分析、尿液分析、电解质、肝功能、肾功能、血糖、凝血功能、感染性疾病筛查(乙肝、丙肝、梅毒、艾滋病)。

2.可选择的检验项目:血气分析。

【术后住院恢复期的检验项目】

必须复查的检验项目:血液分析、电解质、红细胞沉降率、C 反应蛋白、凝血功能。

第二十八节　膝关节半月板损伤

【常用临床医学诊断 ICD 编码】

M23.308(疾病分类与代码国家临床版 2.0),M23.308(ICD-10 疾病编码国家医保版 2.0)。

【术前的检验项目】

1.必需的检验项目:血液分析、尿液分析、电解质、肝功能、肾功能、血糖、凝血功能、感染性疾病筛查(乙肝、丙肝、梅毒、艾滋病)。

2.可选择的检验项目:血气分析。

【术后住院恢复期的检验项目】

必须复查的检验项目:血液分析、电解质、C 反应蛋白、凝血功能。

第二十九节　前交叉韧带断裂

【常用临床医学诊断 ICD 编码】

膝关节十字韧带断裂:S83.500x001(疾病分类与代码国家临床版 2.0),S83.500x001(ICD-10 疾病编码国家医保版 2.0)。

【术前的检验项目】

1.必需的检验项目:血液分析、尿液分析、生化全套、感染性疾病筛查(乙肝、丙肝、梅毒、艾滋病)、凝血功能。

2.可选择的检验项目:血气分析。

【术后住院恢复期的检验项目】

必须复查的检验项目:血液分析、红细胞沉降率、纤维蛋白原、C 反应蛋白、降钙素原。

第三十节　后交叉韧带断裂

【常用临床医学诊断 ICD 编码】

S83.500x001(疾病分类与代码国家临床版 2.0),S83.500x001(ICD-10 疾病编码国家医保版 2.0)。

【术前的检验项目】

1.必需的检验项目:血液分析、红细胞沉降率、尿液分析、生化全套、凝血功能、感染性疾病筛查(乙肝、丙肝、梅毒、艾滋病)。

2.可选择的检验项目:血气分析。

【术后住院恢复期的检验项目】

必须复查的检验项目:血液分析、红细胞沉降率、凝血功能、C 反应蛋白、降钙素原。

第三十一节　膝关节交叉韧带内固定异物反应

【常用临床医学诊断 ICD 编码】

T81.600x001(疾病分类与代码国家临床版 2.0),T81.600x001(ICD-10 疾病编码国家医保版 2.0)。

【术前的检验项目】

1.必需的检验项目:血液分析、尿液分析、肝功能、肾功能、血糖、凝血功能、感染性疾病筛查(乙肝、丙肝、梅毒、艾滋病)。

2.可选择的检验项目:血气分析。

【术后住院恢复期的检验项目】

可选择的检验项目:血液分析、红细胞沉降率、C 反应蛋白、凝血功能、电解质。

第三十二节　胫骨平台骨折

【常用临床医学诊断 ICD 编码】

S82.100x012(疾病分类与代码国家临床版 2.0),S82.100x012

（ICD-10 疾病编码国家医保版 2.0）。

【术前的检验项目】

1.必需的检验项目：血液分析、尿液分析、肝功能、肾功能、电解质、血糖、凝血功能、感染性疾病筛查（乙肝、丙肝、梅毒、艾滋病）。

2.可选择的检验项目：血气分析。

【术后住院恢复期的检验项目】

1.必须复查的检验项目：血液分析。

2.可选择的检验项目：凝血功能、肝功能、肾功能、电解质。

第三十三节　胫腓骨干骨折

【常用临床医学诊断 ICD 编码】

S82.201（疾病分类与代码国家临床版 2.0），S82.201（ICD-10 疾病编码国家医保版 2.0）。

【术前的检验项目】

1.必需的检验项目：血液分析、血型、尿液分析、电解质、肝功能、肾功能、凝血功能、感染性疾病筛查（乙肝、丙肝、梅毒、艾滋病）。

2.可选择的检验项目：血气分析。

【术后住院恢复期的检验项目】

1.必须复查的检验项目：血液分析。

2.可选择的检验项目：电解质、肝功能、肾功能。

第三十四节　踝关节骨折

【常用临床医学诊断 ICD 编码】

S82.800x82（疾病分类与代码国家临床版 2.0），S82.800x82（ICD-10 疾病编码国家医保版 2.0）。

【术前的检验项目】

1.必需的检验项目：血液分析、尿液分析、肝功能、肾功能、电解质、血糖、凝血功能、感染性疾病筛查（乙肝、丙肝、梅毒、艾滋病）。

2.可选择的检验项目：血气分析。

【术后住院恢复期的检验项目】

1.必须复查的检验项目:血液分析。

2.可选择的检验项目:凝血功能、电解质、肝功能、肾功能。

第三十五节 踝关节软骨损伤

【常用临床医学诊断 ICD 编码】

S93.400x041(疾病分类与代码国家临床版 2.0),S93.400x002(ICD-10 疾病编码国家医保版 2.0)。

【术前的检验项目】

1.必需的检验项目:血液分析、尿液分析、肝功能、肾功能、电解质、血糖、凝血功能、感染性疾病筛查(乙肝、丙肝、梅毒、艾滋病)。

2.可选择的检验项目:血气分析。

【术后住院恢复期的检验项目】

可选择的检验项目:血液分析、红细胞沉降率、C 反应蛋白、凝血功能、电解质。

第三十六节 踝关节侧副韧带损伤

【常用临床医学诊断 ICD 编码】

S93.200x002(疾病分类与代码国家临床版 2.0),S93.200x002(ICD-10 疾病编码国家医保版 2.0)。

【术前的检验项目】

1.必需的检验项目:血液分析、尿液分析、肝功能、肾功能、电解质、血糖、凝血功能、感染性疾病筛查(乙肝、丙肝、梅毒、艾滋病)。

2.可选择的检验项目:血气分析。

【术后住院恢复期的检验项目】

可选择的检验项目:血液分析、红细胞沉降率、C 反应蛋白、凝血功能、电解质。

第三十七节　踝部韧带损伤康复

【常用临床医学诊断 ICD 编码】

踝部损伤：S99.900x002（疾病分类与代码国家临床版 2.0），S99.900x002（ICD-10 疾病编码国家医保版 2.0）。

【住院期间的检验项目】

必需的检验项目：血液分析、尿液分析、粪便常规、肝功能、肾功能、电解质、血糖、血脂全套、感染性疾病筛查（乙肝、丙肝、梅毒、艾滋病）。

第三十八节　闭合性跟腱断裂

【常用临床医学诊断 ICD 编码】

跟腱断裂：S86.001（疾病分类与代码国家临床版 2.0），S86.001（ICD-10 疾病编码国家医保版 2.0）。

【术前的检验项目】

1. 必需的检验项目：血液分析、尿液分析、肝功能、肾功能、电解质、血糖、凝血功能、感染性疾病筛查（乙肝、丙肝、梅毒、艾滋病）。

2. 可选择的检验项目：血气分析。

第三十九节　跟腱断裂术后康复

【常用临床医学诊断 ICD 编码】

跟腱断裂：S86.001（疾病分类与代码国家临床版 2.0），S86.001（ICD-10 疾病编码国家医保版 2.0）。

【住院期间的检验项目】

1. 必需的检验项目：血液分析、尿液分析、粪便常规、肝功能、肾功能、电解质、血糖、血脂全套、感染性疾病筛查（乙肝、丙肝、梅毒、艾滋病）。

2. 可选择的检验项目：凝血功能、心肌损伤标志物。

第四十节　跟骨骨折

【常用临床医学诊断 ICD 编码】

跟骨骨折：S92.000（疾病分类与代码国家临床版 2.0），S92.000（ICD-10 疾病编码国家医保版 2.0）。

【术前的检验项目】

1.必需的检验项目：血液分析、尿液分析、肝功能、肾功能、电解质、血糖、凝血功能、感染性疾病筛查（乙肝、丙肝、梅毒、艾滋病）。

2.可选择的检验项目：血气分析。

【术后住院恢复期的检验项目】

1.必须复查的检验项目：血液分析。

2.可选择的检验项目：电解质、肝功能、肾功能。

第四十一节　闭合性跟骨骨折

【常用临床医学诊断 ICD 编码】

跟骨骨折：S92.000（疾病分类与代码国家临床版 2.0），S92.000（ICD-10 疾病编码国家医保版 2.0）。

【术前的检验项目】

1.必需的检验项目：血液分析、尿液分析、肝功能、肾功能、电解质、血糖、凝血功能、感染性疾病筛查（乙肝、丙肝、梅毒、艾滋病）。

2.可选择的检验项目：血气分析。

【术后住院恢复期的检验项目】

1.必须复查的检验项目：血液分析、凝血功能。

2.可选择的检验项目：电解质、肝功能、肾功能。

第四十二节　单发跖骨骨折

【常用临床医学诊断 ICD 编码】

跖骨骨折:S92.300(疾病分类与代码国家临床版 2.0),S92.300 (ICD-10 疾病编码国家医保版 2.0)。

【住院期间的检验项目】

1.必需的检验项目:血液分析、尿液分析、肝功能、肾功能、电解质、血糖、凝血功能、感染性疾病筛查(乙肝、丙肝、梅毒、艾滋病)。

2.可选择的检验项目:对于合并糖尿病者请相关科室调整血糖。

第四十三节　多发跖骨骨折

【常用临床医学诊断 ICD 编码】

跖骨骨折:S92.300(疾病分类与代码国家临床版 2.0),S92.300 (ICD-10 疾病编码国家医保版 2.0)。

【住院期间的检验项目】

1.必需的检验项目:血液分析、尿液分析、肝功能、肾功能、电解质、血糖、凝血功能、感染性疾病筛查(乙肝、丙肝、梅毒、艾滋病)。

2.可选择的检验项目:对于合并糖尿病者请相关科室调整血糖。

第四十四节　多部位骨折

【常用临床医学诊断 ICD 编码】

T02.900(疾病分类与代码国家临床版 2.0),T02.900(ICD-10 疾病编码国家医保版 2.0)。

【住院期间的检验项目】

必需的检验项目:血液分析、尿液分析、肝功能、肾功能、电解质、血型、血糖、凝血功能、感染性疾病筛查(乙肝、丙肝、梅毒、艾滋病)。

第四十五节 骨折术后内固定取出

【常用临床医学诊断 ICD 编码】

跗骨骨折:Z47.001(疾病分类与代码国家临床版 2.0),Z47.001(ICD-10 疾病编码国家医保版 2.0)。

【术前的检验项目】

必需的检验项目:血液分析、血型、尿液分析、肝功能、肾功能、凝血功能、感染性疾病筛查(乙肝、丙肝、梅毒、艾滋病)。

【术后住院恢复期的检验项目】

1.必须复查的检验项目:血液分析。

2.可选择的检验项目:电解质、肝功能、肾功能。

第四十六节 肢体骨折术后康复

【常用临床医学诊断 ICD 编码】

身体骨折:T14.200(疾病分类与代码国家临床版 2.0),T14.200(ICD-10 疾病编码国家医保版 2.0)。

【住院期间的检验项目】

必需的检验项目:血液分析、尿液分析、粪便常规、肝功能、肾功能、电解质、血糖、凝血功能。

第四十七节 肘管综合征

【常用临床医学诊断 ICD 编码】

G56.202(疾病分类与代码国家临床版 2.0),G56.202(ICD-10 疾病编码国家医保版 2.0)。

【术前的检验项目】

必需的检验项目:血液分析、尿液分析、肝功能、肾功能、电解质、血糖、凝血功能、感染性疾病筛查(乙肝、丙肝、梅毒、艾滋病)。

第四十八节　腕尺管综合征

【常用临床医学诊断 ICD 编码】

S63.500x002（疾病分类与代码国家临床版 2.0），S63.500x002（ICD-10 疾病编码国家医保版 2.0）。

【术前的检验项目】

必需的检验项目：血液分析、尿液分析、肝功能、肾功能、电解质、血糖、凝血功能、感染性疾病筛查（乙肝、丙肝、梅毒、艾滋病）。

第四十九节　桡神经损伤

【常用临床医学诊断 ICD 编码】

G56.300（疾病分类与代码国家临床版 2.0），G56.300（ICD-10 疾病编码国家医保版 2.0）。

【住院期间的检验项目】

1.必需的检验项目：血液分析、尿液分析、肝功能、肾功能、电解质、血糖、凝血功能、感染性疾病筛查（乙肝、丙肝、梅毒、艾滋病）。

2.可选择的检验项目：对于合并糖尿病者请相关科室调整血糖。

第五十节　腓总神经损伤

【常用临床医学诊断 ICD 编码】

S84.800x001（疾病分类与代码国家临床版 2.0），S84.800x001（ICD-10 疾病编码国家医保版 2.0）。

【住院期间的检验项目】

1.必需的检验项目：血液分析、尿液分析、肝功能、肾功能、电解质、血糖、凝血功能、感染性疾病筛查（乙肝、丙肝、梅毒、艾滋病）。

2.可选择的检验项目：对于合并糖尿病者请相关科室调整血糖。

第五十一节　腓总神经卡压

【常用临床医学诊断 ICD 编码】

G57.303(疾病分类与代码国家临床版 2.0),G57.303(ICD-10 疾病编码国家医保版 2.0)。

【术前的检验项目】

必需的检验项目:血液分析、尿液分析、肝功能、肾功能、电解质、血糖、凝血功能、感染性疾病筛查(乙肝、丙肝、梅毒、艾滋病)。

第五十二节　周围神经损伤康复

【常用临床医学诊断 ICD 编码】

神经炎:M79.208 (疾病分类与代码国家临床版 2.0),M79.208 (ICD-10 疾病编码国家医保版 2.0)。

【住院期间的检验项目】

可选择的检验项目:血液分析、尿液分析、粪便常规、肝功能、肾功能、电解质、血糖。

第五十三节　肱二头肌肌腱损伤和断裂康复

【常用临床医学诊断 ICD 编码】

创伤性肱二头肌断裂:S46.201(疾病分类与代码国家临床版 2.0),S46.201(ICD-10 疾病编码国家医保版 2.0)。

【住院期间的检验项目】

1.必需的检验项目:血液分析、尿液分析、粪便常规、肝功能、肾功能、电解质、血糖、血脂全套、感染性疾病筛查(乙肝、丙肝、梅毒、艾滋病)。

2.可选择的检验项目:凝血功能、心肌损伤标志物。

第五十四节　截肢后康复

【常用临床医学诊断 ICD 编码】

四肢后天性缺失：Z89.900（疾病分类与代码国家临床版 2.0），Z89.900（ICD-10 疾病编码国家医保版 2.0）。

【住院期间的检验项目】

必需的检验项目：血液分析、尿液分析、粪便常规、肝功能、肾功能、电解质、血糖、凝血功能、感染性疾病筛查（乙肝、丙肝、梅毒、艾滋病）。

第二十二章 骨科(脊柱)

第一节 寰枢关节脱位手术治疗

【常用临床医学诊断 ICD 编码】

寰枢关节脱位:S13.103(疾病分类与代码国家临床版 2.0),S13.103(ICD-10 疾病编码国家医保版 2.0)。

【术前的检验项目】

必需的检验项目:血液分析、尿液分析、肝功能、肾功能、电解质、血糖、凝血功能、感染性疾病筛查(乙肝、丙肝、梅毒、艾滋病)。

第二节 胸腰椎骨折

【常用临床医学诊断 ICD 编码】

S32.800(疾病分类与代码国家临床版 2.0),S32.800(ICD-10 疾病编码国家医保版 2.0)。

【术前的检验项目】

1.必需的检验项目:血液分析、血型、红细胞沉降率、尿液分析、粪便常规、潜血试验、生化全套、凝血功能、免疫 4 项。

2.可选择的检验项目:肿瘤标志物。

【术后住院恢复期的检验项目】

必须复查的检验项目:血液分析、红细胞沉降率、C 反应蛋白、生化全套。

第三节　胸腰椎骨质疏松性骨折

【常用临床医学诊断 ICD 编码】

胸腰椎和骨盆其他和未特指部位的骨折：S32.800（疾病分类与代码国家临床版 2.0），S32.800（ICD-10 疾病编码国家医保版 2.0）。

【术前的检验项目】

必需的检验项目：血液分析、尿液分析、粪便常规、生化全套、凝血功能、血型、感染性疾病筛查（乙肝、丙肝、梅毒、艾滋病）。

【术后住院恢复期的检验项目】

可选择的检验项目：凝血功能、肝功能、肾功能、电解质；怀疑下肢深静脉血栓形成或肺栓塞时查 D-二聚体。

第四节　胸腰椎骨折术后内固定取出术

【常用临床医学诊断 ICD 编码】

胸腰椎和骨盆其他和未特指部位的骨折：S32.800（疾病分类与代码国家临床版 2.0），S32.800（ICD-10 疾病编码国家医保版 2.0）。

【术前的检验项目】

1.必需的检验项目：血液分析、尿液分析、粪便常规、生化全套、凝血功能、血型、感染性疾病筛查（乙肝、丙肝、梅毒、艾滋病）。

2.可选择的检验项目：血气分析和肺功能（高龄或既往有心、肺病史者）。

【术后住院恢复期的检验项目】

1.必须复查的检验项目：血液分析、尿液分析、凝血功能。

2.可选择的检验项目：凝血功能、肝功能、肾功能、电解质；怀疑下肢深静脉血栓形成或肺栓塞时查 D-二聚体。

第五节　脊柱压缩骨折

【常用临床医学诊断 ICD 编码】

脊柱骨折:T08.x00(疾病分类与代码国家临床版 2.0),T08.x00(ICD-10 疾病编码国家医保版 2.0)。

【术前的检验项目】

必需的检验项目:血液分析、尿液分析、粪便常规、肝功能、肾功能、电解质、血糖、凝血功能、感染性疾病筛查(乙肝、丙肝、梅毒、艾滋病)。

第六节　颈　椎　病

【常用临床医学诊断 ICD 编码】

M47.801(疾病分类与代码国家临床版 2.0),M47.801(ICD-10 疾病编码国家医保版 2.0)。

【术前的检验项目】

必需的检验项目:血液分析、尿液分析、肝功能、肾功能、电解质、血糖、凝血功能、感染性疾病筛查(乙肝、丙肝、梅毒、艾滋病)。

第七节　颈椎病康复

【常用临床医学诊断 ICD 编码】

颈椎病:M47.801(疾病分类与代码国家临床版 2.0),M47.801(ICD-10 疾病编码国家医保版 2.0)。

【术前的检验项目】

必需的检验项目:血液分析、尿液分析、粪便常规、肝功能、肾功能、电解质、血糖、感染性疾病筛查(乙肝、丙肝、梅毒、艾滋病)。

第八节　颈椎间盘突出症手术患者

【常用临床医学诊断 ICD 编码】

颈椎间盘突出：M50.201(疾病分类与代码国家临床版 2.0)，M50.201 (ICD-10 疾病编码国家医保版 2.0)。

【术前的检验项目】

必需的检验项目：血液分析、尿液分析、血型、肝功能、肾功能、电解质、血糖、凝血功能、感染性疾病筛查(乙肝、丙肝、梅毒、艾滋病)。

【术后住院恢复期的检验项目】

必须复查的检验项目：血液分析、电解质。

第九节　颈椎管狭窄症

【常用临床医学诊断 ICD 编码】

M48.000(疾病分类与代码国家临床版 2.0)，M48.000(ICD-10 疾病编码国家医保版 2.0)。

【术前的检验项目】

必需的检验项目：血液分析、尿液分析、肝功能、肾功能、电解质、血糖、凝血功能、感染性疾病筛查(乙肝、丙肝、梅毒、艾滋病)。

第十节　胸椎管狭窄症

【常用临床医学诊断 ICD 编码】

M48.003(疾病分类与代码国家临床版 2.0)，M48.003(ICD-10 疾病编码国家医保版 2.0)。

【术前的检验项目】

1. 必需的检验项目：血液分析、血型、尿液分析、凝血功能、肝功能、肾功能、电解质、血糖、感染性疾病筛查(乙肝、丙肝、梅毒、艾滋病)。

2. 可选择的检验项目：心肌酶谱。

【术后住院恢复期的检验项目】

1.必须复查的检验项目:血液分析。

2.可选择的检验项目:肝功能、肾功能、电解质。

第十一节　腰椎间盘突出合并不稳症

【常用临床医学诊断 ICD 编码】

腰椎间盘突出:M51.202(疾病分类与代码国家临床版 2.0),M51.202 (ICD-10 疾病编码国家医保版 2.0)。

【术前的检验项目】

必需的检验项目:血液分析、尿液分析、粪便常规、肝功能、肾功能、电解质、血糖、凝血功能、感染性疾病筛查(乙肝、丙肝、梅毒、艾滋病)。

【术后住院恢复期的检验项目】

必须复查的检验项目:血液分析、尿液分析。

第十二节　腰椎间盘突出症

【常用临床医学诊断 ICD 编码】

腰椎间盘突出:M51.202(疾病分类与代码国家临床版 2.0),M51.202 (ICD-10 疾病编码国家医保版 2.0)。

【术前的检验项目】

必需的检验项目:血液分析、尿液分析、粪便常规、肝功能、肾功能、电解质、血糖、凝血功能、感染性疾病筛查(乙肝、丙肝、梅毒、艾滋病)。

【术后住院恢复期的检验项目】

必须复查的检验项目:血液分析、凝血功能、电解质。

第十三节　腰椎间盘突出症康复

【常用临床医学诊断 ICD 编码】

腰椎间盘突出:M51.202(疾病分类与代码国家临床版 2.0),M51.202

(ICD-10 疾病编码国家医保版 2.0)。

【术前的检验项目】

必需的检验项目:血液分析、尿液分析、粪便常规、肝功能、肾功能、电解质、血糖、感染性疾病筛查(乙肝、丙肝、梅毒、艾滋病)。

第十四节 退变性腰椎管狭窄症

【常用临床医学诊断 ICD 编码】

M48.005(疾病分类与代码国家临床版 2.0),M48.005(ICD-10 疾病编码国家医保版 2.0)。

【术前的检验项目】

必需的检验项目:血液分析、尿液分析、粪便常规、生化全套、凝血功能、血型、感染性疾病筛查(乙肝、丙肝、梅毒、艾滋病)、红细胞沉降率。

【术后住院恢复期的检验项目】

1.必须复查的检验项目:血液分析。

2.可选择的检验项目:凝血功能、肝功能、肾功能、电解质;怀疑下肢深静脉血栓形成或肺栓塞时查 D-二聚体。

第十五节 腰椎滑脱症

【常用临床医学诊断 ICD 编码】

M43.006(疾病分类与代码国家临床版 2.0),M43.006(ICD-10 疾病编码国家医保版 2.0)。

【术前的检验项目】

必需的检验项目:血液分析、尿液分析、粪便常规、生化全套、凝血功能、血型、感染性疾病筛查(乙肝、丙肝、梅毒、艾滋病)、红细胞沉降率。

【术后住院恢复期的检验项目】

1.必须复查的检验项目:血液分析。

2.可选择的检验项目:凝血功能、肝功能、肾功能、电解质;怀疑下肢深静脉血栓形成或肺栓塞时查 D-二聚体。

第十六节　腰椎滑脱症康复

【常用临床医学诊断 ICD 编码】

腰椎滑脱症：M43.006（疾病分类与代码国家临床版 2.0），M43.006（ICD-10 疾病编码国家医保版 2.0）。

【术前的检验项目】

必需的检验项目：血液分析、尿液分析、粪便常规、肝功能、肾功能、电解质、血糖、感染性疾病筛查（乙肝、丙肝、梅毒、艾滋病）。

第十七节　脊柱滑脱症

【常用临床医学诊断 ICD 编码】

M43.100x091（疾病分类与代码国家临床版 2.0），M43.100x091（ICD-10 疾病编码国家医保版 2.0）。

【术前的检验项目】

必需的检验项目：血液分析、血型、尿液分析、凝血功能、肝功能、肾功能、电解质、感染性疾病筛查（乙肝、丙肝、梅毒、艾滋病）。

【术后住院恢复期的检验项目】

1.必须复查的检验项目：血液分析。

2.可选择的检验项目：肝功能、肾功能、电解质。

第十八节　腰椎关节突综合征康复

【常用临床医学诊断 ICD 编码】

脊椎源性痛综合征：M54.801（疾病分类与代码国家临床版 2.0），M54.801（ICD-10 疾病编码国家医保版 2.0）。

【术前的检验项目】

必需的检验项目：血液分析、尿液分析、粪便常规、肝功能、肾功能、电解质、血糖、感染性疾病筛查(乙肝、丙肝、梅毒、艾滋病)。

第十九节　进行性结构性脊柱侧凸

【常用临床医学诊断 ICD 编码】

M41.800(疾病分类与代码国家临床版 2.0),M41.800(ICD-10 疾病编码国家医保版 2.0)。

【术前的检验项目】

必需的检验项目:血液分析、尿液分析、肝功能、肾功能、电解质、凝血功能、感染性疾病筛查(乙肝、丙肝、梅毒、艾滋病)。

第二十节　青少年特发性脊柱侧凸

【常用临床医学诊断 ICD 编码】

M41.101(疾病分类与代码国家临床版 2.0),M41.101(ICD-10 疾病编码国家医保版 2.0)。

【术前的检验项目】

1.必需的检验项目:血液分析、血型、尿液分析、凝血功能、肝功能、肾功能、电解质、感染性疾病筛查(乙肝、丙肝、梅毒、艾滋病)。

2.可选择的检验项目:血气分析。

【术后住院恢复期的检验项目】

1.必须复查的检验项目:血液分析。

2.可选择的检验项目:凝血功能、电解质、肝功能、肾功能、感染炎症指标。

第二十一节　原发性脊柱侧凸康复

【常用临床医学诊断 ICD 编码】

脊椎侧弯:M41.900(疾病分类与代码国家临床版 2.0),M41.900(ICD-10 疾病编码国家医保版 2.0)。

【术前的检验项目】

必需的检验项目:血液分析、尿液分析、粪便常规、肝功能、肾功能、电解质、血糖、感染性疾病筛查(乙肝、丙肝、梅毒、艾滋病)。

第二十二节 强直性脊柱炎后凸畸形

【常用临床医学诊断 ICD 编码】

M40.101(疾病分类与代码国家临床版 2.0),M40.101(ICD-10 疾病编码国家医保版 2.0)。

【术前的检验项目】

1.必需的检验项目:血液分析、血型、尿液分析、凝血功能、肝功能、肾功能、电解质、感染性疾病筛查(乙肝、丙肝、梅毒、艾滋病)、红细胞沉降率、C 反应蛋白、抗链球菌 O。

2.可选择的检验项目:血气分析。

【术后住院恢复期的检验项目】

1.必须复查的检验项目:血液分析、红细胞沉降率、C 反应蛋白。

2.可选择的检验项目:肝功能、肾功能、电解质。

第二十三节 脊髓损伤恢复期康复

【常用临床医学诊断 ICD 编码】

脊髓损伤:T09.300(疾病分类与代码国家临床版 2.0),T09.300(ICD-10 疾病编码国家医保版 2.0)。

【术前的检验项目】

必需的检验项目:血液分析、尿液分析、粪便常规、肝功能、肾功能、电解质、血糖、凝血功能。

第二十三章 骨科(骨病)

第一节 第一腕掌关节炎

【常用临床医学诊断 ICD 编码】

M18.101(疾病分类与代码国家临床版 2.0),M18.101(ICD-10 疾病编码国家医保版 2.0)。

【术前的检验项目】

1.必需的检验项目:血液分析、尿液分析、肝功能、肾功能、电解质、血糖、凝血功能、感染性疾病筛查(乙肝、丙肝、梅毒、艾滋病)。

2.根据患者病情可选择:血气分析和肺功能(高龄或既往有心、肺部病史者)。

第二节 腱鞘炎日间手术

【常用临床医学诊断 ICD 编码】

滑膜炎和腱鞘炎:M65.910(疾病分类与代码国家临床版 2.0),M65.910(ICD-10 疾病编码国家医保版 2.0)。

【术前的检验项目】

必需的检验项目:血液分析、凝血功能、感染性疾病筛查(乙肝、丙肝、梅毒、艾滋病)。

第三节 单发手指狭窄性腱鞘炎

【常用临床医学诊断 ICD 编码】

狭窄性腱鞘炎:M65.900x093(疾病分类与代码国家临床版 2.0),

M65.900x093(ICD-10 疾病编码国家医保版 2.0)。

【术前的检验项目】

1.必需的检验项目:血液分析、尿液分析、肝功能、肾功能、电解质、血糖、凝血功能、感染性疾病筛查(乙肝、丙肝、梅毒、艾滋病)。

2.根据患者病情进行的检验项目:对于合并糖尿病者情相关科室调整血糖。

第四节　拇指狭窄性腱鞘炎

【常用临床医学诊断 ICD 编码】

狭窄性腱鞘炎:M65.900x093(疾病分类与代码国家临床版 2.0),M65.900x093(ICD-10 疾病编码国家医保版 2.0)。

【术前的检验项目】

必需的检验项目:血液分析、血型、尿液分析、肝功能、肾功能、血糖、电解质、凝血功能、感染性疾病筛查(乙肝、丙肝、梅毒、艾滋病)。

【术后住院恢复期的检验项目】

必要时复查的项目:血液分析、肝功能、肾功能、血糖、电解质。

第五节　桡骨茎突狭窄性腱鞘炎

【常用临床医学诊断 ICD 编码】

狭窄性腱鞘炎:M65.900x093(疾病分类与代码国家临床版 2.0),M65.900x093(ICD-10 疾病编码国家医保版 2.0)。

【术前的检验项目】

必需的检验项目:血液分析、血型、尿液分析、肝功能、肾功能、血糖、电解质、凝血功能、感染性疾病筛查(乙肝、丙肝、梅毒、艾滋病)。

【术后住院恢复期的检验项目】

必要时复查的项目:血液分析、肝功能、肾功能、血糖、电解质。

第六节 腱鞘囊肿

【常用临床医学诊断 ICD 编码】

M67.400(疾病分类与代码国家临床版 2.0)，M67.400(ICD-10 疾病编码国家医保版 2.0)。

【术前的检验项目】

必需的检验项目:血液分析、血型、尿液分析、肝功能、肾功能、血糖、离子、凝血功能、感染性疾病筛查(乙肝、丙肝、梅毒、艾滋病)。

【术后住院恢复期的检验项目】

必要时复查的项目:血液分析、肝功能、肾功能、血糖、凝血功能等。

第七节 髋关节滑膜炎

【常用临床医学诊断 ICD 编码】

M65.905(疾病分类与代码国家临床版 2.0)，M65.905(ICD-10 疾病编码国家医保版 2.0)。

【术前的检验项目】

1.必需的检验项目:血液分析、尿液分析、粪便常规、肝功能、肾功能、电解质、血糖、红细胞沉降率、C 反应蛋白、凝血功能、感染性疾病筛查(乙肝、丙肝、梅毒、艾滋病)。

2.根据患者病情可选择:对于部分诊断不明确的患者,术前可能需髋关节腔穿刺以确诊。

【术后住院恢复期的检验项目】

必须复查的检验项目:血液分析、红细胞沉降率、C 反应蛋白。

第八节 膝滑膜炎

【常用临床医学诊断 ICD 编码】

M65.906(疾病分类与代码国家临床版 2.0)，M65.906(ICD-10 疾

病编码国家医保版 2.0)。

【术前的检验项目】

1.必需的检验项目:血液分析、尿液分析、肝功能、肾功能、电解质、血糖、血脂全套、红细胞沉降率、C 反应蛋白、凝血功能、风湿全套、结核相关检查、感染性疾病筛查(乙肝、丙肝、梅毒、艾滋病)。

2.根据患者病情可选择:血气、膝关节穿刺检查、关节液病原微生物培养。

【术后住院恢复期的检验项目】

必须复查的检验项目:红细胞沉降率、C 反应蛋白、D-二聚体。

第九节 单侧掌腱膜挛缩症

【常用临床医学诊断 ICD 编码】

M67.100x041(疾病分类与代码国家临床版 2.0),M67.100x041(ICD-10 疾病编码国家医保版 2.0)。

【术前的检验项目】

必需的检验项目:血液分析、尿液分析、肝功能、肾功能、电解质、血糖、凝血功能、感染性疾病筛查(乙肝、丙肝、梅毒、艾滋病)。

第十节 髋关节发育不良

【常用临床医学诊断 ICD 编码】

Q65.801(疾病分类与代码国家临床版 2.0),Q65.801(ICD-10 疾病编码国家医保版 2.0)。

【术前的检验项目】

1.必需的检验项目:血液分析、血型、尿液分析、肝功能、肾功能、凝血功能、感染性疾病筛查(乙肝、丙肝、梅毒、艾滋病)。

2.根据患者病情可选择:红细胞沉降率、C 反应蛋白、血气分析。

【术后住院恢复期的检验项目】

1.必须复查的项目:血液分析。

2.必要时复查的项目:肝功能、肾功能、红细胞沉降率、C 反应蛋白、D-二聚体等。

第十一节　成人髋关节先天性发育不良

【常用临床医学诊断 ICD 编码】

Q65.801(疾病分类与代码国家临床版 2.0)，Q65.801(ICD-10 疾病编码国家医保版 2.0)。

【术前的检验项目】

1.必需的检验项目：血液分析、血型、尿液分析、肝功能、肾功能、凝血功能、感染性疾病筛查(乙肝、丙肝、梅毒、艾滋病)。

2.根据患者病情可选择：红细胞沉降率、C 反应蛋白、血气分析。

【术后住院恢复期的检验项目】

1.必须复查的项目：血液分析。

2.必要时复查的项目：肝功能、肾功能、红细胞沉降率、C 反应蛋白、D-二聚体等。

第十二节　髋关节骨关节炎

【常用临床医学诊断 ICD 编码】

原生性双侧髋关节病：M16.000(疾病分类与代码国家临床版 2.0)，M16.000(ICD-10 疾病编码国家医保版 2.0)。

【术前的检验项目】

1.必需的检验项目：血液分析、血型、尿液分析、肝功能、肾功能、凝血功能、感染性疾病筛查(乙肝、丙肝、梅毒、艾滋病)。

2.根据患者病情可选择：红细胞沉降率、C 反应蛋白、血气分析。

【术后住院恢复期的检验项目】

必须复查的项目：血液分析。

第十三节　股骨头坏死

【常用临床医学诊断 ICD 编码】

M87.000(疾病分类与代码国家临床版 2.0),M87.000(ICD-10 疾病编码国家医保版 2.0)。

【术前的检验项目】

1.必需的检验项目:血液分析、血型、尿液分析、肝功能、肾功能、凝血功能、感染性疾病筛查(乙肝、丙肝、梅毒、艾滋病)。

2.根据患者病情可选择:红细胞沉降率、C 反应蛋白、血气分析。

【术后住院恢复期的检验项目】

必须复查的项目:血液分析。

第十四节　全髋关节置换术(含股骨头置换)

【常用临床医学诊断 ICD 编码】

髋关节:M16.900(疾病分类与代码国家临床版 2.0),M16.900(ICD-10 疾病编码国家医保版 2.0)。

【术前的检验项目】

1.必需的检验项目:血液分析、血型、尿液分析、粪便常规、生化全套、感染性疾病筛查(乙肝、丙肝、梅毒、艾滋病)、凝血功能。

2.根据患者病情可选择:血气分析。

【术后住院恢复期的检验项目】

1.必须复查的项目:血液分析、红细胞沉降率、C 反应蛋白。

2.必要时复查的项目:凝血功能、肝功能、肾功能、电解质。

第十五节　人工髋关节置换术后康复

【常用临床医学诊断 ICD 编码】

人工髋关节:Z96.601(疾病分类与代码国家临床版 2.0),Z96.601

（ICD-10 疾病编码国家医保版 2.0）。

【术前的检验项目】

1. 必需的检验项目：血液分析、尿液分析、粪便常规、肝功能、肾功能、电解质、血糖、血脂全套、凝血功能、感染性疾病筛查（乙肝、丙肝、梅毒、艾滋病）、凝血功能。

2. 根据患者病情可选择的项目：心肌损伤标志物。

第十六节　髋关节镜手术

【常用临床医学诊断 ICD 编码】

髋关节病：M16.900（疾病分类与代码国家临床版 2.0），M16.900（ICD-10 疾病编码国家医保版 2.0）。

【术前的检验项目】

1. 必需的检验项目：血液分析、尿液分析、肝功能、肾功能、电解质、血糖、凝血功能、感染性疾病筛查（乙肝、丙肝、梅毒、艾滋病）。

2. 根据患者病情可选择的项目：血气分析。

【术后住院恢复期的检验项目】

必要时查血液分析、红细胞沉降率、C 反应蛋白、凝血功能、电解质。

第十七节　膝　内　翻

【常用临床医学诊断 ICD 编码】

M21.104（疾病分类与代码国家临床版 2.0），M21.104（ICD-10 疾病编码国家医保版 2.0）。

【术前的检验项目】

1. 必需的检验项目：血液分析、血型、尿液分析、肝功能、肾功能、凝血功能、感染性疾病筛查（乙肝、丙肝、梅毒、艾滋病）。

2. 根据患者病情可选择的项目：血气分析。

【术后住院恢复期的检验项目】

必要时查肝功能、肾功能、凝血功能。

第十八节　膝关节骨关节病关节镜下病灶清理

【常用临床医学诊断 ICD 编码】

骨关节病:M19.900x091(疾病分类与代码国家临床版 2.0),M19.900x091(ICD-10 疾病编码国家医保版 2.0)。

【术前的检验项目】

必需的检验项目:血液分析、尿液分析、肝功能、肾功能、电解质、血糖、凝血功能、感染性疾病筛查(乙肝、丙肝、梅毒、艾滋病)。

【术后住院恢复期的检验项目】

必要时查血液分析、红细胞沉降率、C 反应蛋白、凝血功能、电解质。

第十九节　膝关节骨关节炎

【常用临床医学诊断 ICD 编码】

M15.902(疾病分类与代码国家临床版 2.0),M15.902(ICD-10 疾病编码国家医保版 2.0)。

【术前的检验项目】

1.必需的检验项目:血液分析、血型、尿液分析、肝功能、肾功能、凝血功能、感染性疾病筛查(乙肝、丙肝、梅毒、艾滋病)。

2.根据患者病情可选择的项目:血气分析。

【术后住院恢复期的检验项目】

必要时查血液分析。

第二十节　重度膝关节骨关节炎

【常用临床医学诊断 ICD 编码】

膝关节病:M17.900(疾病分类与代码国家临床版 2.0),M17.900(ICD-10 疾病编码国家医保版 2.0)。

【术前的检验项目】

1.必需的检验项目:血液分析、尿液分析、肝功能、肾功能、电解质、血糖、血脂全套、红细胞沉降率、C 反应蛋白、凝血功能、感染性疾病筛查(乙肝、丙肝、梅毒、艾滋病)。

2.根据患者病情可选择的项目:血气分析。

【术后住院恢复期的检验项目】

血液分析、肾功能、电解质、凝血功能、红细胞沉降率、C 反应蛋白。

第二十一节　膝关节置换

【常用临床医学诊断 ICD 编码】

膝关节病:M17.900(疾病分类与代码国家临床版 2.0),M17.900(ICD-10 疾病编码国家医保版 2.0)。

【术前的检验项目】

1.必需的检验项目:血液分析、尿液分析、肝功能、肾功能、电解质、血糖、心肌酶谱、凝血功能、感染性疾病筛查(乙肝、丙肝、梅毒、艾滋病)。

2.根据患者病情可选择的项目:血气分析。

【术后住院恢复期的检验项目】

血液分析、红细胞沉降率、C 反应蛋白、凝血功能、电解质、心肌损伤标志物。

第二十二节　人工膝关节置换术后康复

【常用临床医学诊断 ICD 编码】

内部关节假体的机械性并发症:T84.000(疾病分类与代码国家临床版 2.0),T84.000(ICD-10 疾病编码国家医保版 2.0)。

【术前的检验项目】

1.必需的检验项目:血液分析、尿液分析、粪便常规、肝功能、肾功能、电解质、血糖、血脂全套、凝血功能、感染性疾病筛查(乙肝、丙肝、梅毒、艾滋病)、凝血功能。

2.根据患者病情可选择的项目:心肌损伤标志物。

第二十三节　踝关节置换

【常用临床医学诊断 ICD 编码】

踝关节关节病:M19.905(疾病分类与代码国家临床版 2.0),
M19.905(ICD-10 疾病编码国家医保版 2.0)。

【术前的检验项目】

1.必需的检验项目:血液分析、尿液分析、肝功能、肾功能、电解质、
血糖、凝血功能、感染性疾病筛查(乙肝、丙肝、梅毒、艾滋病)。

2.根据患者病情可选择的项目:血气分析。

第二十四节　Morton 趾

【常用临床医学诊断 ICD 编码】

G57.602(疾病分类与代码国家临床版 2.0),G57.602(ICD-10 疾
病编码国家医保版 2.0)。

【术前的检验项目】

必需的检验项目:血液分析、尿液分析、肝功能、肾功能、电解质、血
糖、凝血功能、感染性疾病筛查(乙肝、丙肝、梅毒、艾滋病)。

第二十四章　骨科(感染)

第一节　急性骨髓炎

【常用临床医学诊断 ICD 编码】

M86.100(疾病分类与代码国家临床版 2.0),M86.100(ICD-10 疾病编码国家医保版 2.0)。

【术前的检验项目】

必需的检验项目:血液分析、尿液分析、红细胞沉降率、C 反应蛋白、肝功能、肾功能、电解质、血型、血糖、凝血功能、感染性疾病筛查(乙肝、丙肝、梅毒、艾滋病)、血培养(寒战高热时)、分层穿刺、病原微生物培养(脓肿形成或需明确诊断、寻找病原菌时)。

第二节　脊柱结核

【常用临床医学诊断 ICD 编码】

A18.009+M49.0*(疾病分类与代码国家临床版 2.0),A18.009+M49.0*(ICD-10 疾病编码国家医保版 2.0)。

【术前的检验项目】

必需的检验项目:血液分析、红细胞沉降率、凝血功能、血型、尿液常规、粪便常规、感染性疾病筛查(乙肝、丙肝、梅毒、艾滋病)、肝功能、肾功能、电解质、血糖、C 反应蛋白、血气分析、抗结核分枝杆菌抗体、结核分枝杆菌 PCR 测定、混合淋巴细胞培养+干扰素试验、肿瘤标志物、HLA-B27、布氏杆菌凝集试验。

【术后住院恢复期的检验项目】

必须复查的检验项目:血液分析、肝功能、肾功能、电解质。

第二十五章　骨科(骨与软组织肿瘤)

第一节　骨 样 骨 瘤

【常用临床医学诊断 ICD 编码】

M91910/0(疾病分类与代码国家临床版 2.0),M91910/0 (ICD-10 疾病编码国家医保版 2.0)。

【术前的检验项目】

必需的检验项目:血液分析、血型、尿液分析、粪便常规、电解质、肝功能、肾功能、凝血功能、感染性疾病筛查(乙肝、丙肝、梅毒、艾滋病)、红细胞沉降率。

【术后住院恢复期的检验项目】

必须复查的检验项目:生化全套、凝血功能。

第二节　内生性软骨瘤

【常用临床医学诊断 ICD 编码】

Q78.400(疾病分类与代码国家临床版 2.0),Q78.400 (ICD-10 疾病编码国家医保版 2.0)。

【术前的检验项目】

必需的检验项目:血液分析、尿液分析、肝功能、肾功能、电解质、血糖、血型、凝血功能、感染性疾病筛查(乙肝、丙肝、梅毒、艾滋病)。

【术后住院恢复期的检验项目】

必须复查的检验项目:血液分析、肝功能、肾功能、血糖、生化全套。

第三节　遗传性多发性骨软骨瘤

【常用临床医学诊断 ICD 编码】

Q78.400x006(疾病分类与代码国家临床版 2.0)，Q78.400x006 (ICD-10 疾病编码国家医保版 2.0)。

【术前的检验项目】

必需的检验项目：血液分析、血型、尿液分析、粪便常规、电解质、肝功能、肾功能、凝血功能、感染性疾病筛查(乙肝、丙肝、梅毒、艾滋病)、红细胞沉降率。

【术后住院恢复期的检验项目】

必须复查的检验项目：生化全套、凝血功能。

第四节　血　管　瘤

【常用临床医学诊断 ICD 编码】

D18.000x001(疾病分类与代码国家临床版 2.0)，D18.000x001 (ICD-10 疾病编码国家医保版 2.0)。

【术前的检验项目】

必需的检验项目：血液分析、尿液分析、肝功能、肾功能、电解质、血糖、凝血功能、感染性疾病筛查(乙肝、丙肝、梅毒、艾滋病)。

第五节　骨巨细胞瘤

【常用临床医学诊断 ICD 编码】

骨肿瘤：D48.001(疾病分类与代码国家临床版 2.0)，D48.001 (ICD-10 疾病编码国家医保版 2.0)。

【术前的检验项目】

必需的检验项目：血液分析、血型、尿液分析、粪便常规、电解质、肝功能、肾功能、凝血功能、感染性疾病筛查(乙肝、丙肝、梅毒、艾滋病)、红细胞沉降率。

【术后住院恢复期的检验项目】

必须复查的检验项目:生化全套、凝血功能。

第六节　肢体骨肉瘤

【常用临床医学诊断 ICD 编码】

骨肿瘤:D48.001(疾病分类与代码国家临床版 2.0),D48.001(ICD-10 疾病编码国家医保版 2.0)。

【术前的检验项目】

必需的检验项目:血液分析、尿液分析、肝功能、肾功能、电解质、血型、血糖、凝血功能、感染性疾病筛查(乙肝、丙肝、梅毒、艾滋病)。

第七节　肢体骨肉瘤保肢术

【常用临床医学诊断 ICD 编码】

骨肉瘤:M91800/3(疾病分类与代码国家临床版 2.0),M81800/3(ICD-10 疾病编码国家医保版 2.0)。

【术前的检验项目】

必需的检验项目:血液分析、尿液分析、电解质、肝功能、肾功能、血糖、血型、凝血功能、感染性疾病筛查(乙肝、丙肝、梅毒、艾滋病)。

【术后住院恢复期的检验项目】

必须复查的检验项目:血液分析、尿液分析、肝功能、肾功能、电解质、血糖。

第八节　股骨下端骨肉瘤

【常用临床医学诊断 ICD 编码】

骨肉瘤:M91800/3(疾病分类与代码国家临床版 2.0),M91800/3

（ICD-10 疾病编码国家医保版 2.0）。

【术前的检验项目】

必需的检验项目：血液分析、尿液分析、粪便常规、凝血功能、肝功能、肾功能、碱性磷酸酶和乳酸脱氢酶、感染性疾病筛查（乙肝、丙肝、梅毒、艾滋病）。

【术后住院恢复期的检验项目】

必须复查的检验项目：血液分析。

第九节 骨肉瘤化学治疗

【常用临床医学诊断 ICD 编码】

骨肉瘤：M91800/3（疾病分类与代码国家临床版 2.0），M91800/3（ICD-10 疾病编码国家医保版 2.0）。

【术前的检验项目】

必需的检验项目：血液分析、尿液分析、粪便常规、感染性疾病筛查（乙肝、丙肝、梅毒、艾滋病）、肝功能、肾功能、电解质、凝血功能、血糖、碱性磷酸酶、乳酸脱氢酶。

【术后住院恢复期的检验项目】

必须复查的检验项目：血液分析、肝功能、肾功能。

第十节 尤 因 肉 瘤

【常用临床医学诊断 ICD 编码】

C41.403（疾病分类与代码国家临床版 2.0），C41.403（ICD-10 疾病编码国家医保版 2.0）。

【术前的检验项目】

必需的检验项目：血液分析、血型、尿液分析、粪便常规、电解质、肝功能、肾功能、凝血功能、感染性疾病筛查（乙肝、丙肝、梅毒、艾滋病）、红细胞沉降率。

【术后住院恢复期的检验项目】

必须复查的检验项目:生化全套、凝血功能。

第十一节　血　管　肉　瘤

【常用临床医学诊断 ICD 编码】

C85.715(疾病分类与代码国家临床版 2.0),C85.715 (ICD-10 疾病编码国家医保版 2.0)。

【术前的检验项目】

必需的检验项目:血液分析、血型、尿液分析、粪便常规、电解质、肝功能、肾功能、凝血功能、感染性疾病筛查(乙肝、丙肝、梅毒、艾滋病)、红细胞沉降率。

【术后住院恢复期的检验项目】

必须复查的检验项目:生化全套、凝血功能。

第十二节　恶性肿瘤骨转移手术治疗

【常用临床医学诊断 ICD 编码】

骨继发恶性肿瘤:C79.500x001(疾病分类与代码国家临床版 2.0),C79.500x001 (ICD-10 疾病编码国家医保版 2.0)。

【术前的检验项目】

必需的检验项目:血液分析、尿液分析、血型、凝血功能、肝功能、电解质、血糖、感染性疾病筛查(乙肝、丙肝、梅毒、艾滋病)、肿瘤标志物。

【术后住院恢复期的检验项目】

必须复查的检验项目:血液分析、尿液分析、肝功能、肾功能、电解质、血糖。

第十三节　臂丛神经鞘瘤

【常用临床医学诊断 ICD 编码】

D36.100x017(疾病分类与代码国家临床版 2.0),D36.100x017(ICD-10 疾病编码国家医保版 2.0)。

【术前的检验项目】

必需的检验项目:血液分析、尿液分析、肝功能、肾功能、电解质、血糖、凝血功能、感染性疾病筛查(乙肝、丙肝、梅毒、艾滋病)。

第三篇 妇 产 科

第二十六章　产　　科

第一节　稽留流产

【常用临床医学诊断 ICD 编码】

O02.100(疾病分类与代码国家临床版 2.0),O02.100(ICD-10 疾病编码国家医保版 2.0)。

【术前的检验项目】

必需的检验项目:血液分析、血型、尿液分析、粪便常规、电解质、肝功能、肾功能、血糖、凝血功能、感染性疾病筛查(乙肝、丙肝、梅毒、艾滋病)、血绒毛膜促性腺激素、阴道微生态分析。

【术后住院恢复期的检验项目】

必须复查的检验项目:血液分析、绒毛膜促性腺激素。

第二节　输卵管妊娠

【常用临床医学诊断 ICD 编码】

O00.100(疾病分类与代码国家临床版 2.0),O00.100(ICD-10 疾病编码国家医保版 2.0)。

【术前的检验项目】

必需的检验项目:血液分析、尿液分析、粪便常规、肝功能、肾功能、电解质、血糖、血型、凝血功能、血绒毛膜促性腺激素和尿绒毛膜促性腺激素、感染性疾病筛查(乙肝、丙肝、梅毒、艾滋病)。

【术后住院恢复期的检验项目】

必须复查的检验项目:血绒毛膜促性腺激素、血液分析、尿液分析。

第三节 异位妊娠氨甲蝶呤药物保守治疗

【常用临床医学诊断 ICD 编码】

异位妊娠：O00.900（疾病分类与代码国家临床版 2.0），O00.900（ICD-10 疾病编码国家医保版 2.0）。

【住院期间的检验项目】

1.保守治疗前必需的检验项目：血液分析、尿液分析、粪便常规、肝功能、肾功能、电解质、血糖、血型、凝血功能、血绒毛膜促性腺激素和尿绒毛膜促性腺激素、感染性疾病筛查（乙肝、丙肝、梅毒、艾滋病）。

2.检测生命体征和辅助检查（入院 3～14 天）的检验项目：血绒毛膜促性腺激素、血液分析。

第四节 子 痫 前 期

【常用临床医学诊断 ICD 编码】

先兆子痫：O14.900（疾病分类与代码国家临床版 2.0），O14.900（ICD-10 疾病编码国家医保版 2.0）。

【住院期间的检验项目】

1.必需的检验项目：血液分析、尿液分析、肝功能、肾功能、血黏度、电解质、凝血功能、血型、24 小时尿蛋白定量、近期未做的感染性疾病筛查（如乙肝、丙肝、梅毒、艾滋病）、血气分析、血胆酸。

2.若手术治疗后第 1 天必须复查：血液分析、D-二聚体、尿液分析、肝功能、肾功能、电解质。

第五节 糖尿病合并妊娠

【常用临床医学诊断 ICD 编码】

妊娠合并糖尿病：O24.300x001（疾病分类与代码国家临床版 2.0），O24.300x001（ICD-10 疾病编码国家医保版 2.0）。

【住院期间的检验项目】

必需的检验项目:血糖大轮廓及相应点尿液分析、糖化血红蛋白。

第六节 妊 娠 剧 吐

【常用临床医学诊断 ICD 编码】

1. 妊娠剧吐:O21.900x003(疾病分类与代码国家临床版 2.0),O21.900x003(ICD-10 疾病编码国家医保版 2.0)。

2. 妊娠呕吐:O21.900(疾病分类与代码国家临床版 2.0),O21.900(ICD-10 疾病编码国家医保版 2.0)。

【住院期间的检验项目】

1. 必需的检验项目:血液分析、尿液分析、电解质、肝功能、肾功能、凝血功能、血型、感染性疾病筛查(孕期未查者)。

2. 根据患者病情可选择的检验项目:动脉血气分析。

3. 住院期间复查的频率及项目:根据患者入院时电解质紊乱程度及尿酮体严重程度可每 1～3 天复查 1 次,复查尿液分析、电解质。

第七节 妊娠相关性血栓性微血管病

【常用临床医学诊断 ICD 编码】

1. 血栓性微血管肾损害:N28.900x022(疾病分类与代码国家临床版 2.0),N28.900x022(ICD-10 疾病编码国家医保版 2.0)。

2. 继发性肾损害:N28.900x013(疾病分类与代码国家临床版 2.0),N28.900x013(ICD-10 疾病编码国家医保版 2.0)。

【住院期间的检验项目】

1. 必需的检验项目:血液分析、网织红细胞计数、尿液分析、粪便常规、肝功能、肾功能、电解质、血糖、血型、感染性疾病筛查(乙肝、丙肝、梅毒、艾滋病)、凝血功能、血气分析、抗核抗体谱、抗中性粒细胞胞质抗体、血清抗肾小球基膜抗体、免疫球蛋白、补体、C 反应蛋白、抗链球菌 O、类风湿因子、红细胞沉降率、全段甲状旁腺激素、24 小时尿蛋白定量、尿电解质、尿肌酐、尿红细胞形态分析、尿白细胞分类、尿渗透压或自由水清除率、外周血涂片、乳酸脱氢酶、Coombs 试验。

2.根据患者病情可选择的检验项目：ADAMTS13、抗 ADAMT13 抗体、H 因子、抗 H 因子抗体。

第八节　胎儿生长受限

【常用临床医学诊断 ICD 编码】

胎儿生长发育迟缓：O36.503（疾病分类与代码国家临床版 2.0），O36.503（ICD-10 疾病编码国家医保版 2.0）。

【住院期间的检验项目】

1.必需的检验项目：感染性疾病筛查、病毒系列检测、免疫功能检测。

2.根据患者病情可选择的检验项目：染色体检查（需上级医院做产前诊断）。

第九节　完全性前置胎盘

【常用临床医学诊断 ICD 编码】

O44.003（疾病分类与代码国家临床版 2.0），O44.003（ICD-10 疾病编码国家医保版 2.0）。

【术前的检验项目】

1.必需的检验项目：血液分析、尿液分析、肝功能、肾功能、凝血功能、血型和交叉配血、感染性疾病筛查（孕期未查者）。

2.根据患者病情可选择的检验项目：血黏度、粪便常规、电解质、C 反应蛋白等。

【术后住院恢复期的检验项目】

1.必须复查的项目：血液分析、尿液分析。

2.根据患者病情可选择的检验项目：凝血功能、肝功能、肾功能、电解质、血气分析等。

第十节 羊 水 过 多

【常用临床医学诊断 ICD 编码】

O40.x00(疾病分类与代码国家临床版 2.0),O40.x00(ICD-10 疾病编码国家医保版 2.0)。

【住院期间的检验项目】

1.必需的检验项目:血液分析、尿液分析、肝功能、肾功能、电解质、凝血功能、血型、感染性疾病筛查、空腹及三餐后血糖(糖耐量试验:孕期未行者或高危者)。

2.根据患者病情可选择的检验项目:唐氏筛查;肿瘤标志物,必要时行无创 DNA 或羊水穿刺。

第十一节 羊 水 过 少

【常用临床医学诊断 ICD 编码】

O41.000(疾病分类与代码国家临床版 2.0),O41.000(ICD-10 疾病编码国家医保版 2.0)。

【住院期间的检验项目】

1.必需的检验项目:血液分析、尿液分析、肝功能、肾功能、电解质、凝血功能、血型、感染性疾病筛查(乙肝、丙肝、梅毒、艾滋病)、C 反应蛋白。

2.根据患者病情可选择的检验项目:唐氏筛查,必要时行无创 DNA 或羊水穿刺。

第十二节 多 胎 妊 娠

【常用临床医学诊断 ICD 编码】

O30.800(疾病分类与代码国家临床版 2.0),O30.800(ICD-10 疾病编码国家医保版 2.0)。

【术前的检验项目】

1.必需的检验项目:血液分析、尿液分析、肝功能、肾功能、凝血功能、血型和交叉配血、感染性疾病筛查(乙肝、丙肝、梅毒、艾滋病)。

2.根据患者病情可选择的检验项目:血黏度、粪便常规、电解质、C反应蛋白等。

【术后住院恢复期的检验项目】

1.必须复查的项目:血液分析、尿液分析。

2.根据患者病情可选择的检验项目:凝血功能、肝功能、肾功能、电解质、血气分析等。

第十三节　自然临产阴道分娩

【常用临床医学诊断 ICD 编码】

1.正常分娩:O80.900x001(疾病分类与代码国家临床版 2.0),O80.900x001(ICD-10 疾病编码国家医保版 2.0)。

2.单胎顺产:O80.900(疾病分类与代码国家临床版 2.0),O80.900(ICD-10 疾病编码国家医保版 2.0)。

3.头位顺产:O80.000(疾病分类与代码国家临床版 2.0),O80.000(ICD-10 疾病编码国家医保版 2.0)。

【术前的检验项目】

1.必需的检验项目:血液分析、尿液分析、凝血功能、血型、感染性疾病筛查(孕期未查者)。

2.根据患者病情可选择的检验项目:肝功能、肾功能、电解质等。

【术后住院恢复期的检验项目】

必须复查的检验项目:血液分析、尿液分析。

第十四节　胎膜早破行阴道分娩

【常用临床医学诊断 ICD 编码】

胎膜早破:O42.900(疾病分类与代码国家临床版 2.0),O42.900(ICD-10 疾病编码国家医保版 2.0)。

【术前的检验项目】

1.必需的检验项目:血液分析、尿液分析、凝血功能、血型、感染性疾病筛查(孕期未查者)。

2.根据患者病情可选择的检验项目:肝功能、肾功能、电解质、C 反应蛋白等。

【术后住院恢复期的检验项目】

必须复查的检验项目:血液分析、尿液分析。

第十五节　阴道胎头吸引术助产

【常用临床医学诊断 ICD 编码】

胎头吸引术:72.7900x001(手术操作为代码国家临床版 2.0),72.7900x001(ICD-9 手术编码国家医保版 2.0)。

【术前的检验项目】

1.必需的检验项目:血液分析、尿液分析、凝血功能、血型、感染性疾病筛查(孕期未查者)。

2.根据患者病情可选择的检验项目:肝功能、肾功能、电解质等。

【术后住院恢复期的检验项目】

必须复查的检验项目:血液分析。

第十六节　阴道产钳助产

【常用临床医学诊断 ICD 编码】

1.低位产钳手术:72.0x00(手术操作为代码国家临床版 2.0),72.0x00(ICD-9 手术编码国家医保版 2.0)。

2.低位产钳手术伴外阴切开术:72.1x00(手术操作为代码国家临床版 2.0),72.1x00(ICD-9 手术编码国家医保版 2.0)。

3.中位产钳手术伴外阴切开手术:72.2100(手术操作为代码国家临床版 2.0),72.2100(ICD-9 手术编码国家医保版 2.0)。

4.中位产钳术:72.2900x001(手术操作为代码国家临床版 2.0),72.2900x001(ICD-9 手术编码国家医保版 2.0)。

【术前的检验项目】

1.必需的检验项目：血液分析、尿液分析、凝血功能、血型、感染性疾病筛查（孕期未查者）。

2.根据患者病情可选择的检验项目：肝功能、肾功能、电解质等。

【术后住院恢复期的检验项目】

必须复查的检验项目：血液分析。

第十七节　引产阴道分娩

【常用临床医学诊断 ICD 编码】

1.引产：O04.900x007（疾病分类与代码国家临床版 2.0），O04.900x007（ICD-10 疾病编码国家医保版 2.0）。

2.早产经引产：O60.300x002（疾病分类与代码国家临床版 2.0），O60.300x002（ICD-10 疾病编码国家医保版 2.0）。

【术前的检验项目】

1.必需的检验项目：血液分析、尿液分析、血型、凝血功能、感染性疾病筛查（乙肝、丙肝、梅毒、艾滋病）、肝功能、肾功能、电解质、血糖（孕期未做者）。

2.根据患者病情可选择的检验项目：电解质、C 反应蛋白等。

【术后住院恢复期的检验项目】

必须复查的检验项目：血液分析。

第十八节　过 期 妊 娠

【常用临床医学诊断 ICD 编码】

O48.x00（疾病分类与代码国家临床版 2.0），O48.x00（ICD-10 疾病编码国家医保版 2.0）。

【术前的检验项目】

1.必需的检验项目：血液分析、尿液分析、肝功能、肾功能、凝血功能、血型和交叉配血、感染性疾病筛查（孕期未查者）。

2.根据患者病情可选择的检验项目：粪便常规等。

【术后住院恢复期的检验项目】

必须复查的检验项目:血液分析。

第十九节　计划性剖宫产

【常用临床医学诊断 ICD 编码】

1.剖宫产术,子宫下段横切口:74.1x01(手术操作与代码国家临床版 2.0),74.1x01(ICD-9 手术编码国家医保版 2.0)。

2.剖宫产术,子宫下段直切口:74.1x02(手术操作与代码国家临床版 2.0),74.1x02(ICD-9 手术编码国家医保版 2.0)。

【术前的检验项目】

必需的检验项目:血液分析、尿液分析、凝血功能、感染性疾病筛查(孕期未查者)。

【术后住院恢复期的检验项目】

必须复查的检验项目:血液分析、尿液分析。

第二十节　急诊剖宫产

【常用临床医学诊断 ICD 编码】

1.剖宫产术,子宫下段横切口:74.1x01(手术操作与代码国家临床版 2.0),74.1x01(ICD-9 手术编码国家医保版 2.0)。

2.剖宫产术,子宫下段直切口:74.1x02(手术操作与代码国家临床版 2.0),74.1x02(ICD-9 手术编码国家医保版 2.0)。

【术前的检验项目】

必需的检验项目:血液分析、血型、肝功能、肾功能、电解质、血糖、凝血功能、感染性疾病筛查(孕期未查者)。

【术后住院恢复期的检验项目】

必须复查的检验项目:血液分析、尿液分析。

【出院标准】

血液分析、尿液分析基本正常。

第二十一节 阴道分娩因胎盘因素导致产后出血

【常用临床医学诊断 ICD 编码】

1.第三产程出血:O72.000(疾病分类与代码国家临床版2.0),O72.000(ICD-10 疾病编码国家医保版 2.0)。

2.胎盘植入伴出血:O72.000x002(疾病分类与代码国家临床版 2.0),O72.003(ICD-10 疾病编码国家医保版 2.0)。

3.胎盘嵌顿伴出血:O72.000x003(疾病分类与代码国家临床版 2.0),O72.000x003(ICD-10 疾病编码国家医保版 2.0)。

4.胎盘粘连伴出血:O72.001(疾病分类与代码国家临床版2.0),O72.001(ICD-10 疾病编码国家医保版 2.0)。

5.胎盘滞留伴出血:O72.002(疾病分类与代码国家临床版2.0),O72.002(ICD-10 疾病编码国家医保版 2.0)。

6.胎盘部分残留伴产后出血:O72.200x003(疾病分类与代码国家临床版 2.0),O72.002(ICD-10 疾病编码国家医保版 2.0)。

7.晚期产后出血:O72.200x004(疾病分类与代码国家临床版 2.0),O72.202(ICD-10 疾病编码国家医保版 2.0)。

8.胎膜部分残留伴产后出血:O72.200x005(疾病分类与代码国家临床版 2.0),O72.201(ICD-10 疾病编码国家医保版 2.0)。

9.胎膜滞留伴出血:O72.201(疾病分类与代码国家临床版 2.0),O72.201(ICD-10 疾病编码国家医保版 2.0)。

10.延迟性产后出血:O72.202(疾病分类与代码国家临床版2.0),O72.202(ICD-10 疾病编码国家医保版 2.0)。

【术前的检验项目】

1.必需的检验项目:血液分析、尿液分析、凝血功能、血型及交叉配血、肝功能、肾功能、感染性疾病筛查(孕期未查者)。

2.根据患者病情可选择的检验项目:粪便常规、电解质、C 反应蛋白等。

第二十二节　宫缩乏力导致产后出血

【常用临床医学诊断 ICD 编码】

1.宫缩乏力：O62.201(疾病分类与代码国家临床版 2.0),O62.201(ICD-10 疾病编码国家医保版 2.0)。

2.产后出血：O72.1(疾病分类与代码国家临床版 2.0),O72.1(ICD-10 疾病编码国家医保版 2.0)。

【术前的检验项目】

1.必需的检验项目：血液分析、血型、尿液分析、肝功能、肾功能、电解质、凝血功能。

2.根据患者病情可选择的检验项目：感染性疾病筛查(孕期未查者)。

第二十三节　产 褥 感 染

【常用临床医学诊断 ICD 编码】

O86.800(疾病分类与代码国家临床版 2.0),O86.800(ICD-10 疾病编码国家医保版 2.0)。

【住院期间的检验项目】

1.必需的检验项目：血液分析、尿液分析、红细胞沉降率、肝功能、肾功能、C 反应蛋白、血型、感染性疾病筛查(孕期未查者);宫颈管、切口分泌物或外周血细菌培养及药敏试验。

2.根据患者病情可选择的检验项目：电解质及酸碱平衡、血糖、凝血功能、粪便常规。

第二十七章 妇 科

第一节 无痛宫腔镜检测日间手术

【常用临床医学诊断 ICD 编码】

68.1200x001(手术操作与代码国家临床版 2.0),68.1200x001(ICD-9 手术编码国家医保版 2.0)。

【术前的检验项目】

必需的检验项目:血液分析、尿液分析、肝功能、肾功能、血糖、电解质、血型、凝血功能、输血相关感染性疾病筛查(如乙肝、丙肝、梅毒、艾滋病)、阴道感染常规检查、宫颈癌筛查。

【术后住院恢复期的检验项目】

根据患者病情变化可选择相应的检验项目。

第二节 子宫内膜良性病变宫腔镜手术

【常用临床医学诊断 ICD 编码】

1.子宫内膜炎:N72.x00x001(疾病分类与代码国家临床版 2.0),N72.x00x001(ICD-10 疾病编码国家医保版 2.0)。

2.子宫内膜性增长:N85.000(疾病分类与代码国家临床版 2.0),N85.000(ICD-10 疾病编码国家医保版 2.0)。

3.子宫内膜息肉:N84.001(疾病分类与代码国家临床版 2.0),N84.001(ICD-10 疾病编码国家医保版 2.0)。

4.宫腔镜检查:68.1200x001(手术操作与代码国家临床版 2.0),68.1200x001(ICD-9 手术编码国家医保版 2.0)。

【术前的检验项目】

1.必需的检验项目:血液分析、血型、尿液分析、肝功能、肾功能、电解质、血糖、凝血功能、感染性疾病筛查(乙肝、丙肝、梅毒、艾滋病)。

2.其他情况根据病情需要而定:如肿瘤标志物、绒毛膜促性腺激素等。

【术后恢复期的检验项目】

必须复查的检验项目:血液分析。

第三节　重度子宫内膜异位症

【常用临床医学诊断 ICD 编码】

子宫的子宫内膜异位症:N80.000(疾病分类与代码国家临床版 2.0),N80.000(ICD-10 疾病编码国家医保版 2.0)。

【术前的检验项目】

1.必需的检验项目:血液分析、尿液分析、粪便常规、肝功能、肾功能、电解质、血糖、血型、凝血功能、感染性疾病筛查(乙肝、丙肝、梅毒、艾滋病)、宫颈细胞学筛查。

2.根据患者病情需要可选择的检验项目:血清肿瘤标志物等。

【术后恢复期的检验项目】

必须复查的检验项目:血液分析、尿液分析等。

第四节　卵巢子宫内膜异位囊肿

【常用临床医学诊断 ICD 编码】

卵巢的子宫内膜异位症:N80.100x003(疾病分类与代码国家临床版 2.0),N80.100x003(ICD-10 疾病编码国家医保版 2.0)。

【术前的检验项目】

1.必需的检验项目:血液分析、血型、尿液分析、粪便常规、肝功能、肾功能、电解质、血糖、凝血功能、感染性疾病筛查(乙肝、丙肝、梅毒、艾滋病)、宫颈脱落细胞学检查(TCT)及人乳头瘤病毒(HPV)检查、阴道微生态分析、CA125、血型鉴定。

2.根据患者病情进行的检验项目:性激素 6 项等。

【术后恢复期的检验项目】

必须复查的检验项目:血液分析、尿液分析、电解质等。

第五节　卵巢扭转

【常用临床医学诊断 ICD 编码】

N83.502(疾病分类与代码国家临床版 2.0),N83.502(ICD-10 疾病编码国家医保版 2.0)。

【术前的检验项目】

必需的检验项目:血液分析、C 反应蛋白、血型、尿液分析、肝功能、肾功能、电解质、凝血功能、乙肝 5 项、感染性疾病筛查(乙肝、丙肝、梅毒、艾滋病)、肿瘤标志物、绒毛膜促性腺激素、性激素六项。

【术后恢复期的检验项目】

必须复查的检验项目:血液分析、C 反应蛋白。

第六节　子宫腺肌病

【常用临床医学诊断 ICD 编码】

N80.001(疾病分类与代码国家临床版 2.0),N80.001(ICD-10 疾病编码国家医保版 2.0)。

【术前的检验项目】

1.必需的检验项目:血液分析、尿液分析、粪便常规、肝功能、肾功能、电解质、血糖、血型、凝血功能、感染性疾病筛查(乙肝、丙肝、梅毒、艾滋病)、宫颈细胞学筛查(TCT 或巴氏涂片)。

2.根据患者病情需要可选择的检验项目:血清肿瘤标志物等。

【术后住院恢复≤8 天的检验项目】

必须复查的检验项目:血液分析、尿液分析。

第七节　子宫脱垂

【常用临床医学诊断 ICD 编码】

1. Ⅰ度子宫脱垂：N81.201（疾病分类与代码国家临床版 2.0），N81.201（ICD-10 疾病编码国家医保版 2.0）。

2. Ⅱ度子宫脱垂：N81.202（疾病分类与代码国家临床版 2.0），N81.202（ICD-10 疾病编码国家医保版 2.0）。

3. 宫颈脱垂：N81.203（疾病分类与代码国家临床版 2.0），N81.203（ICD-10 疾病编码国家医保版 2.0）。

【术前的检验项目】

1. 必需的检验项目：血液分析、血型、尿液分析、肝功能、肾功能、电解质、血糖、凝血功能、感染性疾病筛查（乙肝、丙肝、梅毒、艾滋病）、宫颈脱落细胞防癌检查。

2. 根据患者病情需要可选择的检验项目：血气分析、阴道微生态分析等。

【术后恢复的检验项目】

必须复查的检验项目：血液分析、尿液分析、凝血功能（必要时）、电解质（必要时）。

第八节　女性重度盆腔器官脱垂

【常用临床医学诊断 ICD 编码】

女性生殖器脱垂：N81.800（疾病分类与代码国家临床版 2.0），N81.800（ICD-10 疾病编码国家医保版 2.0）。

【术前的检验项目】

1. 必需的检验项目：血液分析、尿液分析、粪便常规（必要时）、肝功能、肾功能、电解质、血型、凝血功能、感染性疾病筛查（乙肝、丙肝、梅毒、艾滋病）、宫颈细胞学筛查。

2. 根据患者病情可选择的检验项目：动脉血气分析。

【术后恢复的检验项目】

1.必须复查的检验项目:血液分析。

2.可选择的检验项目:电解质、肝功能、肾功能等。

第九节 宫颈癌手术治疗

【常用临床医学诊断 ICD 编码】

宫颈癌:C53.900x001(疾病分类与代码国家临床版 2.0),C53.900 (ICD-10 疾病编码国家医保版 2.0)。

【术前的检验项目】

必需的检验项目:血液分析、尿液分析、粪便常规、肝功能、肾功能、电解质、血糖、血型、凝血功能、感染性疾病筛查(乙肝、丙肝、梅毒、艾滋病)、宫颈 HPV 检测、肿瘤标志物(SCCA、CA125 等)。

【术后住院恢复 7～14 天的检验项目】

必须复查的检验项目:血液分析、尿液分析、肝功能、肾功能、电解质等。

第十节 宫颈癌姑息化学治疗

【常用临床医学诊断 ICD 编码】

宫颈癌:C53.900x001(疾病分类与代码国家临床版 2.0),C53.900 (ICD-10 疾病编码国家医保版 2.0)。

【住院期间的检验项目】

必需的检验项目:血液分析、尿液分析、粪便常规、潜血试验、肝功能、肾功能、电解质、血糖、凝血功能、肿瘤标志物。

【化疗后必须复查的检验项目】

必须复查的检验项目:血液分析、肝功能、肾功能。

第十一节　宫颈癌放射治疗

【常用临床医学诊断 ICD 编码】

宫颈癌:C53.900x001(疾病分类与代码国家临床版 2.0),C53.900
(ICD-10 疾病编码国家医保版 2.0)。

【术前的检验项目】

1.必需的检验项目:血液分析、尿液分析、粪便常规、肝功能、肾功能、感染性疾病筛查(乙肝、丙肝、梅毒、艾滋病)、肿瘤标志物。

2.根据患者病情可选择的检验项目:凝血功能。

【治疗后复查的检验项目】

必须复查的检验项目:血液分析、肝功能、肾功能、肿瘤标志物。

第十二节　宫　颈　癌

【常用临床医学诊断 ICD 编码】

C53.900(疾病分类与代码国家临床版 2.0),C53.900(ICD-10 疾病编码国家医保版 2.0)。

【术前的检验项目】

1.必需的检验项目:血液分析、尿液分析、粪便常规、肝功能、肾功能、电解质、血糖、血型、凝血功能、感染性疾病筛查(乙肝、丙肝、梅毒、艾滋病)。

2.根据患者病情可选择的检验项目:肿瘤标志物。

【术后住院恢复 7～14 天的检验项目】

必须复查的检验项目:血液分析、尿液分析、肝功能、肾功能、电解质等。

第十三节　子宫平滑肌瘤子宫切除手术

【常用临床医学诊断 ICD 编码】

子宫平滑肌瘤:D25.900(疾病分类与代码国家临床版 2.0),D25.900

(ICD-10 疾病编码国家医保版 2.0)。

【术前的检验项目】

1.必需的检验项目:血液分析、尿液分析、血型、肝功能、肾功能、电解质、血糖、凝血功能、感染性疾病筛查(乙肝、丙肝、梅毒、艾滋病)。

2.根据患者病情可选择的检验项目:肿瘤标志物、绒毛膜促性腺激素等。

【术后住院恢复≤7 天的检验项目】

必须复查的检验项目:血液分析、尿液分析。

第十四节　子宫平滑肌瘤

【常用临床医学诊断 ICD 编码】

D25.900(疾病分类与代码国家临床版 2.0),D25.900(ICD-10 疾病编码国家医保版 2.0)。

【术前的检验项目】

1.必需的检验项目:血液分析、尿液分析、血型、肝功能、肾功能、电解质、血糖、凝血功能、感染性疾病筛查(乙肝、丙肝、梅毒、艾滋病)、宫颈刮片(有条件可选择 TCT 或 CCT)、阴道微生态分析。

2.根据患者病情可选择的检验项目:肿瘤标志物、绒毛膜促性腺激素等。

【术后住院恢复≤7 天的检验项目】

必须复查的检验项目:血液分析、尿液分析。

第十五节　子宫内膜恶性肿瘤手术治疗

【常用临床医学诊断 ICD 编码】

子宫内膜恶性肿瘤:C54.100(疾病分类与代码国家临床版 2.0),C54.100(ICD-10 疾病编码国家医保版 2.0)。

【术前的检验项目】

必需的检验项目:血液分析、尿液分析、血型、肝功能、肾功能、血脂全套、电解质、空腹血糖、凝血功能、感染性疾病筛查(乙肝、丙肝、梅毒、艾滋病)、血清 CA125。

【术后住院恢复 5~8 天的检验项目】

1. 必须复查的检验项目:血液分析、尿液分析、电解质。

2. 可选择的检验项目:凝血功能等。

第十六节 卵巢良性肿瘤(2016 版)

【常用临床医学诊断 ICD 编码】

D27. x00(疾病分类与代码国家临床版 2.0),D27. x00(ICD-10 疾病编码国家医保版 2.0)。

【术前的检验项目】

必需的检验项目:血液分析、尿液分析、肝功能、肾功能、电解质、血糖、血型、凝血功能、感染性疾病筛查(乙肝、丙肝、梅毒、艾滋病)、血清肿瘤标志物、宫颈细胞学筛查。

【术后住院恢复≤7 天的检验项目】

必须复查的检验项目:血液分析、尿液分析。

第十七节 初治的上皮性卵巢癌手术治疗

【常用临床医学诊断 ICD 编码】

卵巢恶性肿瘤:C56. x00(疾病分类与代码国家临床版 2.0),C56. x00(ICD-10 疾病编码国家医保版 2.0)。

【术前准备期间的检验项目】

必需的检验项目:血液分析、尿液分析、粪便常规、肝功能、肾功能、电解质、血糖、血型、凝血功能、感染性疾病筛查(乙肝、丙肝、梅毒、艾滋病)、肿瘤标志物。

【术后住院恢复 8~17 天的检验项目】

必须复查的检验项目:血液分析、电解质、凝血功能、生化全套、肿瘤标志物。

第十八节　葡　萄　胎

【常用临床医学诊断 ICD 编码】

O01.900(疾病分类与代码国家临床版 2.0),O01.900(ICD-10 疾病编码国家医保版 2.0)。

【术前的检验项目】

必需的检验项目:血液分析、尿液分析、粪便常规、肝功能、肾功能、电解质、血糖、血型、凝血功能、感染性疾病筛查(乙肝、丙肝、梅毒、艾滋病)、阴道微生态分析、血绒毛膜促性腺激素定量。

【术后恢复的检验项目】

必须复查的检验项目:血液分析、绒毛膜促性腺激素。

第十九节　阴　道　癌

【常用临床医学诊断 ICD 编码】

C52.x00(疾病分类与代码国家临床版 2.0),C52.x00(ICD-10 疾病编码国家医保版 2.0)。

【术前的检验项目】

1.必需的检验项目:血液分析、尿液分析、粪便常规、肝功能、肾功能、电解质、血糖、血型、凝血功能、感染性疾病筛查(乙肝、丙肝、梅毒、艾滋病)。

2.根据患者病情可选择的检验项目:肿瘤标志物。

【术后住院恢复 7～14 天的检验项目】

1.必须复查的检验项目:血液分析、尿液分析。

2.必要时可酌情选择的检验项目:肝功能、肾功能、电解质等。

第二十节　卵巢因素不孕宫腹腔镜手术治疗

【常用临床医学诊断 ICD 编码】

1.卵巢因素不孕:N97.000(疾病分类与代码国家临床版 2.0),N97.000(ICD-10 疾病编码国家医保版 2.0)。

2.宫腔镜检查:68.1200x001(手术操作与代码国家临床版 2.0),68.1200x001(ICD-9 手术编码国家医保版 2.0)。

【术前的检验项目】

必需的检验项目:血液分析、尿液分析、肝功能、肾功能、电解质、血糖、血型、凝血功能、感染性疾病筛查(乙肝、丙肝、梅毒、艾滋病)、宫颈细胞学筛查。

【术后住院恢复 1～5 天的检验项目】

必须复查的检验项目:血液分析、尿液分析。

第二十一节　输卵管因素不孕手术治疗

【常用临床医学诊断 ICD 编码】

N97.100(疾病分类与代码国家临床版 2.0),N97.100(ICD-10 疾病编码国家医保版 2.0)。

【术前的检验项目】

1.必需的检验项目:血液分析、尿液分析、肝功能、肾功能、电解质、血糖、血型、凝血功能、感染性疾病筛查(乙肝、丙肝、梅毒、艾滋病)、宫颈细胞学筛查。

2.根据患者病情进行的检验项目:血肿瘤标志物(必要时)。

【术后住院恢复 1～5 天的检验项目】

必须复查的检验项目:血液分析、尿液分析。

第二十二节　宫腔因素不孕宫腹腔镜手术治疗

【常用临床医学诊断 ICD 编码】

1.宫颈粘连:N88.102(疾病分类与代码国家临床版 2.0),N88.102(ICD-10 疾病编码国家医保版 2.0)。

2.子宫内膜息肉:N84.001(疾病分类与代码国家临床版 2.0),N84.001(ICD-10 疾病编码国家医保版 2.0)。

3.子宫内膜增生:N85.000x001(疾病分类与代码国家临床版 2.0),N85.000x001(ICD-10 疾病编码国家医保版 2.0)。

4.宫腔镜检查:68.1200x001(手术操作与代码国家临床版 2.0),68.1200x001(ICD-9 手术编码国家医保版 2.0)。

【术前的检验项目】

1.必需的检验项目:血液分析、尿液分析、肝功能、肾功能、电解质、血糖、血型、凝血功能、感染性疾病筛查(乙肝、丙肝、梅毒、艾滋病)、宫颈细胞学筛查。

2.据患者病情进行的检验项目:血肿瘤标志物(必要时)。

【术后住院恢复 1~5 天的检验项目】

必须复查的检验项目:血液分析、尿液分析。

第二十三节　无痛人流术日间手术

【常用临床医学诊断 ICD 编码】

早期人工流产:O04.905(疾病分类与代码国家临床版 2.0),O04.905(ICD-10 疾病编码国家医保版 2.0)。

【术前的检验项目】

必需的检验项目:血液分析、尿液分析、肝功能、肾功能、空腹血糖、血型、凝血功能(可考虑取消)、感染性疾病筛查(乙肝、丙肝、梅毒、艾滋病)、血绒毛膜促性腺激素(如超声明确可取消)、阴道微生态分析。

第二十四节　无痛刮宫术日间手术

【常用临床医学诊断 ICD 编码】

宫腔镜诊断性刮宫术:69.0902(手术操作与代码国家临床版 2.0),69.0902(ICD-9 手术编码国家医保版 2.0)。

【术前的检验项目】

必需的检验项目:血液分析、尿液分析、肝功能、肾功能、血型、凝血功能、感染性疾病筛查(乙肝、丙肝、梅毒、艾滋病)、阴道微生态分析。

【术后住院恢复≤1 天的检验项目】

必须复查的检验项目:血液分析。根据患者病情变化可选择相应的检验项目。

第二十五节　医疗性引产

【常用临床医学诊断 ICD 编码】

1. 人工破膜引产:73.0100(手术操作与代码国家临床版 2.0),73.0100(ICD-9 手术编码国家医保版 2.0)。

2. 剥膜引产:73.1x00x001(手术操作与代码国家临床版 2.0),73.1x00x001(ICD-9 手术编码国家医保版 2.0)。

3. 子宫颈扩张引产:73.1x00x002(手术操作与代码国家临床版 2.0),73.1x00x002(ICD-9 手术编码国家医保版 2.0)。

4. 放置探条引产:73.1x00x003(手术操作与代码国家临床版 2.0),73.1x00x003(ICD-9 手术编码国家医保版 2.0)。

5. 水囊引产:73.1x01(手术操作与代码国家临床版 2.0),73.1x01(ICD-9 手术编码国家医保版 2.0)。

6. 子宫颈扩张球囊引产:73.1x02(手术操作与代码国家临床版 2.0),73.1x02(ICD-9 手术编码国家医保版 2.0)。

7. 米非司酮＋米索引产:73.4x00x004(手术操作与代码国家临床版 2.0),73.4x00x004(ICD-9 手术编码国家医保版 2.0)。

8. 前列腺素促子宫颈成熟:73.4x00x008(手术操作与代码国家临

床版 2.0),73.4x00x008(ICD-9 手术编码国家医保版 2.0)。

9.营养饮食引产:73.4x00x009(手术操作与代码国家临床版 2.0),
73.4x00x009(ICD-9 手术编码国家医保版 2.0)。

10.催产素引产:73.4x01(手术操作与代码国家临床版 2.0),
73.4x01(ICD-9 手术编码国家医保版 2.0)。

11.米索前列醇引产:73.4x02(手术操作与代码国家临床版 2.0),
73.4x02(ICD-9 手术编码国家医保版 2.0)。

12.米非司酮引产:73.4x03(手术操作与代码国家临床版 2.0),
73.4x03(ICD-9 手术编码国家医保版 2.0)。

13.前列腺素引产:73.4x04(手术操作与代码国家临床版 2.0),
73.4x04(ICD-9 手术编码国家医保版 2.0)。

【住院期间的检验项目】

1.必需的检验项目:血液分析、尿液分析、肝功能、肾功能、凝血功
能、血型和交叉配血、感染性疾病筛查(乙肝、丙肝、梅毒、艾滋病)。

2.根据患者病情可选择进行的检验项目:粪便常规、电解质、C 反
应蛋白等。

第二十六节 中期妊娠引产

【常用临床医学诊断 ICD 编码】

中期人工流产:O04.901(疾病分类与代码国家临床版 2.0),O04.901
(ICD-10 疾病编码国家医保版 2.0)。

【术前的检验项目】

1.必需的检验项目:血液分析、尿液分析、肝功能、肾功能、血糖、血
型、凝血功能、感染性疾病筛查(乙肝、丙肝、梅毒、艾滋病)。

2.根据患者病情可选择的检验项目:肝炎标志物等。

第四篇　儿　科

第二十八章　儿　内　科

第一节　新生儿呼吸窘迫综合征(2017年版)

【常用临床医学诊断 ICD 编码】

P22.000(疾病分类与代码国家临床版 2.0)，P22.000(ICD-10 疾病编码国家医保版 2.0)。

【住院期间的检验项目】

1.必需的检验项目：血液分析、尿液分析、粪便常规、血培养；定期监测血气分析、肝功能、肾功能、电解质、血糖，监测频率随胎龄、病情严重程度而定。

2.根据患者病情可选择的检验项目：需要与肺部感染相鉴别，检查病原微生物培养、血培养、TORCH 筛查。

【出院标准】

血气分析好转或正常。

第二节　新生儿窒息

【常用临床医学诊断 ICD 编码】

P921.900(疾病分类与代码国家临床版 2.0)，P921.900(手术操作分类代码国家临床版 2.0)。

【住院期间的检验项目】

必需的检验项目：血液分析、尿液分析、粪便常规、监测动脉血气分析、电解质和血糖、生化全套、凝血功能。

第三节　新生儿胎粪吸入综合征

【常用临床医学诊断 ICD 编码】

P24.001(疾病分类与代码国家临床版 2.0),P24.001(ICD-10 疾病编码国家医保版 2.0)。

【住院期间的检验项目】

1.必需的检验项目:血液分析、尿液分析、粪便常规、血气分析、电解质。如需要吸入一氧化氮,则要查凝血功能。

2.必须复查的检验项目。

(1)血液分析。

(2)血气分析。在机械通气期间,每天要复查血气分析,如发生肺部感染,要复查痰培养。

第四节　新生儿败血症

【常用临床医学诊断 ICD 编码】

P36.901(疾病分类与代码国家临床版 2.0),P36.901(ICD-10 疾病编码国家医保版 2.0)。

【住院期间的检验项目】

必需的检验项目:血液分析、尿液分析、粪便常规,需要随病情变化而复查;C 反应蛋白、血清降钙素原;监测血气分析、电解质、血糖,需要随病情变化而复查;血培养,必要时复查;腰椎穿刺、脑脊液检查,排除化脓性脑膜炎。

第五节　新生儿低血糖症

【常用临床医学诊断 ICD 编码】

P70.400x001(疾病分类与代码国家临床版 2.0),P70.400x001(ICD-10 疾病编码国家医保版 2.0)。

【住院期间的检验项目】

必需的检验项目:血液分析、尿液分析、粪便常规、血糖、血气分析、血生化全套、遗传代谢性疾病筛查。

第六节　新生儿化脓性脑膜炎

【常用临床医学诊断 ICD 编码】

G00.902(疾病分类与代码国家临床版 2.0),G00.902(ICD-10 疾病编码国家医保版 2.0)。

【住院期间的检验项目】

1.必需的检验项目:血液分析、尿液分析、粪便常规、PCT,C 反应蛋白、血生化全套、血气分析、血培养及药敏试验、脑脊液检查(常规、生化及培养)。

2.根据患者病情可选择的检验项目:病原的分子生物学检查。

第七节　新生儿高胆红素血症

【常用临床医学诊断 ICD 编码】

P59.901(疾病分类与代码国家临床版 2.0),P59.901(ICD-10 疾病编码国家医保版 2.0)。

【住院期间的检验项目】

1.必需的检验项目:血液分析、血型、网织红细胞计数、尿液分析、粪便常规、C 反应蛋白、监测胆红素、血生化全套、血气分析。

2.根据患者病情可选择的检验项目:葡萄糖-6-磷酸脱氢酶缺乏症的筛查、TORCH 筛查、外周血红细胞形态、遗传代谢性疾病筛查、血培养、药敏试验。

第八节　新生儿感染性肺炎

【常用临床医学诊断 ICD 编码】

新生儿肺炎:P23.900x001(疾病分类与代码国家临床版 2.0),

P23.900x001(ICD-10 疾病编码国家医保版 2.0)。

【住院期间的检验项目】

1. 必需的检验项目:血液分析、尿液分析、粪便常规、血培养、痰培养、呼吸道病原检测;定期监测血气分析、血生化全套、电解质、血糖,监测频率随胎龄、病情严重性而定。

2. 根据患者病情可选择的检验项目:痰培养、血培养、TORCH 检查(可能需要反复检查)。如伴随全身感染,需要做尿培养、腰穿以排除其他部位感染。

第九节　新生儿颅内出血

【常用临床医学诊断 ICD 编码】

产伤致新生儿颅内出血:P10.901(疾病分类与代码国家临床版 2.0),P10.901(ICD-10 疾病编码国家医保版 2.0)。

【住院期间的检验项目】

必需的检验项目:血液分析、凝血功能。

第十节　早产儿动脉导管未闭

【常用临床医学诊断 ICD 编码】

动脉导管未闭:Q25.000(疾病分类与代码国家临床版 2.0),Q25.000(ICD-10 疾病编码国家医保版 2.0)。

【住院期间的检验项目】

1. 必需的检验项目:血液分析、尿液分析、粪便常规、肾功能、凝血功能。

2. 根据患者病情可选择的检验项目:血气分析、心肌酶谱、血清肌钙蛋白、N-端脑利钠肽前体。

第十一节　新生儿臂丛神经麻痹

【常用临床医学诊断 ICD 编码】

臂丛神经麻痹：G54.003（疾病分类与代码国家临床版 2.0），G54.003（ICD-10 疾病编码国家医保版 2.0）。

【住院期间的检验项目】

1.必需的检验项目：血液分析、尿液分析、粪便常规。

2.根据患者病情可选择的检验项目：血培养、尿培养、C 反应蛋白等排除感染及细菌性关节炎、肱骨骨髓炎；电解质、肌酶谱排除肌病；血气、血糖、乳酸、丙酮酸、血氨等排除代谢性疾病。

第十二节　母婴 ABO 血型不合溶血病（2016 年版）

【常用临床医学诊断 ICD 编码】

ABO 血型不合：O36.101（疾病分类与代码国家临床版 2.0），O36.101（ICD-10 疾病编码国家医保版 2.0）。

【住院期间的检验项目】

1.必需的检验项目：血液分析和网织红细胞计数、尿液分析、粪便常规、患儿及其母亲血型鉴定、血清胆红素及经皮胆红素、血生化全套、Coombs 试验和（或）抗体释放试验。

2.根据患者病情可选择的检验项目：如换血，则要完善凝血功能及感染性疾病筛查（乙肝、丙肝、梅毒、艾滋病）。

第十三节　儿童过敏性紫癜

【常用临床医学诊断 ICD 编码】

过敏性紫癜：D69.004（疾病分类与代码国家临床版 2.0），D69.004（ICD-10 疾病编码国家医保版 2.0）。

【住院期间的检验项目】

1.必需的检验项目：血液分析、尿液分析、粪便常规、潜血试验、C

反应蛋白、抗链球菌 O、红细胞沉降率、肝功能、肾功能、电解质、血糖、凝血功能。

2. 根据患者病情可选择的检验项目:尿微量蛋白系列、补体、抗核抗体、免疫球蛋白、过敏原检测、抗中性粒细胞抗体。

第十四节 过敏性紫癜

【常用临床医学诊断 ICD 编码】

D69.004(疾病分类与代码国家临床版 2.0),D69.004(ICD-10 疾病编码国家医保版 2.0)。

【住院期间的检验项目】

1. 必需的检验项目:血液分析、尿液分析、粪便常规、潜血试验、C 反应蛋白、红细胞沉降率、肝功能、肾功能、电解质、免疫球蛋白、补体。

2. 根据患者病情可选择的检验项目:尿微量蛋白系列、抗核抗体、抗中性粒细胞抗体。

第十五节 免疫性血小板减少性紫癜

【常用临床医学诊断 ICD 编码】

免疫性血小板减少:D69.400x002(疾病分类与代码国家临床版 2.0),D69.400x002(ICD-10 疾病编码国家医保版 2.0)。

【住院期间的检验项目】

1. 必需的检验项目:血液分析、网织红细胞计数、尿液分析、粪便常规、潜血试验、肝功能、肾功能、电解质、凝血功能、感染性疾病筛查(乙肝、丙肝、梅毒、艾滋病)、红细胞沉降率、血涂片、血型、自身免疫性疾病相关抗体、免疫球蛋白水平测定。

2. 根据患者病情可选择的检验项目:感染相关检病原检查(如 CMV 等)、Coombs 试验、骨髓形态学检查。

第十六节　苯丙酮尿症

【常用临床医学诊断 ICD 编码】

E70.100x001(疾病分类与代码国家临床版 2.0),E70.100x001(ICD-10 疾病编码国家医保版 2.0)。

【住院期间的检验项目】

1.必需的检验项目:血氨基酸分析、尿蝶呤谱、血依赖细胞膜二氢吡啶受体(DHPR)活性测定。

2.根据患者病情可选择的检验项目:四氢生物蝶呤(BH4)负荷试验。

第十七节　四氢生物蝶呤缺乏症

【常用临床医学诊断 ICD 编码】

E70.100x005(疾病分类与代码国家临床版 2.0),E70.102(ICD-10 疾病编码国家医保版 2.0)。

【住院期间的检验项目】

1.必需的检验项目:血氨基酸分析、尿蝶呤谱、血 DHPR 活性、基因突变分析。

2.根据患者病情可选择的检验项目:BH4 负荷试验。

3.必须复查的检验项目:血苯丙氨酸浓度。

第十八节　川　崎　病

【常用临床医学诊断 ICD 编码】

M30.300(疾病分类与代码国家临床版 2.0),M30.300(ICD-10 疾病编码国家医保版 2.0)。

【住院期间的检验项目】

1.必需的检验项目:血液分析、尿液分析、C 反应蛋白、红细胞沉降率、肝功能、肾功能、凝血功能、感染性疾病筛查（乙肝、丙肝、梅毒、艾滋病）、心肌酶谱。

2. 根据患者情况可选择的检验项目：外周血涂片、尿培养、EBV抗体。

3. 必须复查的检验项目：血液分析、C 反应蛋白、红细胞沉降率、肝功能、肾功能、心肌酶谱、凝血功能。

第十九节　麻疹合并肺炎

【常用临床医学诊断 ICD 编码】

B05.200＋J17.1＊（疾病分类与代码国家临床版 2.0），B05.200＋J17.1＊（ICD-10 疾病编码国家医保版 2.0）。

【住院期间的检验项目】

1. 必需的检验项目：血液分析、尿液分析、粪便常规、C 反应蛋白、肝功能、肾功能、心肌酶谱、血清麻疹病毒 IgM 抗体、血气分析。

2. 根据患者病情可选择的检验项目：呼吸道分泌物其他致病源检测、细胞免疫功能检测。

3. 必须复查的检验项目：血液分析、C 反应蛋白、心肌酶谱。

第二十节　手 足 口 病

【常用临床医学诊断 ICD 编码】

B08.401（疾病分类与代码国家临床版 2.0），B08.401（ICD-10 疾病编码国家医保版 2.0）。

【住院期间的检验项目】

1. 必需的检验项目：血液分析、尿液分析、粪便常规、血生化、心肌酶学、活化淋巴细胞亚群检测、凝血功能、D-二聚体、病毒核酸检测。

2. 根据患者病情可选择的检验项目：血气分析、血培养。

第二十一节　热 性 惊 厥

【常用临床医学诊断 ICD 编码】

R56.000(疾病分类与代码国家临床版 2.0),R56.000(ICD-10 疾病编码国家医保版 2.0)。

【住院期间的检验项目】

1.必需的检验项目:血液分析、尿液分析、粪便常规、肝功能、肾功能、电解质、血糖检测。

2.根据患者病情可选择的检验项目:疑有颅内感染者,特别是＜1岁的婴儿,行腰穿脑脊液检查;疑有感染或其他颅内病变者可选择病原微生物检查。

第二十二节　婴 儿 腹 泻

【常用临床医学诊断 ICD 编码】

A09.903(疾病分类与代码国家临床版 2.0),A09.903(ICD-10 疾病编码国家医保版 2.0)。

【住院期间的检验项目】

1.必需的检验项目:血液分析、尿液分析、粪便常规、潜血试验、C反应蛋白、肝功能、肾功能、电解质、粪便病毒检测、粪便培养加药敏试验。

2.根据患者病情可选择的检验项目:血气分析、氢呼气试验、免疫学检查、过敏原检测、内分泌检查。

3.必须复查的检验项目:血液分析、尿液分析、电解质。

第二十三节　消 化 性 溃 疡

【常用临床医学诊断 ICD 编码】

K27.901(疾病分类与代码国家临床版 2.0),K27.901(ICD-10 疾

病编码国家医保版 2.0)。

【住院期间的检验项目】

必需的检验项目:血液分析、尿液分析、粪便常规、潜血试验、肝功能、肾功能、血型、输血液分析检查、凝血功能、幽门螺杆菌感染相关检测。

第二十四节　胃食管反流病

【常用临床医学诊断 ICD 编码】

K21.900x003(疾病分类与代码国家临床版 2.0),K21.900x003(ICD-10 疾病编码国家医保版 2.0)。

【住院期间的检验项目】

1.必需的检验项目:血液分析、尿液分析、粪便常规、潜血试验、C 反应蛋白、肝功能、肾功能、电解质、食管下端 24 小时 pH 值监测。

2.根据患者病情可选择的检验项目:血气分析。

第二十五节　轮状病毒肠炎

【常用临床医学诊断 ICD 编码】

A08.000(疾病分类与代码国家临床版 2.0),A08.000(ICD-10 疾病编码国家医保版 2.0)。

【住院期间的检验项目】

1.必需的检验项目:血液分析、尿液分析、粪便常规、C 反应蛋白、肝功能、肾功能、电解质、粪便轮状病毒检测。

2.根据患者病情可选择的检验项目:血气分析、粪便乳糖检测。

3.必须复查的检验项目:血液分析、尿液分析、粪便常规、电解质。

第二十六节　急性肾小球肾炎

【常用临床医学诊断 ICD 编码】

N00.902(疾病分类与代码国家临床版 2.0),N00.902(ICD-10 疾

病编码国家医保版 2.0)。

【住院期间的检验项目】

1.必需的检验项目:血液分析、尿液分析、粪便常规、补体、抗链球菌 O、肝功能、肾功能、电解质、血糖、凝血功能、抗核抗原、C 反应蛋白、红细胞沉降率、24 小时尿蛋白定量、尿红细胞形态分析。

2.根据患者病情可选择的检验项目:感染性疾病筛查(支原体抗体、EBV 抗体、乙肝、丙肝、HIV、梅毒、中段尿培养等)、类风湿因子、血型、抗中性粒细胞胞质抗体、免疫球蛋白、抗心磷脂抗体、抗 GBM 抗体。

第二十七节　肾小管性酸中毒

【常用临床医学诊断 ICD 编码】

N25.802(疾病分类与代码国家临床版 2.0)、N25.802(ICD-10 疾病编码国家医保版 2.0)。

【住院期间的检验项目】

1.必需的检验项目:血液分析、尿液分析、粪便常规、24 小时尿蛋白定量、血气分析、生化全套、血尿酸、钙/磷/碱性磷酸酶、肾小管功能蛋白检测、尿电解质、尿渗透压。

2.根据患者病情可选择的检验项目:免疫全套、ANCA 相关性抗体、25-羟维生素 D_3、甲状旁腺素、尿氨基酸分析、血串联质谱、基因检测分析。

第二十八节　原发性肾病综合征

【常用临床医学诊断 ICD 编码】

1.肾病综合征:N04.900(疾病分类与代码国家临床版 2.0)、N04.900 (ICD-10 疾病编码国家医保版 2.0)。

2.先天性肾病综合征:N04.902(疾病分类与代码国家临床版 2.0)、N04.902(ICD-10 疾病编码国家医保版 2.0)。

【住院期间的检验项目】

1.必需的检验项目:血液分析、尿液分析、粪便常规、潜血试验、24 小时尿蛋白定量或晨尿尿蛋白-肌酐比值、肝功能、肾功能、电解质、血糖、血脂全套、血浆蛋白、免疫球蛋白、补体、乙肝 5 项、结核菌素试验。

2.根据患者病情可选择的检验项目:丙肝、HIV、抗核抗体。

第二十九节　儿童肾病综合征

【常用临床医学诊断 ICD 编码】

肾病综合征:N04.900(疾病分类与代码国家临床版 2.0),N04.900 (ICD-10 疾病编码国家医保版 2.0)。

【住院期间的检验项目】

1.必需的检验项目:血液分析、尿液分析、粪便常规、24 小时尿蛋白定量或尿蛋白-肌酐比值、肝功能、肾功能、电解质、血糖、血脂全套、血浆蛋白、免疫球蛋白、抗链球菌 O、补体、凝血功能、红细胞沉降率、乙肝 5 项、自身抗体、PPD 试验。

2.根据患者病情可选择的检验项目:丙肝、梅毒、HIV、病原学检测、抗肾小球基底膜抗体、抗中性粒细胞胞质抗体、代谢性疾病尿筛查、尿微量蛋白系列。

第三十节　儿童急性上呼吸道感染

【常用临床医学诊断 ICD 编码】

急性上呼吸道感染:J06.900(疾病分类与代码国家临床版 2.0), J06.900(ICD-10 疾病编码国家医保版 2.0)。

【住院期间的检验项目】

1.必需的检验项目:血液分析、尿液分析、粪便常规、C 反应蛋白、病毒抗体、肝功能、肾功能、电解质、心肌酶谱。

2.根据患者病情可选择的检验项目。

(1)怀疑脓毒症时:降钙素原、血培养。

(2)怀疑 EBV 感染时:外周血细胞形态。

(3)有反复呼吸道感染者:细胞免疫、体液免疫等。

第三十一节　急性支气管炎

【常用临床医学诊断 ICD 编码】

J20.900(疾病分类与代码国家临床版 2.0),J20.900(ICD-10 疾病编码国家医保版 2.0)。

【住院期间的检验项目】

1.必需的检验项目:血液分析、C 反应蛋白、尿液分析、粪便常规、心肌酶谱、肝功能、肾功能、呼吸道病毒、细菌病原学检查、血支原体、衣原体测定;必要时检查过敏原、免疫球蛋白、血气分析。

2.入院后 3～5 天,根据患者病情可选择的检验项目:血液分析、C 反应蛋白、血气分析检查、过敏原检查、免疫球蛋白检测。必要时复查支原体抗体。

第三十二节　毛细支气管炎

【常用临床医学诊断 ICD 编码】

急性毛细支气管炎:J21.900x002(疾病分类与代码国家临床版 2.0),J21.900x002(ICD-10 疾病编码国家医保版 2.0)。

【住院期间的检验项目】

1.必需的检验项目:血液分析、C 反应蛋白、尿液分析、粪便常规、心肌酶谱、肝功能、肾功能、呼吸道病毒检测、呼吸道细菌培养及药敏试验、血支原体、衣原体检测、血气分析检测。

2.入院后 3～5 天,根据患者病情可选择的检验项目:血气分析、血清过敏原检查、血支原体、衣原体。

第三十三节　儿童支气管哮喘(非危重)

【常用临床医学诊断 ICD 编码】

支气管哮喘(非危重):J45.903(疾病分类与代码国家临床版 2.0),

J45.903(ICD-10 疾病编码国家医保版 2.0)。

【住院期间的检验项目】

1.必需的检验项目:血液分析、尿液分析、粪便常规、肝功能、肾功能、电解质、血气分析、C 反应蛋白。

2.根据患者病情可选择的检验项目:血清过敏原测定、痰病原学检查、降钙素原、支原体抗体、病毒抗体检测。

第三十四节　支气管肺炎

【常用临床医学诊断 ICD 编码】

J18.000(疾病分类与代码国家临床版 2.0),J18.000(ICD-10 疾病编码国家医保版 2.0)。

【住院期间的检验项目】

1.入院后 1~2 天必需的检验项目:血液分析、C 反应蛋白、尿液分析、粪便常规、呼吸道病毒、细菌病原学检查、血支原体、衣原体检查、血气分析、心肌酶谱、肝功能、肾功能。

2.入院后 3~5 天根据患者情况可选择的检验项目:血液分析、尿液分析、粪便常规、各种呼吸道病原学检查、血气分析。

第三十五节　支原体肺炎

【常用临床医学诊断 ICD 编码】

J15.700(疾病分类与代码国家临床版 2.0),J15.700(ICD-10 疾病编码国家医保版 2.0)。

【住院期间的检验项目】

1.入院后 1~2 天必需的检验项目:血液分析、C 反应蛋白、尿液分析、粪便常规、肝功能、肾功能、电解质、血清肺炎支原体抗体测定或血清冷凝集试验或咽拭子分离支原体。

2.根据患者病情可选择的检验项目:痰培养、血气分析、心肌酶谱、呼吸道病毒和细菌检测等。

3.必须复查的检验项目:血液分析、C 反应蛋白、肝功能、肾功能。

第三十六节 儿童肺结核

【常用临床医学诊断 ICD 编码】

肺结核:A16.200x002(疾病分类与代码国家临床版 2.0),A16.200x002 (ICD-10 疾病编码国家医保版 2.0)。

【住院期间的检验项目】

1.必需的检验项目:血液分析、尿液分析、粪便常规、感染性疾病筛查(乙肝、丙肝、艾滋病等)、肝功能、肾功能、电解质、血糖、红细胞沉降率、C 反应蛋白、血尿酸;痰、胃液、诱导痰、粪便、抗酸杆菌涂片及分枝杆菌培养;血行播散型肺结核需查血分枝杆菌培养;结核分枝杆菌分子生物学检测。

2.根据患者病情可选择的检验项目:抗结核药敏试验及菌种鉴定(分枝杆菌培养阳性者)、体液免疫、细胞免疫功能检查(怀疑免疫异常患者)。

第三十七节 病毒心肌炎

【常用临床医学诊断 ICD 编码】

I40.001(疾病分类与代码国家临床版 2.0),I40.001(ICD-10 疾病编码国家医保版 2.0)。

【住院期间的检验项目】

1.必需的检验项目:血液分析、尿液分析、粪便常规、C 反应蛋白、抗链球菌 O、红细胞沉降率、肝功能、肾功能、电解质、心肌酶谱及肌钙蛋白、病毒 IgM 检测(柯萨奇病毒及其他肠道病毒)。

2.根据患者病情可选择的检验项目:血气分析等。

3.必须复查的检验项目:血液分析、CK-MB、心肌肌钙蛋白。

第三十八节　儿童感染性心内膜炎

【常用临床医学诊断 ICD 编码】

感染性心内膜炎：I33.000x004（疾病分类与代码国家临床版 2.0），I33.000x004（ICD-10 疾病编码国家医保版 2.0）。

【住院期间的检验项目】

必需的检验项目：血液分析、尿液分析、粪便常规、C 反应蛋白、红细胞沉降率、降钙素原、凝血功能、心肌酶谱、类风湿因子、免疫球蛋白和补体、循环复合物。随病情变化而复查。

第三十九节　阵发性室上性心动过速

【常用临床医学诊断 ICD 编码】

I47.102（疾病分类与代码国家临床版 2.0），I47.102（ICD-10 疾病编码国家医保版 2.0）。

【住院期间的检验项目】

1. 必需的检验项目：电解质、心肌酶和肌钙蛋白。

2. 根据患者病情可选择的检验项目：血气分析、凝血功能、柯萨奇病毒抗原或抗体等。

3. 根据病情需要复查的检验项目：血气分析、电解质。

第四十节　自身免疫性溶血性贫血

【常用临床医学诊断 ICD 编码】

D59.101（疾病分类与代码国家临床版 2.0），D59.101（ICD-10 疾病编码国家医保版 2.0）。

【住院期间的检验项目】

1. 必需的检验项目：血液分析、网织红细胞计数、尿液分析、粪便常规、潜血试验、抗球蛋白试验、冷凝集素试验、肝功能、肾功能、电解质、凝血功能、溶血全套、红细胞沉降率、血涂片、血型、自身免疫疾病筛查。

2.根据患者病情可选择的检验项目:感染相关病原检查、骨髓形态学检查。

第四十一节　儿童急性早幼粒细胞白血病(初治)

【**常用临床医学诊断 ICD 编码**】

急性早幼粒细胞白血病:C92.400(疾病分类与代码国家临床版 2.0),C92.400(ICD-10 疾病编码国家医保版 2.0)。

【**住院期间的检验项目**】

必需的检验项目:血液分析、尿液分析、粪便常规、肝功能、肾功能、电解质、凝血功能、血型、感染性疾病筛查(乙肝、丙肝、梅毒、艾滋病)、骨髓形态学检查(包括组化检查)、免疫分型、细胞遗传学、白血病相关基因检测。发热或疑有感染者可选择病原微生物培养。

第四十二节　儿童急性早幼粒细胞白血病 (完全缓解)

【**常用临床医学诊断 ICD 编码**】

急性早幼粒细胞白血病(完全缓解):C92.401(疾病分类与代码国家临床版 2.0),C92.401(ICD-10 疾病编码国家医保版 2.0)。

【**住院期间的检验项目**】

1.必需的检验项目:血液分析、尿液分析、粪便常规、肝功能、肾功能、电解质、凝血功能、血型、感染性疾病筛查(乙肝、丙肝、梅毒、艾滋病)、骨髓涂片检查或活检、微小残留病变检测。发热或疑有感染者可选择病原微生物培养。

2.化疗后恢复期复查的检验项目:血液分析、肝功能、肾功能、电解质、凝血功能、骨髓涂片检查、微小残留病变检测(必要时)。

第四十三节　儿童急性淋巴细胞白血病（初治）

【常用临床医学诊断 ICD 编码】

急性淋巴细胞白血病：C91.000（疾病分类与代码国家临床版 2.0），C91.000（ICD-10 疾病编码国家医保版 2.0）。

【住院期间的检验项目】

1. 必需的检验项目：血液分析、尿液分析、粪便常规、肝功能、肾功能、电解质、凝血功能、血型、感染性疾病筛查（乙肝、丙肝、梅毒、艾滋病）、骨髓形态学检查（包括组化检查）、免疫分型、细胞遗传学、白血病相关基因检测、脑脊液检查（常规、生化和细胞形态学）。发热或疑有感染者可选择病原微生物培养。

2. 根据患者病情可选择的检验项目：血气分析。

3. 化疗后恢复期复查的检验项目：血液分析、尿液分析、粪便常规、肝功能、肾功能、电解质、凝血功能；出现感染时，需要多次进行各种体液或分泌物培养及病原学检查。化疗第 8 天行外周血涂片中幼稚细胞计数；化疗第 15 天和第 33 天行骨髓形态学检查，有条件者做微小残留病变检测、脑脊液检查。

第四十四节　儿童急性淋巴细胞白血病（完全缓解）

【常用临床医学诊断 ICD 编码】

急性淋巴细胞白血病（完全缓解）：C91.006（疾病分类与代码国家临床版 2.0），C91.006（ICD-10 疾病编码国家医保版 2.0）。

【住院期间的检验项目】

1. 必需的检验项目：血液分析、尿液分析、粪便常规、肝功能、肾功能、电解质、凝血功能、血型、感染性疾病筛查（乙肝、丙肝、梅毒、艾滋病）、骨髓涂片检查或活检、微小残留病变检测。发热或疑有感染者可选择病原微生物培养。

2. 治疗后恢复期复查的检验项目：血液分析、肝功能、肾功能、电解质、骨髓检查、微小残留病变检测（必要时）。

第四十五节　儿童慢性粒细胞白血病（慢性期）

【常用临床医学诊断 ICD 编码】

慢性粒细胞白血病：C92.100x001（疾病分类与代码国家临床版 2.0），C92.100x001（ICD-10 疾病编码国家医保版 2.0）。

【住院期间的检验项目】

1. 必需的检验项目：血液分析、尿液分析、粪便常规、潜血试验、血型、肝功能、肾功能、电解质、凝血功能、骨髓细胞形态学检查、骨髓活检＋网状纤维染色、细胞遗传学（显带法）和分子生物学（包括 *BCR-ABL P210、P190* 融合基因）检测。

2. 根据患者病情可选择的检验项目：如果 *BCR-ABL* 阴性，建议行 *JAK2V617、JAK2 exon 12* 突变筛查，伴血小板增多者行 *MPLW 515L/K、CALR exon 9* 突变筛查，伴嗜酸性细胞增多者行 *FIP1L1/PDGFRα、PDGFRb* 重排。

第四十六节　儿童慢性粒细胞白血病（加速期）

【常用临床医学诊断 ICD 编码】

慢性粒细胞白血病（加速期）：C92.200x001（疾病分类与代码国家临床版 2.0），C92.200x001（ICD-10 疾病编码国家医保版 2.0）。

【住院期间的检验项目】

1. 必需的检验项目：血液分析、尿液分析、粪便常规、潜血试验、血型、肝功能、肾功能、电解质、感染性疾病筛查（乙肝、丙肝、梅毒、艾滋病）、凝血功能、骨髓细胞形态学检查、骨髓活检＋网状纤维染色、细胞遗传学（显带法）和分子生物学（PCR 法 *BCR-ABL* 检测、*BCR-ABL* 激酶突变检测）。

2. 根据患者病情可选择的检验项目：HLA 高分辨配型、血液系统恶性肿瘤突变基因筛查。

第四十七节　儿童慢性粒细胞白血病(急变期)

【常用临床医学诊断 ICD 编码】

慢性粒细胞白血病(急变期):C92.100x002(疾病分类与代码国家临床版 2.0),C92.100x002(ICD-10 疾病编码国家医保版 2.0)。

【住院期间的检验项目】

1.必需的检验项目:血液分析、尿液分析、粪便常规、潜血试验、血型、肝功能、肾功能、电解质、感染性疾病筛查(乙肝、丙肝、梅毒、艾滋病)、凝血功能、骨髓细胞形态学检查、骨髓活检＋网状纤维染色、细胞遗传学和分子生物学检测、*BCR-ABL* 激酶突变检测、HLA 高分辨配型。

2.根据患者病情可选择的检验项目:血液系统恶性肿瘤突变基因筛查。

第四十八节　传染性单核细胞增多症

【常用临床医学诊断 ICD 编码】

B27.900(疾病分类与代码国家临床版 2.0),B27.900x001(ICD-10疾病编码国家医保版 2.0)。

【住院期间的检验项目】

必需的检验项目:血液分析、血涂片、尿液分析、粪便常规、潜血试验、肝功能、肾功能;EBV-IgM、EBV-IgG、EBV-DNA 至少 1 项;细胞免疫功能检查、骨髓形态学检查。

第四十九节　化脓性脑膜炎

【常用临床医学诊断 ICD 编码】

G00.901(疾病分类与代码国家临床版 2.0),G00.901(ICD-10 疾病编码国家医保版 2.0)。

【住院期间的检验项目】

1.必需的检验项目:血液分析、尿液分析、粪便常规、腰椎穿刺(脑脊液常规及生化)、细菌培养、抗酸染色、墨汁染色＋涂片、肝功能、肾功能、电解质、心肌酶谱、凝血功能、血糖、血培养、C反应蛋白、PCT。

2.根据患者病情可选择的检验项目:血气分析、遗传代谢病筛查、自身免疫检查。

第五十节　儿童病毒性脑炎

【常用临床医学诊断 ICD 编码】

病毒性脑炎:A86.x00(疾病分类与代码国家临床版 2.0),A86.x00(ICD-10 疾病编码国家医保版 2.0)。

【住院期间的检验项目】

1.必需的检验项目:血液分析、尿液分析、粪便常规、肝功能、肾功能、电解质、血糖、红细胞沉降率;脑脊液常规、生化及病原学检查(涂片、培养、病毒性抗体)。

2.根据患者病情可选择的检验项目:血气分析、血乳酸、血氨、自身抗体、甲状腺相关抗体;血、脑脊液自身免疫性相关抗体;并发其他感染患者行分泌物或排泄物细菌、真菌培养及药敏试验。

第五十一节　癫　　痫

【常用临床医学诊断 ICD 编码】

G40.900(疾病分类与代码国家临床版 2.0),G40.900(ICD-10 疾病编码国家医保版 2.0)。

【住院期间的检验项目】

1.必需的检验项目:血液分析、尿液分析、粪便常规、肝功能、肾功能、电解质、血糖、血乳酸、血氨、感染性疾病筛查(乙肝、丙肝、梅毒、艾滋病)。

2.根据患者病情可选择的检验项目:相关血药浓度测定。

第五十二节 矮 小 症

【常用临床医学诊断 ICD 编码】

E34.301(疾病分类与代码国家临床版 2.0),E34.301(ICD-10 疾病编码国家医保版 2.0)。

【住院期间的检验项目】

1.必需的检验项目:血液分析、尿液分析、粪便常规、甲状腺功能、乙肝 5 项、肝功能、肾功能、电解质、血糖、血脂全套、生长激素激发试验(包括精氨酸激发试验、胰岛素激发试验、可乐定激发试验、左旋多巴,必选 2 项,其中前两项必选 1 项)。

2.根据患者病情可选择的检验项目:皮质醇、促肾上腺激素释放激素、IGF-1、胰岛素样生长因子结合蛋白 3(IGFBP-3)、25-羟维生素 D、血气分析、性激素 6 项、戈那瑞林激发试验、人绒毛膜促性腺激素测定、染色体核型分析、IGF-1 生成试验。

第五十三节 1 型糖尿病

【常用临床医学诊断 ICD 编码】

E10.900(疾病分类与代码国家临床版 2.0),E10.900(ICD-10 疾病编码国家医保版 2.0)。

【住院期间的检验项目】

1.必需的检验项目:血液分析、尿液分析、粪便常规、全天毛细血管血糖谱(包括三餐前、三餐后 2 小时、睡前、凌晨 2 点等)、血气分析、肝功能、肾功能、电解质、血脂全套、糖化血红蛋白、胰岛素 β 细胞自身抗体(ICA、GAD、IAA)、C 肽激发试验(病情允许时)、空腹胰岛素(未用胰岛素前)及 C 肽、甲状腺功能、抗甲状腺过氧化物酶抗体、胰岛素样生长因子。

2.根据患者病情可选择的检验项目:血气分析、胰岛素 β 细胞自身抗体(ICA、GAD、IAA 等)、行动态血糖监测(血糖未达标或血糖波动较大者)、红细胞沉降率、C 反应蛋白、类风湿因子、免疫球蛋白全套、补体全套、自身抗体全套、抗甲状腺抗体、抗肾上腺抗体、抗卵巢抗体、抗甲状旁腺抗体;并发症相关检查(新诊断糖尿病和病程超过 5 年定期复诊者),如尿微量白蛋白-肌酐比值、24 小时总蛋白、微量白蛋白定量。

第五十四节 性 早 熟

【常用临床医学诊断 ICD 编码】

E30.100(疾病分类与代码国家临床版 2.0),E30.100(ICD-10 疾病编码国家医保版 2.0)。

【住院期间的检验项目】

1.必需的检验项目:LH 激发试验、FSH 激发试验。

2.根据患者病情可选择的检验项目:雌二醇、睾酮、泌乳素、孕酮、OGTT、生化全项、皮质醇、ACTH、甲状腺功能。

第二十九章　儿　外　科

第一节　小儿气管(支气管)异物

【常用临床医学诊断 ICD 编码】

1.非切开气管异物取出术:98.1501(手术操作与代码国家临床版 2.0),98.1501(ICD-9 手术编码国家医保版 2.0)。

2.非切开支气管异物取出术:98.1502(手术操作与代码国家临床版 2.0),98.1502(ICD-9 手术编码国家医保版 2.0)。

3.气管镜支气管异物取出术:98.1503(手术操作与代码国家临床版 2.0),98.1503(ICD-9 手术编码国家医保版 2.0)。

4.气管镜气管异物取出术:98.1504(手术操作与代码国家临床版 2.0),98.1504(ICD-9 手术编码国家医保版 2.0)。

【术前的检验项目】

1.必需的检验项目:血液分析、血型、凝血功能。

2.根据患者病情可选择的检验项目:血气分析、生化全套。

【术后住院恢复期的检验项目】

必须复查的检验项目:血液分析。

第二节　梨状窝瘘

【常用临床医学诊断 ICD 编码】

Q18.003(疾病分类与代码国家临床版 2.0),Q18.003(ICD-10 疾病编码国家医保版 2.0)。

【术前的检验项目】

必需的检验项目:血液分析、血型、尿液分析、肝功能、肾功能、电解质、凝血功能、乙型肝炎五项、感染性疾病筛查(乙肝、丙肝、梅毒、艾滋病）。

【术后住院恢复期的检验项目】

必须复查的检验项目：血液分析。

第三节　甲状舌管囊肿或鳃源性囊肿

【常用临床医学诊断 ICD 编码】

甲状舌管囊肿：Q89.202（疾病分类与代码国家临床版 2.0），Q89.202（ICD-10 疾病编码国家医保版 2.0）。

【术前的检验项目】

必需的检验项目：血液分析、血型、尿液分析、C 反应蛋白、肝功能、肾功能、电解质、凝血功能、感染性疾病筛查（乙肝、丙肝、梅毒、艾滋病）。

【术后住院恢复期的检验项目】

建议复查的检验项目：血液分析。

第四节　食 管 闭 锁

【常用临床医学诊断 ICD 编码】

1.食管闭锁不伴有瘤：Q39.000（疾病分类与代码国家临床版 2.0），Q39.000（ICD-10 疾病编码国家医保版 2.0）。

2.食管闭锁伴气管食管瘤：Q39.100（疾病分类与代码国家临床版 2.0），Q39.100（ICD-10 疾病编码国家医保版 2.0）。

【术前的检验项目】

1.必需的检验项目：血液分析、尿液分析、粪便常规、肝功能、肾功能、电解质、凝血功能、血气分析、血型检测和感染性疾病筛查（乙肝、丙肝、梅毒、艾滋病）。

2.根据患者病情可选择的检验项目：染色体核型检查。

【术后住院恢复期的检验项目】

必需的检验项目：血液分析、肝功能、肾功能、凝血功能、血气分析、电解质。

第五节 先天性食管狭窄

【常用临床医学诊断 ICD 编码】

Q39.300(疾病分类与代码国家临床版 2.0),Q39.300(ICD-10 疾病编码国家医保版 2.0)。

【术前的检验项目】

必需的检验项目:血液分析、尿液分析、肝功能、肾功能、电解质、凝血功能、血型、血淀粉酶、感染性疾病筛查(乙肝、丙肝、艾滋病、梅毒等)。

【术后住院恢复期的检验项目】

必需的检验项目:血液分析、肝功能、肾功能、电解质。

第六节 胆 道 闭 锁

【常用临床医学诊断 ICD 编码】

Q44.200(疾病分类与代码国家临床版 2.0),Q44.200(ICD-10 疾病编码国家医保版 2.0)。

【术前的检验项目】

必需的检验项目:血液分析、血型、C 反应蛋白、尿液分析、肝功能、肾功能、凝血功能、感染性疾病筛查(肝炎筛查、优生 4 项检查)、电解质、血气分析、肝纤维化指标。

【术后住院恢复期的检验项目】

必需的检验项目:血液分析、C 反应蛋白、尿液分析、电解质、肝功能、肾功能、凝血全套。

第七节 先天性胆管扩张症

【常用临床医学诊断 ICD 编码】

Q44.504(疾病分类与代码国家临床版 2.0),Q44.504(ICD-10 疾病编码国家医保版 2.0)。

【术前的检验项目】

必需的检验项目:血液分析、血型、C反应蛋白、尿液分析、粪便常规、生化全套、血淀粉酶、尿淀粉酶、血气分析、血凝常规、肝炎全套。

【术后住院恢复期的检验项目】

必须复查的检验项目:血液分析、C反应蛋白、生化全套、淀粉酶。

第八节　先天性幽门肥厚性狭窄

【常用临床医学诊断 ICD 编码】

先天性肥大性幽门狭窄:Q40.000(疾病分类与代码国家临床版2.0),Q40.000(ICD-10疾病编码国家医保版2.0)。

【术前的检验项目】

必需的检验项目:血液分析、尿液分析、肝功能、肾功能、电解质、血气分析、凝血功能、感染性疾病筛查(乙肝、丙肝、梅毒、艾滋病等)。

【术后住院恢复期的检验项目】

必须复查的检验项目:血液分析、电解质。

第九节　十二指肠闭锁和狭窄

【常用临床医学诊断 ICD 编码】

1.十二指肠狭窄:Q41.002(疾病分类与代码国家临床版2.0),Q41.002(ICD-10疾病编码国家医保版2.0)。

2.十二指肠闭锁:Q41.003(疾病分类与代码国家临床版2.0),Q41.003(ICD-10疾病编码国家医保版2.0)。

【术前的检验项目】

必需的检验项目:血液分析、尿液分析、肝功能、肾功能、电解质、凝血功能、血型、血淀粉酶、感染性疾病筛查(乙肝、丙肝、艾滋病、梅毒等)。

【术后住院恢复期的检验项目】

必须复查的检验项目:血液分析、电解质、肝功能、肾功能。

第十节　小肠重复畸形

【常用临床医学诊断 ICD 编码】

Q43.403(疾病分类与代码国家临床版 2.0),Q43.403(ICD-10 疾病编码国家医保版 2.0)。

【术前的检验项目】

必需的检验项目:血液分析、尿液分析、肝功能、肾功能、电解质、凝血功能、血型、感染性疾病筛查(乙肝、丙肝、艾滋病、梅毒等)。

【术后住院恢复期的检验项目】

必须复查的检验项目:血液分析、电解质、肝功能、肾功能。

第十一节　急性肠套叠

【常用临床医学诊断 ICD 编码】

肠套叠:K56.100(疾病分类与代码国家临床版 2.0),K56.100(ICD-10 疾病编码国家医保版 2.0)。

【术前的检验项目】

必需的检验项目:血液分析、尿液分析、粪便常规、肝功能、肾功能、电解质、血气分析、血型、凝血功能、感染性疾病筛查(乙肝、丙肝、艾滋病、梅毒等)。

【术后住院恢复期的检验项目】

必须复查的检验项目:血液分析、血气分析、电解质、肝功能、肾功能。

第十二节　先天性肠旋转不良

【常用临床医学诊断 ICD 编码】

Q43.301(疾病分类与代码国家临床版 2.0),Q43.301(ICD-10 疾病编码国家医保版 2.0)。

【术前的检验项目】

必需的检验项目:血液分析、C反应蛋白、血型、尿液分析、粪便常规、潜血试验、电解质、肝功能、肾功能、血气分析、凝血功能、感染性疾病筛查(乙肝、丙肝、梅毒、艾滋病)。

【术后住院恢复期的检验项目】

必须复查的检验项目:血液分析、尿液分析、粪便常规。

第十三节 肠 闭 锁

【常用临床医学诊断 ICD 编码】

先天性小肠闭锁:Q41.903(疾病分类与代码国家临床版 2.0),Q41.903(ICD-10 疾病编码国家医保版 2.0)。

【术前的检验项目】

必需的检验项目:血液分析、尿液分析、粪便常规、肝功能、肾功能、凝血功能、血气分析、电解质、血型检测和感染性疾病筛查(乙肝、丙肝、梅毒、艾滋病)。

【术后住院恢复期的检验项目】

必须复查的检验项目:血液分析、肝功能、肾功能、血气分析、电解质。

第十四节 梅克尔憩室

【常用临床医学诊断 ICD 编码】

Q43.000(疾病分类与代码国家临床版 2.0),Q43.000(ICD-10 疾病编码国家医保版 2.0)。

【术前的检验项目】

必需的检验项目:血液分析、血型、尿液分析、粪便常规、肝功能、肾功能、电解质、血气分析、凝血功能、感染性疾病筛查(乙肝、丙肝、梅毒、艾滋病)。

【术后住院恢复期的检验项目】

必须复查的检验项目:血液分析、尿液分析、肝功能、肾功能、电解质。

第十五节　急性化脓性阑尾炎

【常用临床医学诊断 ICD 编码】

急性阑尾炎：K35.900（疾病分类与代码国家临床版 2.0），K35.900x001（ICD-10 疾病编码国家医保版 2.0）。

【术前的检验项目】

必需的检验项目：血液分析、血型、C 反应蛋白、凝血功能、尿便常规、肝功能、肾功能、感染性疾病筛查（乙肝、丙肝、梅毒、艾滋病）。

【术后住院恢复期的检验项目】

选择的检验项目：血液分析、C 反应蛋白、电解质、肝功能、肾功能。

第十六节　小儿急性穿孔性阑尾炎症

【常用临床医学诊断 ICD 编码】

急性阑尾炎伴穿孔：K35.002（疾病分类与代码国家临床版 2.0），K35.201（ICD-10 疾病编码国家医保版 2.0）。

【术前的检验项目】

必需的检验项目：血液分析、尿液分析、肝功能、肾功能、电解质、凝血功能。

【术后住院恢复期的检验项目】

必须复查的检验项目：血液分析。

第十七节　先天性肛门直肠畸形（中低位）

【常用临床医学诊断 ICD 编码】

先天性肛门畸形：Q43.901（疾病分类与代码国家临床版 2.0），Q43.901（ICD-10 疾病编码国家医保版 2.0）。

【术前的检验项目】

必需的检验项目：血液分析、血型、尿液分析、粪便常规、肝功能、肾功能、电解质、凝血功能、感染性疾病筛查(乙肝、丙肝、梅毒、艾滋病)。

【术后住院恢复期的检验项目】

必须复查的检验项目:血液分析、尿液分析、肝功能、肾功能、电解质。

第十八节　先天性巨结肠

【常用临床医学诊断 ICD 编码】

先天性巨结肠常见型:Q43.100x901(疾病分类与代码国家临床版2.0),Q43.103(ICD-10 疾病编码国家医保版 2.0)。

【术前的检验项目】

必需的检验项目:血液分析、尿液分析、粪便常规、潜血试验、血型、C 反应蛋白、肝功能、肾功能、电解质、血气分析、凝血功能、感染性疾病筛查(乙肝、丙肝、梅毒、艾滋病等)。

【术后住院恢复期的检验项目】

必须复查的检验项目:血液分析、C 反应蛋白、肝功能、肾功能、电解质、血气分析。

第十九节　脐　膨　出

【常用临床医学诊断 ICD 编码】

脐膨出修补术:54.7200x002(手术操作与代码国家临床版 2.0),54.7200x002(ICD-9 手术编码国家医保版 2.0)。

【住院期间的检验项目】

必需的检验项目:血液分析、血型、尿液分析、粪便常规、凝血功能、生化、感染性疾病筛查(乙肝、丙肝、梅毒、艾滋病等)。

【术后住院恢复期的检验项目】

必须复查的检验项目:血液分析、血气分析。

第二十节　小儿腹股沟斜疝

【常用临床医学诊断 ICD 编码】

腹股沟斜疝:K40.901(疾病分类与代码国家临床版 2.0),K40.901(ICD-10 疾病编码国家医保版 2.0)。

【住院期间的检验项目】

必需的检验项目:血液分析、尿液分析、粪便常规、生化全套、凝血功能、感染性疾病筛查(乙肝、丙肝、梅毒、艾滋病)。

第二十一节　隐睾(睾丸可触及)

【常用临床医学诊断 ICD 编码】

Q53.902(疾病分类与代码国家临床版 2.0),Q53.902(ICD-10 疾病编码国家医保版 2.0)。

【术前的检验项目】

必需的检验项目:血液分析、C 反应蛋白、血型、尿液分析、肝功能、肾功能、凝血功能、感染性疾病筛查(乙肝、丙肝、梅毒、艾滋病)。

第二十二节　单侧隐睾(腹股沟型)

【常用临床医学诊断 ICD 编码】

Q53.101(疾病分类与代码国家临床版 2.0),Q53.101(ICD-10 疾病编码国家医保版 2.0)。

【术前的检验项目】

必需的检验项目:血液分析、尿液分析、肝功能、肾功能、电解质、凝血功能、感染性疾病筛查(乙肝、丙肝、梅毒、艾滋病)。

【术后住院恢复期的检验项目】

根据患者病情决定。

第二十三节 肾盂输尿管连接部梗阻性肾积水 (2016年版)

【常用临床医学诊断 ICD 编码】

肾盂输尿管连接部梗阻:N13.500x009(疾病分类与代码国家临床版 2.0),N13.501(ICD-10 疾病编码国家医保版 2.0)。

【术前的检验项目】

必需的检验项目:血液分析、C 反应蛋白、血型、尿液分析、肝功能、肾功能、电解质、凝血功能、感染性疾病筛查(乙肝、丙肝、梅毒、艾滋病)。

【术后住院恢复期的检验项目】

根据患者病情决定。

第二十四节 肾盂积水伴输尿管狭窄/特指肾盂积水

【常用临床医学诊断 ICD 编码】

肾积水伴输尿管狭窄:N13.100x001(疾病分类与代码国家临床版 2.0),N13.100x001(ICD-10 疾病编码国家医保版 2.0)。

【术前的检验项目】

必需的检验项目:血液分析、C 反应蛋白、血型、尿液分析、肝功能、肾功能、电解质、凝血功能、感染性疾病筛查(乙肝、丙肝、梅毒、艾滋病)。

【术后住院恢复期的检验项目】

根据患者病情决定。

第二十五节 神经源性膀胱

【常用临床医学诊断 ICD 编码】

N31.901(疾病分类与代码国家临床版 2.0),N31.901(ICD-10 疾病编码国家医保版 2.0)。

【术前的检验项目】

必需的检验项目:血液分析、C 反应蛋白、血型、尿液分析、粪便常规、潜血试验、肝功能、肾功能、电解质、血气分析、凝血功能、尿培养及药敏试验、感染性疾病筛查(乙肝、丙肝、梅毒、艾滋病)等。

【术后住院恢复期的检验项目】

必须复查的检验项目:血液分析、尿液分析、粪便常规。

第二十六节　尿道下裂

【常用临床医学诊断 ICD 编码】

Q54.900(疾病分类与代码国家临床版 2.0),Q54.900(ICD-10 疾病编码国家医保版 2.0)。

【住院期间的检验项目】

1.必需的检验项目:血液分析、尿液分析、肝功能、肾功能、电解质、凝血功能、感染性疾病筛查(乙肝、丙肝、梅毒、艾滋病)。

2.根据患者病情可选择的检验项目:C 反应蛋白。

【术后住院恢复期的检验项目】

根据患者病情决定。

第二十七节　阴茎部尿道下裂

【常用临床医学诊断 ICD 编码】

Q54.100(疾病分类与代码国家临床版 2.0),Q54.100(ICD-10 疾病编码国家医保版 2.0)。

【住院期间的检验项目】

1.必需的检验项目:血液分析、尿液分析、肝功能、肾功能、电解质、凝血功能、感染性疾病筛查(乙肝、丙肝、梅毒、艾滋病)、微生物送检。

2.根据患者病情可选择的检验项目:C 反应蛋白。

【术后住院恢复期的检验项目】

根据患者病情决定。

第二十八节　后尿道瓣膜

【常用临床医学诊断 ICD 编码】

1.先天性后尿道瓣膜:Q64.200(疾病分类与代码国家临床版 2.0),

Q64.200(ICD-10 疾病编码国家医保版 2.0)。

2.膀胱镜下后尿道瓣膜电切术:58.3100x001(手术操作与代码国家临床版 2.0),58.3104(ICD-9 手术编码国家医保版 2.0)。

【术前的检验项目】

必需的检验项目:血液分析、C 反应蛋白、血型、尿液分析、粪便常规、潜血试验、肝功能、肾功能、电解质、血气分析、凝血功能、感染性疾病筛查(乙肝、丙肝、梅毒、艾滋病)等。

【术后住院恢复期的检验项目】

必须复查的检验项目:血液分析、尿液分析、粪便常规。

第二十九节　隐匿性阴茎

【常用临床医学诊断 ICD 编码】

Q55.606(疾病分类与代码国家临床版 2.0),Q55.606(ICD-10 疾病编码国家医保版 2.0)。

【住院期间的检验项目】

1.必需的检验项目:血液分析、尿液分析、肝功能、肾功能、电解质、凝血功能、感染性疾病筛查(乙肝、丙肝、梅毒、艾滋病)。

2.根据患者病情可选择的检验项目:C 反应蛋白。

【术后住院恢复期的检验项目】

根据患者病情决定。

第三十节　包　　茎

【常用临床医学诊断 ICD 编码】

N47.x00x001(疾病分类与代码国家临床版 2.0),N47.x00x001(ICD-10 疾病编码国家医保版 2.0)。

【住院期间的检验项目】

必需的检验项目:血液分析、病区尿液分析、粪便常规、免疫四项、生化全套、凝血功能。

第三十一节　取除输尿管支架

【常用临床医学诊断 ICD 编码】

Z43.603(疾病分类与代码国家临床版 2.0),Z43.603(ICD-10 疾病编码国家医保版 2.0)。

【住院期间的检验项目】

必需的检验项目:血液分析、C 反应蛋白、血型、尿液分析、肝功能、肾功能、凝血功能、感染性疾病筛查(乙肝、丙肝、梅毒、艾滋病)、微生物检查。

第三十二节　漏　斗　胸

【常用临床医学诊断 ICD 编码】

Q67.600(疾病分类与代码国家临床版 2.0),Q67.600(ICD-10 疾病编码国家医保版 2.0)。

【住院期间的检验项目】

1.必需的检验项目:血液分析、尿液分析、血型、肝功能、肾功能、电解质、凝血功能、感染性疾病筛查(乙肝、丙肝、梅毒、艾滋病)。

2.患者病情可选择的检验项目:血气分析、维生素和微量元素等相关检查。

【术后住院恢复期的检验项目】

必须复查的检验项目:血液分析、肝功能、肾功能、电解质、血糖。

第三十三节　先天性漏斗胸

【常用临床医学诊断 ICD 编码】

1.漏斗胸 NUSS 手术:34.7400x008(手术操作与代码国家临床版 2.0),34.7400x008(ICD-9 手术编码国家医保版 2.0)。

2.胸腔镜下漏斗胸 NUSS 手术:34.7400x010(手术操作与代码国家临床版 2.0),34.7400x010(ICD-9 手术编码国家医保版 2.0)。

【住院期间的检验项目】

1.必需的检验项目:血液分析、尿液分析、粪便常规、肝功能、肾功

能、电解质、血型、凝血功能、感染性疾病筛查(乙肝、丙肝、梅毒、艾滋病)、微生物检查。

2.根据患者病情可选择的检验项目:心肌酶谱。

【术后住院恢复 4～6 天的检验项目】

必须复查的检验项目:血液分析。

第三十四节　婴儿型先天性膈疝或膈膨升

【常用临床医学诊断 ICD 编码】

1.先天性膈疝:Q79.000(疾病分类与代码国家临床版 2.0),Q79.000(ICD-10 疾病编码国家医保版 2.0)。

2.先天性膈膨升:Q79.102(疾病分类与代码国家临床版 2.0),Q79.102(ICD-10 疾病编码国家医保版 2.0)。

3.经腹膈疝修补术:53.7201(手术操作与代码国家临床版 2.0),53.7201(ICD-9 手术编码国家医保版 2.0)。

4.经胸膈疝修补术:53.8000x001(手术操作与代码国家临床版 2.0),53.8000x001(ICD-9 手术编码国家医保版 2.0)。

【住院期间的检验项目】

必需的检验项目:血液分析、尿液分析、粪便常规、肝功能、肾功能、电解质、血型、凝血功能、感染性疾病筛查(乙肝、丙肝、梅毒、艾滋病)、微生物检查。

【术后住院恢复 5～10 天的检验项目】

必须复查的检验项目:血液分析。

第三十五节　儿童房间隔缺损(2016 年版)

【常用临床医学诊断 ICD 编码】

房间隔缺损:Q21.100(疾病分类与代码国家临床版 2.0),Q21.100(ICD-10 疾病编码国家医保版 2.0)。

【住院期间的检验项目】

1.必需的检验项目:血液分析、尿液分析、粪便常规、肝功能、肾功能、电解质、血型、凝血功能、感染性疾病筛查(乙肝、丙肝、梅毒、艾滋病)、微生物检查。

2.根据患者病情可选择的检验项目:心肌酶谱、血气分析。

【术后住院恢复期的检验项目】

必须复查的检验项目:血液分析、电解质、肝功能、肾功能。

第三十六节　儿童室间隔缺损(2016年版)

【常用临床医学诊断 ICD 编码】

室间隔缺损:Q21.000(疾病分类与代码国家临床版 2.0),Q21.000(ICD-10 疾病编码国家医保版 2.0)。

【住院期间的检验项目】

1.必需的检验项目:血液分析、尿液分析、粪便常规、肝功能、肾功能、电解质、血型、凝血功能、感染性疾病筛查(乙肝、丙肝、梅毒、艾滋病)、微生物检查。

2.根据患者病情可选择的检验项目:心肌酶谱。

【术后住院恢复5～10天的检验项目】

必须复查的检验项目:血液分析、电解质、肝功能、肾功能。

第三十七节　儿童先天性肺动脉瓣狭窄

【常用临床医学诊断 ICD 编码】

Q22.100(疾病分类与代码国家临床版 2.0),Q22.100(ICD-10 疾病编码国家医保版 2.0)。

【住院期间的检验项目】

1.必需的检验项目:血液分析、尿液分析、肝功能、肾功能、血型、凝血功能、感染性疾病(乙肝、丙肝、梅毒、艾滋病等)筛查。

2.根据患者病情可选择的检验项目:粪便常规、心肌酶谱、血气分析。

第三十八节　儿童先天性动脉导管未闭

【常用临床医学诊断 ICD 编码】

动脉导管未闭:Q25.000(疾病分类与代码国家临床版 2.0),

Q25.000(ICD-10 疾病编码国家医保版 2.0)。

【住院期间的检验项目】

1.必需的检验项目:血液分析、尿液分析、肝功能、肾功能、血型、凝血功能、感染性疾病筛查(乙肝、丙肝、梅毒、艾滋病等)。

2.根据情况可选择的检验项目:粪便常规、心肌酶谱、血气分析。

第三十九节　主动脉缩窄

【常用临床医学诊断 ICD 编码】

Q25.100(疾病分类与代码国家临床版 2.0),Q25.100(ICD-10 疾病编码国家医保版 2.0)。

【住院期间的检验项目】

1.必需的检验项目:血液分析、尿液分析、肝功能、肾功能、电解质、血型、凝血功能、感染性疾病筛查(乙肝、丙肝、梅毒、艾滋病等)。

2.根据情况可选择的检验项目:粪便常规、心肌酶谱。

第四十节　三尖瓣下移

【常用临床医学诊断 ICD 编码】

I36.800x003(疾病分类与代码国家临床版 2.0),I36.800x003(ICD-10 疾病编码国家医保版 2.0)。

【住院期间的检验项目】

1.必需的检验项目:血液分析、尿液分析、肝功能、肾功能、电解质、血型、凝血功能、感染性疾病筛查(乙肝、丙肝、梅毒、艾滋病等)。

2.根据情况可选择的检验项目:粪便常规、心肌酶谱。

【术后住院恢复 8～11 天的检验项目】

必须复查的检验项目:血液分析、电解质、肝功能、肾功能。

第四十一节　右心室双出口

【常用临床医学诊断 ICD 编码】

Q20.100(疾病分类与代码国家临床版 2.0),Q20.100(ICD-10 疾病编码国家医保版 2.0)。

【住院期间的检验项目】

1. 必需的检验项目:血液分析、尿液分析、肝功能、肾功能、电解质、血型、凝血功能、感染性疾病筛查(乙肝、丙肝、梅毒、艾滋病等)。

2. 根据情况可选择的检验项目:粪便常规、心肌酶谱。

【术后住院恢复 8～11 天的检验项目】

必须复查的检验项目:血液分析、电解质、肝功能、肾功能。

第四十二节　先天性脑积水

【常用临床医学诊断 ICD 编码】

Q03.900(疾病分类与代码国家临床版 2.0),Q03.900(ICD-10 疾病编码国家医保版 2.0)。

【住院期间的检验项目】

必需的检验项目:血液分析、尿液分析、粪便常规、肝功能、肾功能、凝血功能、感染性疾病筛查(乙肝、丙肝、梅毒、艾滋病)。

第四十三节　肾母细胞瘤(Ⅰ～Ⅱ期)

【常用临床医学诊断 ICD 编码】

肾恶性肿瘤:C64.x00x001(疾病分类与代码国家临床版 2.0),C64.x00x001(ICD-10 疾病编码国家医保版 2.0)。

【住院期间的检验项目】

1. 必需的检验项目:血液分析、血型、尿液分析、粪便常规、凝血功能、电解质、血气分析、肝功能、肾功能、乳酸脱氢酶、铁蛋白、感染性疾病筛查(乙肝、丙肝、梅毒、艾滋病)。

2.根据病情选择的检验项目:血神经元特异性烯醇化酶、尿 24 小时尿香草扁桃酸、血甲胎蛋白。

【术后住院恢复 7～9 天的检验项目】

必须复查的检验项目:血液分析、尿液分析。

第四十四节　手术后恶性肿瘤化学治疗 (Ⅰ期肾母细胞瘤术后化疗)

【常用临床医学诊断 ICD 编码】

Z51.102(疾病分类与代码国家临床版 2.0),Z51.102(ICD-10 疾病编码国家医保版 2.0)。

【住院期间的检验项目】

1.必需的检验项目:血液分析、尿液分析、肝功能、肾功能、电解质、凝血功能、感染性疾病筛查(乙肝、丙肝、梅毒、艾滋病)。

2.根据病情选择的检验项目:C 反应蛋白。

第四十五节　腹膜后神经母细胞瘤(Ⅰ～Ⅱ期)

【常用临床医学诊断 ICD 编码】

C48.000(疾病分类与代码国家临床版 2.0),C48.000(ICD-10 疾病编码国家医保版 2.0)。

【住院期间的检验项目】

1.必需的检验项目:血液分析、血型、尿液分析、粪便常规、凝血功能、电解质、血气分析、肝功能、肾功能、香草扁桃酸、高香草酸、神经元特异性烯醇化酶、碱性磷酸酶、铁蛋白、感染性疾病筛查(乙肝、丙肝、梅毒、艾滋病)。

2.根据病情选择的检验项目:甲胎蛋白、绒毛膜促性腺激素等。

【术后住院恢复 7～9 天的检验项目】

必须复查的检验项目:血液分析、尿液分析、电解质或其他检测异常项目。

第四十六节　先天性肌性斜颈

【常用临床医学诊断 ICD 编码】

肌性斜颈：M43.601(疾病分类与代码国家临床版 2.0)，M43.601(ICD-10 疾病编码国家医保版 2.0)。

【住院期间的检验项目】

必需的检验项目：血液分析、血型、尿液分析、粪便常规、肝功能、肾功能、凝血功能、感染性疾病筛查(乙肝、丙肝、梅毒、艾滋病)。

第四十七节　鞘膜积液

【常用临床医学诊断 ICD 编码】

N43.300(疾病分类与代码国家临床版 2.0)，N43.300(ICD-10 疾病编码国家医保版 2.0)。

【住院期间的检验项目】

必需的检验项目：血液分析、尿液分析、粪便常规、凝血功能、生化、感染性疾病筛查(乙肝、丙肝、梅毒、艾滋病)。

第四十八节　多指(趾)畸形

【常用临床医学诊断 ICD 编码】

Q69.900(疾病分类与代码国家临床版 2.0)，Q69.900(ICD-10 疾病编码国家医保版 2.0)。

【住院期间的检验项目】

必需的检验项目：血液分析、血型、C 反应蛋白、尿液分析、粪便常规、肝功能、肾功能、凝血功能、感染性疾病筛查(乙肝、丙肝、梅毒、艾滋病)。

第四十九节　先天性马蹄内翻足

【常用临床医学诊断 ICD 编码】

马蹄内翻足：Q66.000(疾病分类与代码国家临床版 2.0)，Q66.000(ICD-10 疾病编码国家医保版 2.0)。

【住院期间的检验项目】

必需的检验项目：血液分析、血型、C 反应蛋白、尿液分析、粪便常规、肝功能、肾功能、凝血功能、感染性疾病筛查（乙肝、丙肝、梅毒、艾滋病）。

第五十节　发育性髋脱位(2 岁以上)

【常用临床医学诊断 ICD 编码】

Q65.200(疾病分类与代码国家临床版 2.0)，Q65.200(ICD-10 疾病编码国家医保版 2.0)。

【住院期间的检验项目】

必需的检验项目：血液分析、尿液分析、粪便常规、血型、凝血功能、电解质、肝功能、肾功能、感染性疾病筛查（乙肝、丙肝、梅毒、艾滋病）、备血。

【术后住院恢复 4～5 天的检验项目】

必须复查的检验项目：血液分析，必要时电解质、肝功能、肾功能。

第五十一节　颅骨凹陷性骨折

【常用临床医学诊断 ICD 编码】

S02.902(疾病分类与代码国家临床版 2.0)，S02.902(ICD-10 疾病编码国家医保版 2.0)。

【住院期间的检验项目】

必需的检验项目：血液分析、尿液分析、血型、凝血功能、肝功能、肾功能、电解质、血糖、感染性疾病筛查(乙型肝炎、丙型肝炎、艾滋病、梅毒等)。

【术后住院恢复 4 天的检验项目】

1.必须复查的检验项目:血液分析。

2.可选择的检验项目:电解质、肝功能、肾功能。

第五十二节　儿童股骨头缺血性坏死

【常用临床医学诊断 ICD 编码】

M87.800x051(疾病分类与代码国家临床版 2.0),M87.800x051(ICD-10 疾病编码国家医保版 2.0)。

【住院期间的检验项目】

必需的检验项目:血液分析、尿液分析、肝功能、肾功能、电解质、凝血功能、血型、血淀粉酶、感染性疾病筛查(乙肝、丙肝、艾滋病、梅毒等)。

【术后住院恢复的检验项目】

必须复查的检验项目:血液分析。

第五十三节　个别乳磨牙早失

【常用临床医学诊断 ICD 编码】

K00.601(疾病分类与代码国家临床版 2.0),K00.601(ICD-10 疾病编码国家医保版 2.0)。

第五篇　五　官　科

第三十章 眼　　科

第一节　小儿睑板腺囊肿手术

【常用临床医学诊断 ICD 编码】

1.睑板腺囊肿切除术:08.2100(手术操作与代码国家临床版 2.0),08.2100(ICD-9 手术编码国家医保版 2.0)。

2.睑板腺囊肿刮除术:08.2100x001(手术操作与代码国家临床版 2.0),08.2100x001(ICD-9 手术编码国家医保版 2.0)。

【术前的检验项目】

必需的检验项目:血液分析、尿液分析、凝血功能、感染性疾病筛查(乙肝、丙肝、艾滋病、梅毒等)。

【术后住院恢复期的检验项目】

根据患者病情变化可选择相应的检验项目。

第二节　眼睑肿物手术

【常用临床医学诊断 ICD 编码】

1.睑黄瘤:E78.200x001(疾病分类与代码国家临床版 2.0),E78.200x001(ICD-10 疾病编码国家医保版 2.0)。

2.眼睑黑色素瘤:D22.100x002(疾病分类与代码国家临床版 2.0),D22.100(ICD-10 疾病编码国家医保版 2.0)。

3.眼睑皮肤良性肿瘤:D23.100(疾病分类与代码国家临床版 2.0),D23.100(ICD-10 疾病编码国家医保版 2.0)。

【术前的检验项目】

必需的检验项目:血液分析、尿液分析、凝血功能、感染性疾病筛查(乙肝、丙肝、艾滋病、梅毒等)。

【术后住院恢复期的检验项目】

根据患者病情变化可选择相应的检验项目。

第三节　倒　　睫

【常用临床医学诊断 ICD 编码】

H02.004(疾病分类与代码国家临床版 2.0),H02.004(ICD-10 疾病编码国家医保版 2.0)。

【术前的检验项目】

必需的检验项目:血液分析、尿液分析、凝血功能、感染性疾病筛查(乙肝、丙肝、艾滋病、梅毒等)。

【术后住院恢复期的检验项目】

根据患者病情变化可选择相应的检验项目。

第四节　上　睑　下　垂

【常用临床医学诊断 ICD 编码】

H02.400(疾病分类与代码国家临床版 2.0),H02.400(ICD-10 疾病编码国家医保版 2.0)。

【术前的检验项目】

必需的检验项目:血液分析、尿液分析、肝功能、肾功能、凝血功能、感染性疾病筛查(乙肝、丙肝、艾滋病、梅毒等)。

第五节　慢性泪囊炎泪囊鼻腔吻合术

【常用临床医学诊断 ICD 编码】

1.慢性泪囊炎:H04.401(疾病分类与代码国家临床版 2.0),H04.401(ICD-10 疾病编码国家医保版 2.0)。

2.泪囊鼻腔吻合术:09.8100(手术操作与代码国家临床版 2.0),09.8100(ICD-9 手术编码国家医保版 2.0)。

【术前的检验项目】

必需的检验项目:血液分析、凝血功能。

第六节　结膜肿物

【常用临床医学诊断 ICD 编码】

H11.901(疾病分类与代码国家临床版 2.0),H11.901(ICD-10 疾病编码国家医保版 2.0)。

【术前的检验项目】

必需的检验项目:血液分析、尿液分析、肝功能、肾功能、凝血功能、感染性疾病筛查(乙肝、丙肝、艾滋病、梅毒等)。

第七节　翼状胬肉手术

【常用临床医学诊断 ICD 编码】

翼状胬肉切除术:11.3900x001(手术操作与代码国家临床版 2.0),11.3900x001(ICD-9 手术编码国家医保版 2.0)。

【住院期间的检验项目】

必需的检验项目:血液分析、尿液分析、凝血功能、肝功能、肾功能、血糖、感染疾病筛查(乙肝、丙肝、艾滋病、梅毒等)。

【术后住院恢复期的检验项目】

可选择的检验项目:伴全身症状及时复查血液分析。

第八节　翼状胬肉切除手术(2011 年版)

【常用临床医学诊断 ICD 编码】

11.3900x001(手术操作与代码国家临床版 2.0),11.3900x001(ICD-9 手术编码国家医保版 2.0)。

第九节　细菌性角膜炎

【常用临床医学诊断 ICD 编码】

H16.803(疾病分类与代码国家临床版 2.0),H16.803(ICD-10 疾病编码国家医保版 2.0)。

【术前的检验项目】

必需的检验项目:血液分析、尿液分析、肝功能、肾功能、凝血功能、感染性疾病筛查(乙肝、丙肝、艾滋病、梅毒等)、细菌培养、细菌药敏试验。

第十节　角膜白斑穿透性角膜移植术(2016年版)

【常用临床医学诊断 ICD 编码】

1.角膜白斑:H17.801(疾病分类与代码国家临床版 2.0),H17.801(ICD-10 疾病编码国家医保版 2.0)。

2.穿透性角膜移植术:11.6400x001(手术操作与代码国家临床版 2.0),11.6400x001(ICD-9 手术编码国家医保版 2.0)。

【术前的检验项目】

必需的检验项目:血液分析、尿液分析、肝功能、肾功能、生化全套检查、凝血功能、感染性疾病筛查(乙肝、丙肝、艾滋病、梅毒等)。

第十一节　年龄相关性白内障

【常用临床医学诊断 ICD 编码】

1.婴儿、幼年和老年前期的内障:H26.000(疾病分类与代码国家临床版 2.0),H26.000(ICD-10 疾病编码国家医保版 2.0)。

2.老年性白内障:H25.900(疾病分类与代码国家临床版 2.0),H25.900(ICD-10 疾病编码国家医保版 2.0)。

【术前的检验项目】

必需的检验项目:血液分析、尿液分析、凝血功能、肝功能、肾功能、血糖、感染性疾病筛查（包括乙肝、丙肝、艾滋病、梅毒）。

第十二节　老年性白内障

【常用临床医学诊断 ICD 编码】

H25.900（疾病分类与代码国家临床版 2.0），H25.900（ICD-10 疾病编码国家医保版 2.0）。

【术前的检验项目】

必需的检验项目：血液分析、尿液分析、凝血功能、肝功能、肾功能、血糖、感染性疾病筛查（包括乙肝、丙肝、艾滋病、梅毒）。

第十三节　先天性白内障

【常用临床医学诊断 ICD 编码】

Q12.000（疾病分类与代码国家临床版 2.0），Q12.000（ICD-10 疾病编码国家医保版 2.0）。

【术前的检验项目】

必需的检验项目：血液分析、尿液分析、凝血功能、肝功能、肾功能、血糖、感染性疾病筛查（包括乙肝、丙肝、艾滋病、梅毒）。

第十四节　并发性白内障

【常用临床医学诊断 ICD 编码】

H26.200（疾病分类与代码国家临床版 2.0），H26.200（ICD-10 疾病编码国家医保版 2.0）。

【术前的检验项目】

必需的检验项目：血液分析、尿液分析、凝血功能、肝功能、肾功能、血糖、感染性疾病筛查（包括乙肝、丙肝、艾滋病、梅毒）。

第十五节　白内障囊外摘除联合人工晶状体植入术

【常用临床医学诊断 ICD 编码】

1.晶状体刮匙摘除术:13.2x01(手术操作与代码国家临床版 2.0),13.2x01(ICD-9 手术编码国家医保版 2.0)。

2.经颞下入路晶状体囊外摘出术:13.5100(手术操作与代码国家临床 2.0),13.5100(ICD-9 手术编码国家医保版 2.0)。

3.白内障摘除伴人工晶体一期置入术:13.7100x001(手术操作与代码国家临床版 2.0),13.7100x001(ICD-9 手术编码国家医保版 2.0)。

【术前的检验项目】

必需的检验项目:血常规、尿常规、凝血功能、肝功能、肾功能、血糖、酶免疫分析。

第十六节　无晶状体眼

【常用临床医学诊断 ICD 编码】

H27.000(疾病分类与代码国家临床版 2.0),H27.000(ICD-10 疾病编码国家医保版 2.0)。

【术前的检验项目】

必需的检验项目:血液分析、尿液分析、凝血功能、肝功能、肾功能、血糖、感染性疾病筛查(包括乙肝、丙肝、艾滋病、梅毒)。

第十七节　原发性急性闭角型青光眼(2016 年版)

【常用临床医学诊断 ICD 编码】

急性闭角型青光眼:H40.200x002(疾病分类与代码国家临床版 2.0),H40.203(ICD-10 疾病编码国家医保版 2.0)。

【术前的检验项目】

必需的检验项目:血液分析、尿液分析、肝功能、肾功能、电解质、血糖、凝血功能、感染性疾病筛查(乙肝、丙肝、梅毒、艾滋病等)。

第十八节　经巩膜二极管激光睫状体光凝术

【常用临床医学诊断 ICD 编码】

睫状体光凝固术:12.7300(手术操作与代码国家临床版 2.0),12.7300(ICD-9 手术编码国家医保版 2.0)。

第十九节　难治性青光眼睫状体冷凝术

【常用临床医学诊断 ICD 编码】

1.难治性青光眼:H44.501(疾病分类与代码国家临床版 2.0),H44.501(ICD-10 疾病编码国家医保版 2.0)。

2.睫状体冷凝术:12.7200(手术操作与代码国家临床版 2.0),12.7200(ICD-9 手术编码国家医保版 2.0)。

第二十节　急性虹膜睫状体炎

【常用临床医学诊断 ICD 编码】

H20.000x004(疾病分类与代码国家临床版 2.0),H20.000x004(ICD-10 疾病编码国家医保版 2.0)。

【住院期间的检验项目】

必需的检验项目:HLA-B27、红细胞沉降率、C 反应蛋白、RPR、抗核抗体;对于需要短期应用口服糖皮质激素者,应该查血液分析、肝功能、肾功能。

第二十一节　视网膜中央静脉阻塞

【常用临床医学诊断 ICD 编码】

H34.803(疾病分类与代码国家临床版 2.0),H34.803(ICD-10 疾

病编码国家医保版 2.0)。

【术前的检验项目】

必需的检验项目:血液分析、尿液分析、凝血功能、肝功能、肾功能、血脂全套、血糖、感染性疾病筛查(包括乙肝、丙肝、艾滋病、梅毒等)。

第二十二节　增生性糖尿病视网膜病变

【常用临床医学诊断 ICD 编码】

糖尿病视网膜病变:E14.300x071＋H36.0 ＊(疾病分类与代码国家临床版 2.0),E14.300x071＋H36.0 ＊(ICD-10 疾病编码国家医保版 2.0)。

【术前的检验项目】

必需的检验项目:血液分析、尿液分析、肝功能、肾功能、血脂全套、血糖、凝血功能、感染性疾病筛查(乙肝、丙肝、艾滋病、梅毒等)。

【术后住院恢复期的检验项目】

根据患者病情变化可选择相应的检验项目。

第二十三节　年龄相关性黄斑变性

【常用临床医学诊断 ICD 编码】

老年性黄斑变性:H35.305(疾病分类与代码国家临床版 2.0),H35.305(ICD-10 疾病编码国家医保版 2.0)。

【术前的检验项目】

必需的检验项目:血液分析、尿液分析、肝功能、肾功能、血脂全套、血糖、凝血功能、感染性疾病筛查(包括乙肝、丙肝、艾滋病、梅毒)。

第二十四节　黄　斑　水　肿

【常用临床医学诊断 ICD 编码】

H35.804(疾病分类与代码国家临床版 2.0),H35.804(ICD-10 疾

病编码国家医保版 2.0)。

【术前的检验项目】

必需的检验项目:血液分析、尿液分析、肝功能、肾功能、电解质、血糖、凝血功能、感染性疾病筛查(包括乙肝、丙肝、艾滋病、梅毒等)及抗生素应用所需检查。

【术后住院恢复期的检验项目】

根据患者病情变化可选择相应的检验项目。

第二十五节　特发性黄斑裂孔

【常用临床医学诊断 ICD 编码】

黄斑裂孔:H35.303(疾病分类与代码国家临床版 2.0),H35.303(ICD-10 疾病编码国家医保版 2.0)。

【术前的检验项目】

必需的检验项目:血液分析、尿液分析、肝功能、肾功能、电解质、血糖、凝血功能、感染性疾病筛查(乙肝、丙肝、艾滋病、梅毒等)及抗生素应用所需检查。

【术后住院恢复期的检验项目】

根据患者病情变化可选择相应的检验项目。

第二十六节　黄 斑 前 膜

【常用临床医学诊断 ICD 编码】

H35.306(疾病分类与代码国家临床版 2.0),H35.306(ICD-10 疾病编码国家医保版 2.0)。

【术前的检验项目】

必需的检验项目:血液分析、尿液分析、肝功能、肾功能、血糖、凝血功能、感染性疾病筛查(乙肝、丙肝、艾滋病、梅毒等)。

【术后住院恢复期的检验项目】

根据患者病情变化可选择相应的检验项目。

第二十七节 单纯性孔源性视网膜脱离
(2016年版)

【常用临床医学诊断 ICD 编码】

孔源性视网膜脱离:H33.001(疾病分类与代码国家临床版2.0),H33.001(ICD-10 疾病编码国家医保版2.0)。

【术前的检验项目】

必需的检验项目:血液分析、尿液分析、肝功能、肾功能、血糖、凝血功能、感染性疾病筛查(乙肝、丙肝、艾滋病、梅毒等)。

【术后住院恢复期的检验项目】

根据患者病情变化可选择相应的检验项目。

第二十八节 单纯硅油填充取出

【常用临床医学诊断 ICD 编码】

1.玻璃体硅油取出术:14.6x02(手术操作与代码国家临床版2.0),14.6x02(ICD-9 手术编码国家医保版2.0)。

2.玻璃体切除硅油填充状态:Z98.801(疾病分类与代码国家临床版2.0),Z98.801(ICD-10 疾病编码国家医保版2.0)。

【术前的检验项目】

必需的检验项目:血液分析、尿液分析、肝功能、肾功能、电解质、血糖、凝血功能、感染性疾病筛查(乙肝、丙肝、艾滋病、梅毒等)。

【术后住院恢复期的检验项目】

根据患者病情变化可选择相应的检验项目。

第二十九节 缺血性视神经病变

【常用临床医学诊断 ICD 编码】

缺血性视神经乳头病:H47.000x005(疾病分类与代码国家临床版

2.0),H47.004(ICD-10 疾病编码国家医保版 2.0)。

第三十节　共同性内斜视

【常用临床医学诊断 ICD 编码】

H50.000x002(疾病分类与代码国家临床版 2.0),H50.000x002(ICD-10 疾病编码国家医保版 2.0)。

【术前的检验项目】

必需的检验项目:血液分析、尿液分析、肝功能、肾功能、电解质、凝血功能、感染性疾病筛查(乙肝、丙肝、艾滋病、梅毒等)。

第三十一节　部分调节性内斜视

【常用临床医学诊断 ICD 编码】

H50.000x010(疾病分类与代码国家临床版 2.0),H50.001(ICD-10 疾病编码国家医保版 2.0)。

【术前的检验项目】

必需的检验项目:血液分析、尿液分析、肝功能、肾功能、电解质、凝血功能、感染性疾病筛查(乙肝、丙肝、艾滋病、梅毒等)。

第三十二节　共同性外斜视

【常用临床医学诊断 ICD 编码】

H50.100x002(疾病分类与代码国家临床版 2.0),H50.100x002(ICD-10 疾病编码国家医保版 2.0)。

【术前的检验项目】

必需的检验项目:血液分析、尿液分析、肝功能、肾功能、电解质、凝血功能、感染性疾病筛查(乙肝、丙肝、艾滋病、梅毒等)。

第三十三节　外斜 V 征

【常用临床医学诊断 ICD 编码】

H50.801(疾病分类与代码国家临床版 2.0),H50.801(ICD-10 疾病编码国家医保版 2.0)。

【术前的检验项目】

必需的检验项目:血液分析、尿液分析、肝功能、肾功能、电解质、凝血功能、感染性疾病筛查(乙肝、丙肝、艾滋病、梅毒等)。

第三十四节　上 斜 视 征

【常用临床医学诊断 ICD 编码】

H50.201(疾病分类与代码国家临床版 2.0),H50.201(ICD-10 疾病编码国家医保版 2.0)。

【术前的检验项目】

必需的检验项目:血液分析、尿液分析、肝功能、肾功能、电解质、凝血功能、感染性疾病筛查(乙肝、丙肝、艾滋病、梅毒等)。

第三十五节　垂直分离性偏斜

【常用临床医学诊断 ICD 编码】

1.垂直分离性斜视:H50.400x001(疾病分类与代码国家临床版 2.0),H50.402(ICD-10 疾病编码国家医保版 2.0)。

2.两条或两条以上眼外肌的后涉术:15.3x01(手术操作与代码国家临床版 2.0),15.3x01(ICD-9 手术编码国家医保版 2.0)。

3.两条或两条以上眼外肌缩短术:15.4x01(手术操作与代码国家临床版 2.0),15.4x01(ICD-9 手术编码国家医保版 2.0)。

【术前的检验项目】

必需的检验项目:血液分析、尿液分析、肝功能、肾功能、电解质、凝血功能、感染性疾病筛查(乙肝、丙肝、艾滋病、梅毒等)。

第三十六节　麻痹性斜视

【常用临床医学诊断 ICD 编码】

H49.900(疾病分类与代码国家临床版 2.0)，H49.900(ICD-10 疾病编码国家医保版 2.0)。

【术前的检验项目】

必需的检验项目:血液分析、尿液分析、肝功能、肾功能、电解质、凝血功能、感染性疾病筛查(乙肝、丙肝、艾滋病、梅毒等)。

第三十七节　共同性斜视

【常用临床医学诊断 ICD 编码】

H50.405(疾病分类与代码国家临床版 2.0)，H50.405(ICD-10 疾病编码国家医保版 2.0)。

【术前的检验项目】

必需的检验项目:血液分析、尿液分析、肝功能、肾功能、电解质、凝血功能、感染性疾病筛查(乙肝、丙肝、艾滋病、梅毒等)。

第三十八节　眼眶肿瘤

【常用临床医学诊断 ICD 编码】

1.睑黄瘤:E78.200x001(疾病分类与代码国家临床版 2.0)，E78.200x001(ICD-10 疾病编码国家医保版 2.0)。

2.眼睑皮膜良性肿瘤:D23.100(疾病分类与代码国家临床版 2.0)，D23.100(ICD-10 疾病编码国家医保版 2.0)。

3.面部血管瘤:D18.003(疾病分类与代码国家临床版 2.0)，D18.003(ICD-10 疾病编码国家医保版 2.0)。

【术前的检验项目】

必需的检验项目:血液分析、尿液分析、凝血功能、肝功能、肾功能、电解质、血糖、血脂、感染性疾病筛查(乙肝、丙肝、艾滋病、梅毒等)。

第三十九节　爆裂性眼眶骨折

【常用临床医学诊断 ICD 编码】

眶骨骨折:S02.801(疾病分类与代码国家临床版 2.0),S02.801(ICD-10 疾病编码国家医保版 2.0)。

【术前的检验项目】

必需的检验项目:血液分析、尿液分析、凝血功能、肝功能、肾功能、电解质、血糖、血脂、感染性疾病筛查(乙肝、丙肝、艾滋病、梅毒)。

第四十节　角　膜　裂　伤

【常用临床医学诊断 ICD 编码】

S05.301(疾病分类与代码国家临床版 2.0),S05.301(ICD-10 疾病编码国家医保版 2.0)。

【术前的检验项目】

1.必需的检验项目:血液分析、尿液分析。

2.可选择的检验项目:肾功能、免疫四项、凝血功能。

第四十一节　角膜穿通伤术后拆线

【常用临床医学诊断 ICD 编码】

角膜穿通伤:S05.601(疾病分类与代码国家临床版 2.0),S05.601(ICD-10 疾病编码国家医保版 2.0)。

【术前的检验项目】

必需的检验项目:血液分析、尿液分析、肝功能、肾功能、电解质、凝血功能、感染性疾病筛查(乙肝、丙肝、艾滋病、梅毒等)。

第四十二节　视神经挫伤

【常用临床医学诊断 ICD 编码】

视神经损伤：S04.000x001（疾病分类与代码国家临床版 2.0），S04.000x001（ICD-10 疾病编码国家医保版 2.0）。

【住院期间的检验项目】

1.必需的检验项目：血液分析、尿液分析、肝功能、肾功能、电解质。

2.全身大剂量激素应用后的检测：血糖、血液分析、肝功能、肾功能、电解质。

第三十一章　耳鼻咽喉头颈外科

第一节　鼻前庭囊肿

【常用临床医学诊断 ICD 编码】

J34.100x007(疾病分类与代码国家临床版 2.0),J34.108(ICD-10 疾病编码国家医保版 2.0)。

【术前的检验项目】

必需的检验项目:血液分析、尿液分析、凝血功能,肝功能、肾功能、感染性疾病筛查(乙肝、丙肝、艾滋病、梅毒等)。

【术后住院恢复期的检验项目】

根据患者病情变化可选择相应的检验项目。

第二节　慢 性 鼻 炎

【常用临床医学诊断 ICD 编码】

J31.000(疾病分类与代码国家临床版 2.0),J31.000(ICD-10 疾病编码国家医保版 2.0)。

【住院期间的检验项目】

1.必需的检验项目:血液分析,尿液分析、肝功能、肾功能、电解质、血糖、凝血功能、感染性疾病筛查(乙肝、丙肝、梅毒、艾滋病等)。

2.根据患者病情可选择检验项目:过敏原及相关免疫学检测。

第三节　鼻中隔偏曲

【常用临床医学诊断 ICD 编码】

J34.200(疾病分类与代码国家临床版 2.0),J34.200(ICD-10 疾病

编码国家医保版 2.0)。

【术前的检验项目】

必需的检验项目：血液分析、尿液分析、肝功能、肾功能、电解质、血糖、凝血功能、感染性疾病筛查(乙肝、丙肝、梅毒、艾滋病等)。

第四节　鼻出血(内镜下鼻腔止血术)

【常用临床医学诊断 ICD 编码】

1.控制鼻出血,用前鼻孔填塞:21.0100(手术操作与代码国家临床版 2.0),21.0100(ICD-9 手术编码国家医保版 2.0)。

2.控制鼻出血,用后鼻孔(和前鼻孔)填塞:21.0200(手术操作与代码国家临床版 2.0),21.0200(ICD-9 手术编码国家医保版 2.0)。

3.蝶窦填塞止血术:21.0200x001(手术操作与代码国家临床版 2.0),21.0200x001(ICD-9 手术编码国家医保版 2.0)。

4.上颌窦填塞止血术:21.0200x002(手术操作与代码国家临床版 2.0),21.0200x002(ICD-9 手术编码国家医保版 2.0)。

5.鼻内窥镜下鼻微波烧灼止血术:21.0300x003(手术操作与代码国家临床版 2.0),21.0300x003(ICD-9 手术编码国家医保版 2.0)。

6.鼻内窥镜下电凝止血术:21.0300x004(手术操作与代码国家临床版 2.0),21.0300x004(ICD-9 手术编码国家医保版 2.0)。

7.鼻出血激光烧灼术:21.0301(手术操作与代码国家临床版 2.0),21.0301(ICD-9 手术编码国家医保版 2.0)。

8.鼻出血电凝术:21.0302(手术操作与代码国家临床版 2.0),21.0302(ICD-9 手术编码国家医保版 2.0)。

9.控制鼻出血,用筛动脉结扎术:21.0400(手术操作与代码国家临床版 2.0),21.0400(ICD-9 手术编码国家医保版 2.0)。

10.控制鼻出血,用(经上颌窦)颌动脉结扎术:21.0500(手术操作与代码国家临床版 2.0),21.0500(ICD-9 手术编码国家医保版 2.0)。

11.内镜下蝶腭动脉结扎术:21.0501(手术操作与代码国家临床版 2.0),21.0501(ICD-9 手术编码国家医保版 2.0)。

12.控制鼻出血,用颈外动脉结扎术:21.0600(手术操作与代码国家临床版 2.0),21.0600(ICD-9 手术编码国家医保版 2.0)。

13.鼻黏膜切除止血术:21.0700x001(手术操作与代码国家临床版 2.0),21.0700x001(ICD-9 手术编码国家医保版 2.0)。

【住院期间的检验项目】

1.必需的检验项目:血液分析、血型、凝血功能检查。

2.根据患者病情可选择的检验项目:肝功能、肾功能、血糖、尿液分析、乙肝 5 项、感染指标。

第五节　鼻　出　血

【常用临床医学诊断 ICD 编码】

R04.000(疾病分类与代码国家临床版 2.0),R04.000(ICD-10 疾病编码国家医保版 2.0)。

【术前的检验项目】

1.必需的检验项目:血液分析、血型、肝功能、肾功能、电解质、血糖、凝血功能、感染性疾病筛查(乙肝、丙肝、梅毒、艾滋病等)。

2.根据患者病情可选择的检验项目:输血相关检查。

【术后住院恢复期的检验项目】

根据患者病情可选择复查部分检验项目:血液分析、凝血功能。

第六节　慢性鼻窦炎

【常用临床医学诊断 ICD 编码】

J32.900(疾病分类与代码国家临床版 2.0),J32.900(ICD-10 疾病编码国家医保版 2.0)。

【术前的检验项目】

1.必需的检验项目:血液分析、尿液分析、粪便常规、肝功能、肾功能、电解质、血糖、凝血功能、血型、感染性疾病筛查(乙肝、丙肝、梅毒、艾滋病等)。

2.根据患者病情可选择的检验项目:过敏原及相关免疫学检测。

【术后住院恢复期的检验项目】

根据病情可选择复查部分检验项目。

第七节 慢性鼻-鼻窦炎

【常用临床医学诊断 ICD 编码】

1.慢性筛窦炎:J32.200(疾病分类与代码国家临床版 2.0),J32.200(ICD-10 疾病编码国家医保版 2.0)。

2.筛窦炎:J32.200x001(疾病分类与代码国家临床版 2.0),J32.200x001(ICD-10 疾病编码国家医保版 2.0)。

3.筛窦脓肿:J32.200x004(疾病分类与代码国家临床版 2.0),J32.200x004(ICD-10 疾病编码国家医保版 2.0)。

4.筛窦肉芽肿:J32.200x005(疾病分类与代码国家临床版 2.0),J32.200x005(ICD-10 疾病编码国家医保版 2.0)。

5.慢性化脓性筛窦炎:J32.201(疾病分类与代码国家临床版 2.0),J32.201(ICD-10 疾病编码国家医保版 2.0)。

6.慢性蝶窦炎:J32.300(疾病分类与代码国家临床版 2.0),J32.300(ICD-10 疾病编码国家医保版 2.0)。

7.蝶窦炎:J32.300x001(疾病分类与代码国家临床版 2.0),J32.300x001(ICD-10 疾病编码国家医保版 2.0)。

8.蝶窦脓肿:J32.300x004(疾病分类与代码国家临床版 2.0),J32.300x004(ICD-10 疾病编码国家医保版 2.0)。

9.慢性化脓性蝶窦炎:J32.301(疾病分类与代码国家临床版 2.0),J32.301(ICD-10 疾病编码国家医保版 2.0)。

10.蝶窦肉芽肿:J32.302(疾病分类与代码国家临床版 2.0),J32.302(ICD-10 疾病编码国家医保版 2.0)。

11.慢性全鼻窦炎:J32.400(疾病分类与代码国家临床版 2.0),J32.400(ICD-10 疾病编码国家医保版 2.0)。

12.全组鼻窦炎:J32.400x001(疾病分类与代码国家临床版 2.0),J32.400x001(ICD-10 疾病编码国家医保版 2.0)。

13.额窦上颌窦炎:J32.800x001(疾病分类与代码国家临床版 2.0),

J32.800x001(ICD-10 疾病编码国家医保版 2.0)。

14. 额窦筛炎:J32.800x002(疾病分类与代码国家临床版 2.0),J32.800x002(ICD-10 疾病编码国家医保版 2.0)。

15. 额窦蝶窦炎:J32.800x003(疾病分类与代码国家临床版 2.0),J32.800x003(ICD-10 疾病编码国家医保版 2.0)。

16. 上颌窦蝶窦炎:J32.800x004(疾病分类与代码国家临床版 2.0),J32.800x004(ICD-10 疾病编码国家医保版 2.0)。

17. 额窦筛窦上颌窦炎:J32.800x006(疾病分类与代码国家临床版 2.0),J32.800x006(ICD-10 疾病编码国家医保版 2.0)。

18. 额窦上颌窦蝶窦炎:J32.800x007(疾病分类与代码国家临床版 2.0),J32.800x007(ICD-10 疾病编码国家医保版 2.0)。

19. 筛窦上颌窦蝶窦炎:J32.800x008(疾病分类与代码国家临床版 2.0),J32.800x008(ICD-10 疾病编码国家医保版 2.0)。

20. 筛窦蝶窦炎:J32.800x009(疾病分类与代码国家临床版 2.0),J32.800x009(ICD-10 疾病编码国家医保版 2.0)。

21. 额窦筛窦脓肿:J32.800x010(疾病分类与代码国家临床版 2.0),J32.800x010(ICD-10 疾病编码国家医保版 2.0)。

22. 额窦筛窦蝶窦炎:J32.800x011(疾病分类与代码国家临床版 2.0),J32.800x011(ICD-10 疾病编码国家医保版 2.0)。

23. 上颌窦筛窦炎:J32.801(疾病分类与代码国家临床版 2.0),J32.801(ICD-10 疾病编码国家医保版 2.0)。

24. 额筛窦脓肿:J32.802(疾病分类与代码国家临床版 2.0),J32.802(ICD-10 疾病编码国家医保版 2.0)。

25. 慢性多鼻窦炎:J32.803(疾病分类与代码国家临床版 2.0),J32.803(ICD-10 疾病编码国家医保版 2.0)。

【术前的检验项目】

1. 必需的检验项目:血液分析、尿液分析、肝功能、肾功能、电解质、血糖、凝血功能、感染性疾病筛查(乙肝,丙肝、梅毒、艾滋病等)。

2. 根据患者病情可选择的检验项目:过敏原及相关免疫学检测。

【术后住院恢复期的检验项目】

根据病情可选择复查部分检验项目。

第八节　鼻窦囊肿切除术

【常用临床医学诊断 ICD 编码】

1.鼻窦病损切除术:22.6001(手术操作与代码国家临床版 2.0),22.6001(ICD-9 手术编码国家医保版 2.0)。

2.内镜下鼻窦病损切除术:22.6002(手术操作与代码国家临床版 2.0),22.6002(ICD-9 手术编码国家医保版 2.0)。

【术前的检验项目】

1.必需的检验项目:血液分析、尿液分析、肝功能、肾功能、电解质、血糖、凝血功能、感染性疾病筛查(乙肝,丙肝,梅毒,艾滋病等)。

2.根据患者病情可选择的检验项目:过敏原及相关免疫学检测。

【术后住院恢复期的检验项目】

根据病情可选择复查部分检验项目。

第九节　鼻腔鼻窦恶性肿瘤

【常用临床医学诊断 ICD 编码】

C39.801(疾病分类与代码国家临床版 2.0),C39.801(ICD-10 疾病编码国家医保版 2.0)。

【术前的检验项目】

1.必需的检验项目:血液分析、尿液分析、肝功能、肾功能、电解质、血糖、凝血功能、感染性疾病筛查(乙肝,丙肝,梅毒,艾滋病等)。

2.根据患者病情可选择的检验项目:输血准备及其他相关检查。

第十节　腺样体肥大

【常用临床医学诊断 ICD 编码】

J35.200(疾病分类与代码国家临床版 2.0),J35.200(ICD-10 疾病编码国家医保版 2.0)。

【术前的检验项目】

必需的检验项目:血液分析、尿液分析、肝功能、肾功能、电解质、血糖、凝血功能、感染性疾病筛查(乙肝、丙肝、梅毒、艾滋病等)。

【术后住院恢复期的检验项目】

根据患者的情况确定复查的检验项目。

第十一节 急性扁桃体炎

【常用临床医学诊断 ICD 编码】

J03.900(疾病分类与代码国家临床版 2.0),J03.900(ICD-10 疾病编码国家医保版 2.0)。

【住院期间的检验项目】

必需的检验项目:血液分析、尿液分析、粪便常规、肝功能、肾功能、电解质、血糖、血脂全套、凝血功能、感染性疾病筛查(乙肝、丙肝、梅毒、艾滋病等)。

第十二节 慢性扁桃体炎

【常用临床医学诊断 ICD 编码】

J35.000(疾病分类与代码国家临床版 2.0),J35.000(ICD-10 疾病编码国家医保版 2.0)。

【术前的检验项目】

必需的检验项目:血液分析、尿液分析、肝功能、肾功能、电解质、血糖、凝血功能、感染性疾病筛查(乙肝、丙肝、梅毒、艾滋病等)。

【术后住院恢复期的检验项目】

根据患者的情况确定复查的检验项目。

第十三节 扁桃体周围脓肿

【常用临床医学诊断 ICD 编码】

J36.x00(疾病分类与代码国家临床版 2.0),J36.x00(ICD-10 疾病

编码国家医保版 2.0)。

【术前的检验项目】

必需的检验项目:血液分析、尿液分析、粪便常规、肝功能、肾功能、电解质、血糖、血脂全套、凝血功能、感染性疾病筛查(乙肝、丙肝、梅毒、艾滋病等)。

第十四节　咽旁脓肿

【常用临床医学诊断 ICD 编码】

J39.003(疾病分类与代码国家临床版 2.0),J39.003(ICD-10 疾病编码国家医保版 2.0)。

【术前的检验项目】

必需的检验项目:血液分析、尿液分析、粪便常规、肝功能、肾功能、电解质、血糖、血脂全套、凝血功能、感染性疾病筛查(乙肝、丙肝、梅毒、艾滋病等)。

【术后住院恢复期的检验项目】

根据患者情况确定复查的检验项目。

第十五节　鼻咽部血管瘤

【常用临床医学诊断 ICD 编码】

D18.000x504(疾病分类与代码国家临床版 2.0),D18.000x504(ICD-10 疾病编码国家医保版 2.0)。

【术前的检验项目】

必需的检验项目:血液分析、尿液分析、肝功能、肾功能、电解质、血糖、凝血功能、感染性疾病筛查(乙肝、丙肝、梅毒、艾滋病等)。

第十六节 鼻 咽 癌

【常用临床医学诊断 ICD 编码】

1.鼻咽上壁恶性肿瘤:C11.000(疾病分类与代码国家临床版 2.0),C11.000(ICD-10 疾病编码国家医保版 2.0)。

2.鼻咽顶恶性肿瘤:C11.001(疾病分类与代码国家临床版 2.0),C11.001(ICD-10 疾病编码国家医保版 2.0)。

3.鼻咽后壁恶性肿瘤:C11.100(疾病分类与代码国家临床版 2.0),C11.100(ICD-10 疾病编码国家医保版 2.0)。

4.鼻咽前壁恶性肿瘤:C11.300(疾病分类与代码国家临床版 2.0),C11.300(ICD-10 疾病编码国家医保版 2.0)。

5.鼻咽底恶性肿瘤:C11.301(疾病分类与代码国家临床版 2.0),C11.301(ICD-10 疾病编码国家医保版 2.0)。

6.鼻咽多壁恶性肿瘤:C11.801(疾病分类与代码国家临床版 2.0),C11.801(ICD-10 疾病编码国家医保版 2.0)。

7.鼻咽恶性肿瘤:C11.900(疾病分类与代码国家临床版 2.0),C11.900(ICD-10 疾病编码国家医保版 2.0)。

【住院期间的检验项目】

1.必需的检验项目:血液分析、尿液分析、肝功能、肾功能、电解质、血糖、凝血功能、感染性疾病筛查(乙肝、丙肝、梅毒、艾滋病等)。

2.根据患者病情可选择检验项目:血清 VCA-IgA、EBV-DNA、输血准备等。

第十七节 扁桃体癌放射治疗

【常用临床医学诊断 ICD 编码】

放射性核素远距离放射疗法:92.2300(手术操作与代码国家临床版 2.0),92.2300(ICD-9 手术编码国家医保版 2.0)。

【住院期间的检验项目】

必需的检验项目:血液分析、尿液分析、粪便常规、肝功能、肾功能、凝血功能、相关免疫指标等。

第十八节　不适合局部治疗的复发和(或) 转移性扁桃体癌化学治疗

【常用临床医学诊断 ICD 编码】

静脉注射化疗药物：99.2503(疾病分类与代码国家临床版 2.0)，99.2503(ICD-10 疾病编码国家医保版 2.0)。

【化疗前的检验项目】

1.每周期必须检查的项目(可在门诊完成)：血液分析、尿液分析、粪便常规、生化全套。

2.化疗前需完成检验项目(可在门诊完成)：感染性疾病筛查(乙肝、丙肝、艾滋病、梅毒等)。

第十九节　下咽癌(2016 年版)

【常用临床医学诊断 ICD 编码】

C13.900(疾病分类与代码国家临床版 2.0)，C13.900(ICD-10 疾病编码国家医保版 2.0)。

【术前的检验项目】

必需的检验项目：血液分析、尿液分析、肝功能、肾功能、电解质、血糖、血脂全套、凝血功能、感染性疾病筛查(乙肝、丙肝、梅毒、艾滋病等)。

第二十节　阻塞性睡眠呼吸暂停 低通气综合征

【常用临床医学诊断 ICD 编码】

G47.300x037(疾病分类与代码国家临床版 2.0)，G47.300x037(ICD-10 疾病编码国家医保版 2.0)。

【术前的检验项目】

必需的检验项目：血液分析、尿液分析、肝功能、肾功能、电解质、血糖、凝血功能、感染性疾病筛查（乙肝、丙肝、梅毒、艾滋病等）。

第二十一节　急性会厌炎

【常用临床医学诊断 ICD 编码】

J05.100（疾病分类与代码国家临床版 2.0），J05.100（ICD-10 疾病编码国家医保版 2.0）。

【住院期间的检验项目】

必需的检验项目：血液分析、尿液分析、肝功能、肾功能、电解质、血糖、血脂全套、凝血功能、感染性疾病筛查（乙肝、丙肝、梅毒、艾滋病等）、病原学检查及药敏试验。有条件者行血培养。

【术后住院恢复期的检验项目】

根据患者情况确定复查的检验项目。

第二十二节　声带小结

【常用临床医学诊断 ICD 编码】

J38.200x003（疾病分类与代码国家临床版 2.0），J38.200（ICD-10 疾病编码国家医保版 2.0）。

【术前的检验项目】

必需的检验项目：血液分析、尿液分析、粪便常规、肝功能、肾功能、电解质、血糖、血脂全套、凝血功能、感染性疾病筛查（乙肝、丙肝、梅毒、艾滋病等）。

【术后住院恢复期的检验项目】

根据患者情况确定复查的检验项目。

第二十三节　声带息肉(2016 年版)

【常用临床医学诊断 ICD 编码】

J38.102(疾病分类与代码国家临床版 2.0),J38.102(ICD-10 疾病编码国家医保版 2.0)。

【术前的检验项目】

必需的检验项目:血液分析、尿液分析、粪便常规、肝功能、肾功能、电解质、血糖、血脂全套、凝血功能、感染性疾病筛查(乙肝、丙肝、梅毒、艾滋病等)。

【术后住院恢复期的检验项目】

根据患者情况确定复查的检验项目。

第二十四节　支撑喉镜下声带息肉日间手术

【常用临床医学诊断 ICD 编码】

声带息肉:J38.102(疾病分类与代码国家临床版 2.0),J38.102 (ICD-10 疾病编码国家医保版 2.0)。

【术前的检验项目】

必需的检验项目(可在门诊完成):血液分析、肝功能、肾功能、电解质、血糖、凝血功能、感染性疾病筛查(乙肝、丙肝、梅毒、艾滋病等)。

【术后住院恢复期的检验项目】

根据患者情况确定复查的检验项目。

第二十五节　喉癌(2016 年版)

【常用临床医学诊断 ICD 编码】

C32.900(疾病分类与代码国家临床版 2.0),C32.900(ICD-10 疾病编码国家医保版 2.0)。

【术前的检验项目】

必需的检验项目:血液分析、尿液分析、肝功能、肾功能、电解质、血糖、凝血功能、感染性疾病筛查(乙肝、丙肝、梅毒、艾滋病等)。

第二十六节　支撑喉镜下会厌囊肿日间手术

【常用临床医学诊断 ICD 编码】

1.上睑下垂上直肌提吊术:08.3400x001(手术操作与代码国家临床版 2.0),08.3400x001(ICD-9 手术编码国家医保版 2.0)。

2.支撑喉镜下会厌病损射频消融术:30.0900x041(手术操作与代码国家临床版 2.0),30.0909(ICD-9 手术编码国家医保版 2.0)。

3.支撑喉镜下会厌病损等离子切除术:30.0900x042(手术操作与代码国家临床版 2.0),30.0911(ICD-9 手术编码国家医保版 2.0)。

【术前的检验项目】

必需的检验项目(可在门诊完成):血液分析、肝功能、肾功能、电解质、血糖、凝血功能、感染性疾病筛查(乙肝、丙肝、梅毒、艾滋病等)。

【术后住院恢复期的检验项目】

根据患者情况确定复查的检验项目。

第二十七节　耳郭假性囊肿日间手术

【常用临床医学诊断 ICD 编码】

耳郭假性囊肿:H61.100x004(疾病分类与代码国家临床版 2.0),H61.100x004(ICD-10 疾病编码国家医保版 2.0)。

【术前的检验项目】

必需的检验项目(可在门诊完成):血液分析、尿液分析、凝血功能、感染性疾病筛查(乙肝、丙肝、梅毒、艾滋病等)。

【术后住院恢复期的检验项目】

根据患者病情变化可选择相应的检验项目。

第二十八节　外耳带状疱疹

【常用临床医学诊断 ICD 编码】

B02.801＋H62.1＊(疾病分类与代码国家临床版 2.0)，B02.801＋H62.1＊(ICD-10 疾病编码国家医保版 2.0)。

【住院期间的检验项目】

1. 必需的检验项目：血液分析、尿液分析、粪便常规、肝功能、肾功能、电解质、血脂全套、免疫球蛋白、感染性疾病筛查(乙肝、丙肝、艾滋病、梅毒等)。

2. 根据患者病情选择的项目：创面细菌培养及药敏试验。

【住院期间复查的检验项目】

根据患者情况复查血液分析、肝功能、肾功能、电解质、血糖等。

第二十九节　鼓　膜　炎

【常用临床医学诊断 ICD 编码】

H73.802(疾病分类与代码国家临床版 2.0)，H73.802(ICD-10 疾病编码国家医保版 2.0)。

【住院期间的检验项目】

1. 必需的检验项目：血液分析、尿液分析、粪便常规、肝功能、肾功能、电解质、血糖、血脂全套、凝血功能、感染性疾病筛查(乙肝、丙肝、梅毒、艾滋病等)。

2. 根据患者病情进行的检验项目：血清病毒学检测。

第三十节　急性坏死性中耳炎

【常用临床医学诊断 ICD 编码】

急性化脓性中耳炎：H66.000(疾病分类与代码国家临床版 2.0)，H66.000(ICD-10 疾病编码国家医保版 2.0)。

【住院期间的检验项目】

1.必需的检验项目:血液分析、尿液分析、肝功能、肾功能、电解质、血糖、凝血功能、感染性疾病筛查(乙肝、丙肝、梅毒、艾滋病等)、中耳分泌物细菌培养及药敏试验。

2.根据患者情况可选择的检验项目:血清病毒学检测。

【住院期间复查的检验项目】

必须复查的检验项目:根据患者情况而定。

第三十一节　分泌性中耳炎

【常用临床医学诊断 ICD 编码】

H65.900x001(疾病分类与代码国家临床版 2.0),H65.900x001(ICD-10 疾病编码国家医保版 2.0)。

【术前的检验项目】

必须检查的项目:血液分析、尿液分析、肝功能、肾功能、电解质、血糖、凝血功能、感染性疾病筛查(乙肝、丙肝、梅毒、艾滋等)。

【术后住院恢复期的检验项目】

必须复查的检验项目:根据患者情况而定。

第三十二节　隐蔽性乳突炎

【常用临床医学诊断 ICD 编码】

乳突炎和有关情况:H70.800(疾病分类与代码国家临床版 2.0),H70.800(ICD-10 疾病编码国家医保版 2.0)。

【术前的检验项目】

1.必须检查的项目:血液分析、尿液分析、肝功能、肾功能、电解质、血糖、凝血功能、感染性疾病筛查(乙肝、丙肝、梅毒、艾滋病等)。

2.根据患者情况可选择的检验项目:乳突分泌物细菌培养及药敏试验等。

【术后住院恢复期的检验项目】

必须复查的检验项目:根据患者情况而定。

第三十三节 慢性化脓性中耳炎

【常用临床医学诊断 ICD 编码】

H66.301(疾病分类与代码国家临床版 2.0),H66.301(ICD-10 疾病编码国家医保版 2.0)。

【术前的检验项目】

1.必须检查的项目:血液分析、尿液分析、肝功能、肾功能、电解质、血糖、凝血功能、感染性疾病筛查(乙肝、丙肝、梅毒、艾滋病等)。

2.根据患者情况可选择的检验项目:中耳脓液细菌培养及药敏试验等。

【术后住院恢复期的检验项目】

必须复查的检验项目:根据患者情况而定。

第三十四节 粘连性中耳炎

【常用临床医学诊断 ICD 编码】

H74.101(疾病分类与代码国家临床版 2.0),H74.101(ICD-10 疾病编码国家医保版 2.0)。

【术前的检验项目】

必须检查的项目:血液分析、尿液分析、肝功能、肾功能、电解质、血糖、凝血功能、感染性疾病筛查(乙肝、丙肝、梅毒、艾滋病等)。

【术后住院恢复期的检验项目】

必须复查的检验项目:根据患者情况而定。

第三十五节 鼓 室 硬 化

【常用临床医学诊断 ICD 编码】

H74.000(疾病分类与代码国家临床版 2.0),H74.000(ICD-10 疾病编码国家医保版 2.0)。

【术前的检验项目】

必须检查的项目:血液分析、尿液分析、肝功能、肾功能、电解质、血糖、凝血功能、感染性疾病筛查(乙肝、丙肝、梅毒、艾滋病等)。

【术后住院恢复期的检验项目】

必须复查的检验项目:根据患者情况而定。

第三十六节　突发性耳聋

【常用临床医学诊断 ICD 编码】

H91.200x002(疾病分类与代码国家临床版 2.0),H91.200x002(ICD-10 疾病编码国家医保版 2.0)。

【术前的检验项目】

1.必须检查的项目:血液分析、尿液分析、肝功能、肾功能、电解质、血糖、凝血功能、感染性疾病筛查(乙肝、丙肝、梅毒、艾滋病等)。

2.根据患者情况可选择的检验项目:血清病毒学检测。

第三十七节　双侧感音神经性耳聋(人工耳蜗植入)(2016 年版)

【常用临床医学诊断 ICD 编码】

人工耳蜗植入术:20.9601(手术操作与代码国家临床版 2.0),20.9601(ICD-9 手术编码国家医保版 2.0)。

【术前的检验项目】

必须检查的项目:血液分析、尿液分析、肝功能、肾功能、电解质、血糖、凝血功能、感染性疾病筛查(乙肝、丙肝、梅毒、艾滋病等)。

【术后住院恢复期的检验项目】

必须复查的检验项目:根据患者情况而定。

第三十八节　甲状舌管囊肿

【常用临床医学诊断 ICD 编码】

Q89.202(疾病分类与代码国家临床版 2.0)，Q89.202(ICD-10 疾病编码国家医保版 2.0)。

【住院期间的检验项目】

1.必需的检验项目:血液分析、血型、凝血功能、尿液分析、肝功能、肾功能、血糖、感染性疾病筛查(乙肝、丙肝、艾滋病、梅毒等)。

2.根据患者病情进行的检验项目:血气分析等。

第三十九节　甲状腺肿瘤

【常用临床医学诊断 ICD 编码】

D44.001(疾病分类与代码国家临床版 2.0)，D44.001(ICD-10 疾病编码国家医保版 2.0)。

【术前的检验项目】

1.必须检查的项目:血液分析、尿液分析、粪便常规、肝功能、肾功能、血糖、凝血功能、感染性疾病筛查(乙肝、丙肝、梅毒、艾滋病等)。

2.根据患者情况可选择的检验项目:电解质、其他相关检查。

【术后住院恢复期的检验项目】

根据患者情况确定复查的检验项目。

第三十二章　口　腔　科

第一节　深龋(后牙颌面)

【常用临床医学诊断 ICD 编码】

深部龋:K02.900x011(疾病分类与代码国家临床版 2.0),K02.900x011(ICD-10 疾病编码国家医保版 2.0)。

第二节　菌斑性龈炎(慢性龈炎、边缘性龈炎) 牙周基础治疗

【常用临床医学诊断 ICD 编码】

1.菌斑性龈炎:K05.100x011(疾病分类与代码国家临床版 2.0),K05.100x011(ICD-10 疾病编码国家医保版 2.0)。

2.超声洁牙术:96.5401(手术操作与代码国家临床版 2.0),96.5401(ICD-9 手术编码国家医保版 2.0)。

第三节　牙周脓肿急症处理

【常用临床医学诊断 ICD 编码】

牙周脓肿:K05.201(疾病分类与代码国家临床版 2.0),K05.201(ICD-10 疾病编码国家医保版 2.0)。

第四节　乳牙中龋

【常用临床医学诊断 ICD 编码】

K02.101(疾病分类与代码国家临床版 2.0),K02.101(ICD-10 疾病编码国家医保版 2.0)。

第五节　乳牙慢性牙髓炎

【常用临床医学诊断 ICD 编码】

慢性牙髓炎:K04.002(疾病分类与代码国家临床版 2.0),K04.002 (ICD-10 疾病编码国家医保版 2.0)。

第六节　年轻恒前牙复杂冠折

【常用临床医学诊断 ICD 编码】

骨髓切除术:23.7001(手术操作与代码国家临床版 2.0),23.7001 (ICD-9 手术编码国家医保版 2.0)。

第七节　慢性牙周炎行牙周基础治疗

【常用临床医学诊断 ICD 编码】

慢性牙周炎:K05.300(疾病分类与代码国家临床版 2.0),K05.300 (ICD-10 疾病编码国家医保版 2.0)。

第八节　复发性口腔溃疡

【常用临床医学诊断 ICD 编码】

K12.000(疾病分类与代码国家临床版 2.0),K12.000(ICD-10 疾病编码国家医保版 2.0)。

【术前的检验项目】

可选择的检验项目:血液分析、免疫功能。

第九节　单纯疱疹

【常用临床医学诊断 ICD 编码】

B00.902(疾病分类与代码国家临床版 2.0),B00.902(ICD-10 疾病编码国家医保版 2.0)。

【术前的检验项目】

1.必需的检验项目:血液分析。

2.可选择的检验项目:脱落细胞学检查、血清抗体检查、病原体检测或分离培养。

第十节　口腔扁平苔藓

【常用临床医学诊断 ICD 编码】

L43.901(疾病分类与代码国家临床版 2.0),L43.901(ICD-10 疾病编码国家医保版 2.0)。

【术前的检验项目】

1.必需的检验项目:血液分析。

2.可选择的检验项目:血生化、肝功能、肾功能、免疫功能等。

第十一节　口腔念珠菌病

【常用临床医学诊断 ICD 编码】

B37.001(疾病分类与代码国家临床版 2.0),B37.001(ICD-10 疾病编码国家医保版 2.0)。

【术前的检验项目】

可选择的检验项目:涂片检查、真菌培养、药敏试验。

第十二节　放射性口腔黏膜炎

【常用临床医学诊断 ICD 编码】

口炎,其他形式的:K12.100(疾病分类与代码国家临床版 2.0),K12.100(ICD-10 疾病编码国家医保版 2.0)。

【术前的检验项目】

必需的检验项目:血液分析、尿液分析、粪便常规、生化全套、病原体检查及药敏试验。

第十三节　急性下颌智齿冠周炎

【常用临床医学诊断 ICD 编码】

急性冠周炎:K05.204(疾病分类与代码国家临床版 2.0),K05.204(ICD-10 疾病编码国家医保版 2.0)。

第十四节　上颌骨囊肿

【常用临床医学诊断 ICD 编码】

K09.204(疾病分类与代码国家临床版 2.0),K09.204(ICD-10 疾病编码国家医保版 2.0)。

【住院期间的检验项目】

必需的检验项目:血液分析、尿液分析、粪便常规、血型、凝血功能、生化全套、感染性疾病筛查(乙肝、丙肝、艾滋病、梅毒等)。

【术后住院恢复期的检验项目】

必须复查的检验项目:血液分析。

第十五节 舌　　癌

【常用临床医学诊断 ICD 编码】

C02.900(疾病分类与代码国家临床版 2.0),C02.900(ICD-10 疾病编码国家医保版 2.0)。

【术前的检验项目】

必需的检验项目:血液分析、尿液分析、粪便常规、血型、凝血功能、肝功能、肾功能、感染性疾病筛查(乙肝、丙肝、艾滋病、梅毒等)。

第十六节 颊　　癌

【常用临床医学诊断 ICD 编码】

C76.000x021(疾病分类与代码国家临床版 2.0),C76.003(ICD-10 疾病编码国家医保版 2.0)。

【手术前的检验项目】

必需的检验项目:血液分析、尿液分析、粪便常规、血型、凝血功能、肝功能、肾功能、感染性疾病筛查(乙肝、丙肝、艾滋病、梅毒等)。

第十七节 颊癌(前臂皮瓣修复)

【常用临床医学诊断 ICD 编码】

1. 颊部恶性肿瘤:C76.000x021(疾病分类与代码国家临床版 2.0),C76.003(ICD-10 疾病编码国家医保版 2.0)。

2. 颊部病损切除术:27.9901(手术操作与代码国家临床版 2.0),27.9901(ICD-9 手术编码国家医保版 2.0)。

3. 复杂性皮瓣、肌皮瓣、超薄皮瓣修复术:86.7504(手术操作与代码国家临床版 2.0),86.7504(ICD-9 手术编码国家医保版 2.0)。

4. 根治性颈淋巴结清扫:40.4000(手术操作与代码国家临床版 2.0),40.4000(ICD-9 手术编码国家医保版 2.0)。

【术前的检验项目】

必需的检验项目:血液分析、尿液分析、粪便常规、血型、凝血功能、肝功能、肾功能、感染性疾病筛查(乙肝、丙肝、艾滋病、梅毒等)。

第十八节 颈部良性肿物切除术

【常用临床医学诊断 ICD 编码】

1.上颌骨部分切除术:76.3902(手术操作与代码国家临床版 2.0),76.3902(ICD-9 手术编码国家医保版 2.0)。

2.下颌骨部分切除术:76.3100x011(手术操作与代码国家临床版 2.0),76.3100x011(ICD-9 手术编码国家医保版 2.0)。

【术前的检验项目】

必需的检验项目:血液分析、尿液分析、凝血功能、肝功能、肾功能、血糖、感染性疾病筛查(乙肝、丙肝、艾滋病、梅毒等)。

第十九节 下颌骨骨折

【常用临床医学诊断 ICD 编码】

S02.600(疾病分类与代码国家临床版 2.0),S02.600(ICD-10 疾病编码国家医保版 2.0)。

【术前的检验项目】

必需的检验项目:血尿便常规、血型、凝血功能、肝功能、肾功能、感染性疾病筛查(乙肝、丙肝、艾滋病、梅毒等)。

【术后住院恢复期的检验项目】

必须复查的检验项目:血液分析。

第二十节 上颌骨骨折

【常用临床医学诊断 ICD 编码】

S02.400x003(疾病分类与代码国家临床版 2.0),S02.400x003

（ICD-10 疾病编码国家医保版 2.0）。

【术前的检验项目】

必需的检验项目：血尿便常规、血型、凝血功能、肝功能、肾功能、感染性疾病筛查（乙肝、丙肝、艾滋病、梅毒等）。

【术后住院恢复期的检验项目】

必须复查的检验项目：血液分析。

第二十一节　颧骨骨折

【常用临床医学诊断 ICD 编码】

S02.401（疾病分类与代码国家临床版 2.0），S02.401（ICD-10 疾病编码国家医保版 2.0）。

【术前的检验项目】

必需的检验项目：血尿便常规、血型、凝血功能、肝功能、肾功能、感染性疾病筛查（乙肝、丙肝、艾滋病、梅毒等）。

【术后住院恢复期的检验项目】

必须复查的检验项目：血液分析。

第二十二节　舌下腺囊肿

【常用临床医学诊断 ICD 编码】

K11.603（疾病分类与代码国家临床版 2.0），K11.603（ICD-10 疾病编码国家医保版 2.0）。

【住院期间的检验项目】

1. 必需的检验项目：血液分析、尿液分析、粪便常规、血型、凝血功能、血生化指标、感染性疾病筛查（乙肝、丙肝、艾滋病、梅毒等）。

2. 可选择的检验项目：诊断有疑问时可行穿刺检查。

第二十三节　下颌下腺良性肿瘤

【常用临床医学诊断 ICD 编码】

D11.701（疾病分类与代码国家临床版 2.0），D11.701（ICD-10 疾病编码国家医保版 2.0）。

【住院期间的检验项目】

必需的检验项目：血液分析、尿液分析、粪便常规、血型、凝血功能、血生化、感染性疾病筛查（乙肝、丙肝、艾滋病、梅毒等）。

第二十四节　腮腺多形性腺瘤

【常用临床医学诊断 ICD 编码】

1. 腮腺良性肿瘤：D11.000（疾病分类与代码国家临床版 2.0），D11.000（ICD-10 疾病编码国家医保版 2.0）。

2. 腮腺病损切除术：26.2901（手术操作与代码国家临床版 2.0），26.2901（ICD-9 手术编码国家医保版 2.0）。

3. 腮腺部切除术：26.3101（手术操作与代码国家临床版 2.0），26.3101（ICD-9 手术编码国家医保版 2.0）。

4. 面神经解剖术：04.0401（手术操作与代码国家临床版 2.0），04.0401（ICD-9 手术编码国家医保版 2.0）。

【术前的检验项目】

必需的检验项目：血液分析、尿液分析、粪便常规、血型、凝血功能、血生化、感染性疾病筛查（乙肝、丙肝、艾滋病、梅毒等）。

第二十五节　唇裂(2016 年版)

【常用临床医学诊断 ICD 编码】

Q36.000（疾病分类与代码国家临床版 2.0），Q36.000（ICD-10 疾病编码国家医保版 2.0）。

【术前的检验项目】

必需的检验项目：血液分析、尿液分析、粪便常规、血型、凝血功能、肝功能、肾功能、感染性疾病筛查（乙肝、丙肝、艾滋病、梅毒等）。

第二十六节　腭裂(2016 年版)

【常用临床医学诊断 ICD 编码】

1.腭裂：Q35.900(疾病分类与代码国家临床版 2.0)，Q35.900(ICD-10 疾病编码国家医保版 2.0)。

2.腭裂伤缝合术：27.6100(手术操作与代码国家临床版2.0)，27.6100(ICD-9 手术编码国家医保版 2.0)。

3.后推法腭裂矫正术：27.6200x002(手术操作与代码国家临床版 2.0)，27.6200x002(ICD-9 手术编码国家医保版 2.0)。

4.腭裂修补术：27.6200x003(手术操作与代码国家临床版 2.0)，27.6200x003(ICD-9 手术编码国家医保版 2.0)。

5.腭裂修补术伴悬雍垂修补术：27.6201(手术操作与代码国家临床版 2.0)，27.6201(ICD-9 手术编码国家医保版 2.0)。

6.腭裂术后继发畸形矫正术：27.6300x002(手术操作与代码国家临床版 2.0)，27.6300x002(ICD-9 手术编码国家医保版 2.0)。

【术前的检验项目】

必需的检验项目：血液分析、血型、尿液分析、粪便常规、肝功能、肾功能、凝血功能、感染性疾病筛查(乙肝、丙肝、艾滋病、梅毒等)。

第二十七节　下颌前突畸形

【常用临床医学诊断 ICD 编码】

1.上下颌前突畸形：K07.105(疾病分类与代码国家临床版 2.0)，K07.105(ICD-10 疾病编码国家医保版 2.0)。

2.下颌根尖下截骨成形状：76.6400x016(手术操作与代码国家临床版 2.0)，76.6400x016(ICD-10 疾病编码国家医保版 2.0)。

3.下颌矢状劈开术：76.6400x017(手术操作与代码国家临床版

2.0),76.6400x017(ICD-10 疾病编码国家医保版 2.0)。

【术前的检验项目】

必需的检验项目:血液分析、血型、尿液分析、粪便常规、肝功能、肾功能、凝血功能、感染性疾病筛查(乙肝、丙肝、艾滋病、梅毒等)。

【术后住院恢复期的检验项目】

必须复查的检验项目:血液分析。

第二十八节　牙列缺损行种植体支持式固定义齿修复

【常用临床医学诊断 ICD 编码】

1.牙列缺损:K08.100x002(疾病分类与代码国家临床版 2.0),K08.104(ICD-10 疾病编码国家医保版 2.0)。

2.义齿种植:23.6x00x002(手术操作与代码国家临床版 2.0),23.6x00x002(ICD-9 手术编码国家医保版 2.0)。

3.义齿种植一期手术:23.6x00x003(手术操作与代码国家临床版 2.0),23.6x00x003(ICD-9 手术编码国家医保版 2.0)。

4.义齿种植二期手术:23.6x00x004(手术操作与代码国家临床版 2.0),23.6x00x004(ICD-9 手术编码国家医保版 2.0)。

5.义齿修复:23.3x00x001(手术操作与代码国家临床版 2.0),23.3x00x001(ICD-9 手术编码国家医保版 2.0)。

6.置入固定桥:23.4200(手术操作与代码国家临床版 2.0),23.4200(ICD-9 手术编码国家医保版 2.0)。

【术前的检验项目】

必需的检验项目:血液分析、肝功能、肾功能、凝血功能、感染性疾病筛查(乙肝、丙肝、梅毒、艾滋病)。

第二十九节　牙性Ⅲ类错𬌗正畸治疗

【常用临床医学诊断 ICD 编码】

1.错𬌗畸形安氏Ⅲ类:K07.200x013(疾病分类与代码国家临床版 2.0),K07.200x013(ICD-10 疾病编码国家医保版 2.0)。

2.拔牙术:23.1900x003(手术操作与代码国家临床版2.0),23.1900x003(ICD-9手术编码国家医保版2.0)。

3.安装牙齿矫正器:24.7x01(手术操作与代码国家临床版2.0),24.7x01(ICD-9手术编码国家医保版2.0)。

4.牙钢丝矫正术:24.7x02(手术操作与代码国家临床版2.0),24.7x02(ICD-9手术编码国家医保版2.0)。

5.去除牙齿矫正器:24.8x01(手术操作与代码国家临床版2.0),24.8x01(ICD-9手术编码国家医保版2.0)。

第三十节　骨性Ⅱ类错𬌗正畸治疗

【常用临床医学诊断 ICD 编码】

1.错𬌗畸形骨性Ⅱ类:K07.100x009(疾病分类与代码国家临床版2.0),K07.100x009(ICD-10疾病编码国家医保版2.0)。

2.拔牙术:23.1900x003(手术操作与代码国家临床版2.0),23.1900x003(ICD-9手术编码国家医保版2.0)。

3.安装牙齿矫正器:24.7x01(手术操作与代码国家临床版2.0),24.7x01(ICD-9手术编码国家医保版2.0)。

4.牙钢丝矫正术:24.7x02(手术操作与代码国家临床版2.0),24.7x02(ICD-9手术编码国家医保版2.0)。

5.去除牙齿矫正器:24.8x01(手术操作与代码国家临床版2.0),24.8x01(ICD-9手术编码国家医保版2.0)。

6.咬合调整:24.8x02(手术操作与代码国家临床版2.0),24.8x02(ICD-9手术编码国家医保版2.0)。

第三十一节　骨性Ⅲ类错𬌗正畸治疗

【常用临床医学诊断 ICD 编码】

1.错𬌗畸形骨性Ⅲ类:K07.100x010(疾病分类与代码国家临床版2.0),K07.100x010(ICD-10疾病编码国家医保版2.0)。

2.拔牙术:23.1900x003(手术操作与代码国家临床版2.0),

23.1900x003(ICD-9 手术编码国家医保版 2.0)。

3.安装牙齿矫正器:24.7x01(手术操作与代码国家临床版 2.0),
24.7x01(ICD-9 手术编码国家医保版 2.0)。

4.牙钢丝矫正术:24.7x02(手术操作与代码国家临床版 2.0),
24.7x02(ICD-9 手术编码国家医保版 2.0)。

5.去除牙齿矫正器:24.8x01(手术操作与代码国家临床版 2.0),
24.8x01(ICD-9 手术编码国家医保版 2.0)。

6.咬合调整:24.8x02(手术操作与代码国家临床版 2.0),24.8x02
(ICD-9 手术编码国家医保版 2.0)。

第三十二节　牙列缺失行种植体
支持式固定义齿修复

【常用临床医学诊断 ICD 编码】

1.牙列缺失:K08.100x003(疾病分类与代码国家临床版 2.0),
K08.104(ICD-10 疾病编码国家医保版 2.0)。

2.义齿种植:23.6x00x002(手术操作与代码国家临床版 2.0),
23.6x00x002(ICD-9 手术编码国家医保版 2.0)。

3.义齿种植一期手术:23.6x00x003(手术操作与代码国家临床版
2.0),23.6x00x003(ICD-9 手术编码国家医保版 2.0)。

4.义齿种植二期手术:23.6x00x004(手术操作与代码国家临床版
2.0),23.6x00x004(ICD-9 手术编码国家医保版 2.0)。

5.义齿修复:23.3x00x001(手术操作与代码国家临床版 2.0),
23.3x00x001(ICD-9 手术编码国家医保版 2.0)。

6.置入固定桥:23.4200(手术操作与代码国家临床版 2.0),
23.4200(ICD-9 手术编码国家医保版 2.0)。

【术前的检验项目】

必需的检验项目:血液分析、肝功能、肾功能、凝血功能、感染性疾
病筛查(乙肝、丙肝、梅毒、艾滋病)。

第三十三节 牙列缺失行种植体 支持式可摘义齿修复

【常用临床医学诊断 ICD 编码】

1.牙列缺失:K08.100x003(疾病分类与代码国家临床版 2.0),K08.104(ICD-10 疾病编码国家医保版 2.0)。

2.义齿种植:23.6x00x002(手术操作与代码国家临床版 2.0),23.6x00x002(ICD-9 手术编码国家医保版 2.0)。

3.义齿种植一期手术:23.6x00x003(手术操作与代码国家临床版 2.0),23.6x00x003(ICD-9 手术编码国家医保版 2.0)。

4.义齿种植二期手术:23.6x00x004(手术操作与代码国家临床版 2.0),23.6x00x004(ICD-9 手术编码国家医保版 2.0)。

5.义齿修复:23.3x00x001(手术操作与代码国家临床版 2.0),23.3x00x001(ICD-9 手术编码国家医保版 2.0)。

6.植入活动桥:23.4300(手术操作与代码国家临床版 2.0),23.4300(ICD-9 手术编码国家医保版 2.0)。

【术前的检验项目】

必需的检验项目:血液分析、肝功能、肾功能、凝血功能、感染性疾病筛查(乙肝、丙肝、梅毒、艾滋病)。

参 考 文 献

[1]楼玉美,朱文俊,王波定.常用临床医学诊断名词释义与ICD编码[M].上海：上海科学技术出版社,2021.

[2]国家卫生计生委医政医管局.国家临床路径(内科部分)(上册)[M].北京:人民卫生出版社,2018.

[3]国家卫生计生委医政医管局.国家临床路径(内科部分)(下册)[M].北京:人民卫生出版社,2018.

[4]国家卫生计生委医政医管局.国家临床路径(外科部分)(上册)[M].北京:人民卫生出版社,2018.

[5]国家卫生计生委医政医管局.国家临床路径(外科部分)(中册)[M].北京:人民卫生出版社,2018.

[6]国家卫生计生委医政医管局.国家临床路径(外科部分)(下册)[M].北京:人民卫生出版社,2018.

[7]国家卫生计生委医政医管局.国家临床路径(妇产科部分)[M].北京:人民卫生出版社,2018.

[8]国家卫生计生委医政医管局.国家临床路径(儿科部分)[M].北京:人民卫生出版社,2018.

[9]国家卫生计生委医政医管局.国家临床路径(五官科部分)[M].北京:人民卫生出版社,2018.

附录 特殊检验项目

	检测名称	检测项目	临床意义
血液系统疾病	MPL 基因 W515L/K 突变定性	MPL 基因 W515L/K 突变定性	辅助骨髓增殖性疾病的诊断、疗效监测及微小残留检测
	髓增殖性肿瘤常见基因突变	骨髓增殖性肿瘤常见基因突变（JAK2、CALR、MPL、CBL、TET2、ASXL1、DNMT3A、IDH1、IDH2、EZH2、U2AF1、SRSF2、SF3B1、TP53）	辅助骨髓增殖性肿瘤患者的临床诊断、评估预后和制订个体化的治疗方案
	MYD88 L265P 基因突变	MYD88 L265P 基因突变	辅助 CLL 的预后判断，辅助 LPL/WM 的诊断、治疗及预后评估
	NUDT15 基因多态性	NUDT15 基因多态性	与 ALL 患儿巯基嘌呤所致的白细胞减少症密切相关
	WT1 基因定量	WT1 基因定量	有助于 AML 和 MDS 患者的风险判断、疗效跟踪和预后复发的判断
	BCR/ABL1 融合基因高灵敏度定量	BCR/ABL1（P190 型、P210 型）融合基因高灵敏度定量	用于 CML、ALL 及其他血液系统恶性肿瘤的诊断、分型、治疗方案的制订及微小残留的检测
	CLL 相关 22 种基因突变	ATM、p53、D13S25、RB1、D12Z3 等	染色体异常的检出有助于 CLL 的诊断、分型、治疗方案的制订以及预后的判断

续表

	检测名称	检测项目	临床意义
血液系统疾病	单项基因已知突变 A	*ABL1* 基因已知突变；*ANKRD26* 基因已知突变；*ATM* 基因已知突变	通过 PCR、测序的方法，对各基因已知突变进行检测
	单项基因已知突变 B	*BCOR* 基因已知突变；*BCORL1* 基因已知突变；*BRAF* 基因已知突变	通过 PCR、测序的方法，对各基因已知突变进行检测
	地中海贫血基因检测全套	α 基因缺失、突变；β 基因突变	辅助贫血的诊断、鉴别诊断
	骨髓活检	骨髓活检	辅助诊断血液学各项疾病
	骨髓细胞学	骨髓细胞学	辅助诊断血液学各项疾病
	流式免疫分型	多色流式 B-CLPD 免疫分型	辅助 CLL 与其余 B-CLPD 疾病的诊断与鉴别诊断
	流式微小残留	血细胞簇分化抗原	评估白血病疗效及预后，有利于更早预测白血病的复发
	免疫固定电泳	免疫固定电泳	辅助诊断多发性骨髓瘤
	抗凝血酶Ⅲ	抗凝血酶Ⅲ	辅助出血、血栓性疾病的诊断
	AML 预后 24 种基因突变	*NPM1*、*FLT3-ITD*、*IDH1*、*dupMLL*、*IDH2*、*DNMT3A*、*PHF6*、*CEBPA*、*TET2*、*C-kit*、*ASXL1*、*TP53*、*RUNX1*、*NRAS*、*WT1* 等	急性髓细胞白血病的预后判断和疗效监测
	异常免疫球蛋白综合诊断	血清蛋白电泳，免疫固定电泳，本周蛋白电泳	辅助诊断多发性骨髓瘤

续表

	检测名称	检测项目	临床意义
血液系统疾病	MicroLym-B 细胞淋巴瘤基因检测	MicroLym-B 细胞淋巴瘤基因检测（261 基因）	辅助诊断 MicroLym-B 细胞淋巴瘤
	阵发性睡眠性血红蛋白尿	红细胞及粒细胞上 CD55、CD59	辅助 PNH 诊断
	尿蛋白电泳	血清蛋白电泳、免疫固定电泳、本周蛋白电泳	辅助诊断多发性骨髓瘤
	尿游离轻链	轻链 κ、λ	辅助诊断多发性骨髓瘤、巨球蛋白血症、自身免疫性疾病等
	异常免疫球蛋白血症综合诊断（含 IgD、IgE）	异常免疫球蛋白血症综合诊断（含 IgD、IgE）	有助于骨髓瘤的诊断与疗效评估
	ABL1 激酶区突变（格列卫耐药）	ABL 激酶区突变	监测 ABL 激酶区点突变有助于预测格列卫治疗的疗效并提示医生及早调整治疗方案
	异常免疫球蛋白综合诊断	血清蛋白电泳、免疫固定电泳、本周蛋白电泳	辅助诊断多发性骨髓瘤
	溶贫筛查 9 项	H 包涵体、变性珠蛋白小体高铁血红蛋白还原试验、红细胞渗透脆性试验（开始溶血）、红细胞渗透脆性试验（完全溶血）、G-6-PD 荧光斑点试验、异丙醇、血红蛋白 A2 测定、抗碱血红蛋白测定、微量血红蛋白电泳	溶血性贫血筛查

检测名称	检测项目	临床意义
凝血因子 8 项	外源性凝血因子 Ⅱ、Ⅴ、Ⅶ、Ⅹ,内源性凝血因子 Ⅷ、Ⅸ、Ⅺ、Ⅻ	凝血因子缺乏的筛检试验
髓系血液疾病 248 种基因突变	髓系血液疾病 34 种高频基因突变	全面地了解髓系血液疾病中的基因突变,有助于更精细地诊断分型、评估预后和制订个体化的治疗方案
维生素 K_1	维生素 K_1	颅内缺血、肠炎、肝病、表皮松解症;血管钙化、颅内出血、维生素 K 缺乏性出血症;新生儿高胆红素血症,特异性体质老人溶血性贫血、过敏性皮炎
维生素 B_9	维生素 B_9	巨幼红细胞性贫血;高同型半胱氨酸血症;妊娠高血压综合征;流产、早产、胎儿神经血管畸形、唐氏综合征;胎儿发育迟缓、低出生体重、孕期妇女体内缺锌
维生素 B_{12}	维生素 B_{12}	巨红细胞性贫血(恶性贫血),脊髓变形,手脚麻木和刺痛、神经和周围神经退化;牙龈出血以及恶心、食欲不振、体重减轻;胎儿短肢畸形、神经感觉功能障碍、加重肝肾负担儿童骨病、结石、痛风、恶心
维生素 C	维生素 C	坏血症;骨骼改变、口疮和口腔溃疡、牙龈出血、牙齿松动、皮肤色素沉着;儿童骨病、结石、痛风、恶心

血液系统疾病

续表

检测名称	检测项目	临床意义
人类 T 细胞白血病抗体	HTLV-Ⅰ型、HTLV-Ⅱ型	可辅助淋巴细胞白血病及毛细胞白血病的诊断
促红细胞生成素	促红细胞生成素	辅助贫血的诊断、鉴别诊断辅助临床判断白血病的分期,提供是否有复发的相关信息
铁蛋白	铁蛋白	增高提示溶血性贫血、再生障碍性贫血、反复输血、肝炎等;降低提示缺铁性贫血、铁供应不足等
外源性凝血因子	外源性凝血因子	凝血因子缺乏的筛检试验
血管性血友病因子抗原	血管性血友病因子抗原	对血友病甲及血管性假血友病的鉴别诊断具有重要意义
血红蛋白电泳	血红蛋白电泳	HbA2 增高提示 β 珠蛋白生成障碍性贫血、β 链异常的不稳定血红蛋白病以及巨幼细胞性贫血;HbA2 降低提示缺铁性贫血
血清铁、总铁结合力	总铁结合力	与铁结合判断,增高提示慢性感染、肾脏疾病或肝硬化等,贫血患者若血清铁升高而总铁结合力降低,提示血红蛋白合成障碍
血小板膜表面抗体 A(IgA、IgD、IgG、IgM)	血小板膜表面抗体 A	特发性血小板减少性紫癜重要诊断指标之一

血液系统疾病

续表

	检测名称	检测项目	临床意义
血液系统疾病	彗星实验＋染色体畸变套系	彗星实验＋染色体畸变检测	先天性遗传染色体不稳定综合征的患者和疑似患者的临床辅助诊断（如再障、范可尼贫血等）
内分泌系统疾病	17α 羟孕酮（17α-OHP）	17α 羟孕酮（17α-OHP）	增高见于先天性肾上腺皮质增生等
	17-羟皮质类固醇（17-OH）	17-羟皮质类固醇（17-OH）	增高提示肾上腺皮质功能亢进、肾上腺皮质增生、肾上腺皮质肿瘤、甲状腺功能亢进、严重刺激和创伤、肥胖病、胰腺炎等；降低提示肾上腺皮质功能减退、垂体前叶功能低下、肾上腺切除术后、甲状腺功能减低等
	17-酮类固醇（17-KS）	17-酮类固醇（17-KS）	增高提示肾上腺皮质功能亢进、肾上腺皮质增生、肾上腺皮质肿瘤、甲状腺功能亢进、严重刺激和创伤、肥胖病、胰腺炎等；降低提示肾上腺皮质功能减退、垂体前叶功能低下、肾上腺切除术后、甲状腺功能减低等
	25-羟维生素 D 的 3 项检测	25-羟维生素 D_2、25-羟维生素 D_3、25-羟维生素 D	辅助诊断骨质疏松症、维生素 D 缺乏或过剩导致的钙代谢异常，监测服用维生素 D 的患者疗效
	DSD 相关类固醇激素检测	E2、FSH、LH、TST	儿童性发育障碍

	检测名称	检测项目	临床意义
内分泌系统疾病	维生素 D_2、维生素 D_3	维生素 D_2、维生素 D_3	肥胖、皮炎、哮喘、自闭症、支气管炎、肠衰竭、生长障碍、糖尿病、败血症;引起钙、磷代谢紊乱以及损害骨骼健康,肌无力、佝偻病、骨质疏松、松软骨、抵抗力下降;高钙血症、软组织及血管钙化、肾钙质沉淀;肌肉无力、关节疼痛、运动失调
	睾酮(血液)	脱氢表雄酮	增高提示肾上腺性征综合征、多毛症、多囊卵巢综合征等;降低提示高脂血症、精神失常等
	多种类固醇激素检测	皮质酮、皮质醇、可的松、脱氧可的松、脱氧皮质酮、21-脱氧皮质醇、醛固酮、孕烯醇酮、孕酮(黄体酮)、17-羟孕烯醇酮、17-α-羟孕酮、11-α-羟孕酮、脱氢表雄酮、睾酮、雄烯二酮、双氢睾酮、雄酮、雌酮、雌二醇、雌三醇	用于多种内分泌疾病的诊断及鉴别诊断
	串联质谱遗传代谢病	串联质谱遗传代谢病	遗传代谢病在新生儿时期常没有特别的临床表现,一旦出现异常,孩子已经造成智力和身体不可逆转的损害;对于新生儿的检测,有助于在症状发生前及时诊断,通过饮食调整、药物等治疗措施避免造成智力和身体的终身残疾,让疾病得以治愈或控制

	检测名称	检测项目	临床意义
内分泌系统疾病	促甲状腺激素	促甲状腺激素	判断甲状腺功能状态
	促甲状腺素受体抗体	促甲状腺素受体抗体	主要见于 Graves 病，其他自身免疫性甲状腺疾病如桥本氏甲状腺炎、亚急性甲状腺炎等也可阳性
	抗甲状腺过氧化物酶抗体	抗甲状腺过氧化物酶抗体	增高提示慢性淋巴细胞性甲状腺炎、自身免疫性甲状腺炎、甲减、亚急性甲状腺炎、甲状腺癌等
	胰岛素样生长因子结合蛋白-3	胰岛素样生长因子结合蛋白-3	对生长紊乱的评估起辅助作用
	胰岛素样生长因子-1	胰岛素样生长因子-1	对生长紊乱，巨人症和肢端肥大症的评估起辅助作用
	生长激素（空腹）	生长激素	增高提示肢端肥大症、巨人症、急性疾病、外科手术、灼伤、低血糖等。降低提示垂体性矮小症、腺垂体功能减低症、高血糖、皮质醇增多症等
	糖尿病抗体谱	糖尿病抗体 5 项检测	与 1 型糖尿病高度相关，联合检测对糖尿病的分型诊断、预测及提高检出率有重要的临床意义。临床上用于辅助诊断自身免疫性糖尿病
	脱氢表雄酮及硫酸酯	脱氢表雄酮及硫酸酯	增高提示肾上腺性征综合征、多毛症、多囊卵巢综合征等；降低提示高脂血症、精神失常等

	检测名称	检测项目	临床意义
内分泌系统疾病	香草扁桃酸（随机尿）	香草扁桃酸含量测定	鉴别诊断（神经节细胞瘤和其他恶性肿瘤），判断疗效和监测复发
	香草苦杏仁酸	香草苦杏仁酸	增高提示肾上腺皮质功能亢进、肾上腺皮质增生、肾上腺皮质肿瘤、甲状腺功能亢进、严重刺激和创伤、肥胖病、胰腺炎等；降低提示肾上腺皮质功能减退、垂体前叶功能低下、肾上腺切除术后、甲状腺功能减低等
	儿茶酚胺	多巴胺	增高提示精神错乱、恐惧、幻觉、恶心、呕吐等，降低提示帕金森病等
		肾上腺素	增高提示持续刺激神经、精神紧张、寒冷、长期给予利血平治疗、嗜铬细胞瘤等
		去甲肾上腺素	增高提示于持续刺激神经、精神紧张、寒冷、长期给予利血平治疗、嗜铬细胞瘤等
免疫系统疾病	T细胞受体基因重排	T细胞受体基因重排	有助于T淋巴细胞增殖性疾病的鉴别诊断和疗效监测
	自然杀伤细胞活性测定	自然杀伤细胞活性测定	转染荧光细胞株结合流式细胞计数检测自然杀伤细胞活性，及时送检有助于HLH的早期诊断

续表

检测名称	检测项目	临床意义
抗乙酰胆碱受体抗体检测	抗乙酰胆碱受体抗体	血清症肌无力的血清学检测必不可少的指标
可溶性 CD25 水平检测	可溶性白细胞介素-2 受体	机体内非常重要的免疫抑制因子。可有效反映 T 细胞活化程度以及机体免疫功能受抑制的程度
寡克隆 IgG 区带电泳（血清＋脑脊液）	寡克隆 IgG 区带电泳分析	辅助诊断多发性硬化、吉兰巴雷综合征、视神经脊髓炎等脱髓鞘疾病；提示血脑屏障受损情况
狼疮抗凝物	狼疮抗凝物抗体（抗磷脂抗体）	可见于 SLE、自发性流产、多发性血栓形成、血小板减少以及药物所导致的免疫反应
淋巴瘤快速 FISH 检测	实体瘤 FISH	肿瘤诊断与鉴别诊断；为临床提供治疗方案的选择
淋巴细胞亚群	淋巴细胞亚群	监测和反映患者的免疫功能
HLA 抗体套餐检测	特异性抗体（HLA-Ⅰ、HLA-Ⅱ、HLA-MICA）检测	移植术前检测
Ig 基因重排	Ig 基因重排	有助于 B 淋巴细胞增殖性疾病的鉴别
免疫球蛋白轻链 κ、λ（尿、血）	免疫球蛋白轻链 κ、λ（尿、血）	增高见于多发性骨髓瘤、巨球蛋白血症、自身免疫性疾病等
抗 β_2 糖蛋白 1 抗体	抗 β_2 糖蛋白 1 抗体	系统性红斑狼疮的辅助诊断

（免疫系统疾病）

	检测名称	检测项目	临床意义
免疫系统疾病	抗核抗体 2 项	抗核抗体 IgG、抗双链 DNA 抗体 IgG	自身免疫性肝病的辅助诊断
	抗核抗体谱	类风湿因子,抗核抗体 IgG（ANAIgG）,抗 SmD1 抗体,抗双链 DNA 抗体 IgG,抗 SS-A/Ro 60KD 抗体,抗 SS-A/Ro 52KD 抗体,抗 SS-B/La 抗体,抗 U1-snRNP 抗体,抗 ScL-70 抗体,抗 Jo-1 抗体,抗着丝点 B 抗体	自身免疫性疾病的辅助诊断
	抗肌炎抗体谱 26 项	抗 Mi-2α 抗体 IgG,抗 MI-2β 抗体 IgG,抗 NXP-2 抗体 IgG,抗 TIF1-γ 抗体 IgG,抗 SAE1 抗体 IgG,抗 SAE2 抗体 IgG,抗 MDA-5 抗体 IgG,抗 SRP 抗体 IgG,抗 HMGCR 抗体 IgG,抗 Jo-1 抗体 IgG,抗 PL-7 抗体 IgG,抗 PL-12 抗体 IgG,抗 EJ 抗体 IgG,抗 OJ 抗体 IgG,抗 KS 抗体 IgG,抗 Zo-α 抗体 IgG,抗 Zo-β 抗体 IgG,抗 Ha/Tyr 抗体 IgG,抗 cN1A 抗体 IgG,抗 PM-Scl 75 抗体 IgG,抗 PM-Scl 100 抗体 IgG,抗 Ku 抗体 IgG,抗 RO-52 抗体 IgG,抗 Th/To 抗体 IgG,抗 Fibrillarin 抗体 IgG,抗 NOR90 抗体 IgG	用于特发性炎性肌病的辅助支持诊断
	bcl-2/JH 基因重排定性	*bcl-2/JH* 基因重排定性	用于鉴别诊断滤泡性淋巴瘤和其他 B 细胞淋巴瘤,是预后不良的标志

续表

检测名称	检测项目	临床意义
血细胞簇分化抗原	CD3、CD4、CD8、CD19、CD16、CD56	监测和反映患者的免疫功能
抗内皮细胞抗体	抗内皮细胞抗体	主要见于原发性自身免疫性血管炎,还可见于川崎病、血管炎相关自身免疫性疾病
抗内因子抗体	抗内因子抗体	用于萎缩性胃炎及恶性贫血的辅助诊断
抗平滑肌抗体	抗平滑肌抗体	急性和慢性肝炎、传染性单核细胞增多症、类风湿性关节炎、肺炎支原体肺炎等
抗人球蛋白试验	直接抗人球蛋白试验、直接抗人球蛋白试验 IgG、直接抗人球蛋白试验 C3、间接抗人球蛋白试验	用于新生儿溶血病、自身免疫性溶血性贫血诊断,药物致敏性红细胞及溶血性输血反应观察,辅助诊断自身免疫性溶血性贫血及药物引发的溶血性贫血冷凝集综合征、阵发性睡眠性血红蛋白尿症、新生儿同种免疫溶血
肿瘤坏死因子 α	肿瘤坏死因子 α	指导临床治疗方案的选择
肿瘤特异生长因子	肿瘤特异生长因子	可以对全身各系统、各脏器、各组织来源的肿瘤起到联合检测的效果
转铁蛋白	转铁蛋白	增高提示怀孕后期、口服避孕药、血清铁缺乏等;降低提示蛋白质丢失性疾病、严重肝病(如肝硬化)等
炎症因子 3 项	白介素-1β、白介素-10、肿瘤坏死因子 α	免疫性疾病、原发性或者继发性肾小球疾病、肿瘤、重症感染、器官移植排异

左侧合并单元格:免疫系统疾病

	检测名称	检测项目	临床意义
免疫系统疾病	人补体因子	补体成分3、补体成分4	C3增高提示组织损伤、炎症、感染、胆道梗阻等；降低提示脂肪代谢障碍、肾炎、类风湿性关节炎等；C4增高提示硬皮病、皮肌炎、感染、各种恶性肿瘤等；降低提示遗传性血管神经性水肿、类风湿性关节炎等
	人组织相容性抗原分型与配型	人组织相容性抗原分型与配型（高分辨）	用于器官移植前的配型
	特异性抗体检测	群体反应抗体定量	移植术前检测
	铜蓝蛋白	铜蓝蛋白	增高提示炎症、创伤、心肌梗死、感染、肿瘤等
	维生素 B_1	维生素 B_1	脚气病；周围神经炎；厌食、腹胀、消化不良、便秘；心脏功能失调
	维生素 B_2	维生素 B_2	舌炎、口角炎、眼结膜炎和阴囊炎、脂溢性皮炎；妊娠妇女缺铁性贫血；肾小管堵塞
	维生素 B_3	维生素 B_3	糙皮病；皮炎、口腔溃疡、褥疮；严重缺乏可致精神错乱、定向障碍、癫痫；肝损伤、皮肤红疹
	维生素 B_5	维生素 B_5	低血糖症；痛风或风湿性关节炎；血液及皮肤异常、疲倦、忧郁、失眠、食欲不振、消化不良，易患十二指肠溃疡；胎儿短肢畸形与感觉性周围神经病

续表

	检测名称	检测项目	临床意义
免疫系统疾病	维生素 B$_6$	维生素 B$_6$	慢性炎症；中枢神经系统、造血系统、皮肤等一系列损害；尤其是老年人，会造成同型半胱氨酸浓度升高；失眠，引起严重的神经感觉异常，进行性步态不稳
	维生素 B$_7$	维生素 B$_7$	皮炎、湿疹、生长迟缓、脱发
	小脑抗体谱 16 项检测(脑脊液)	小脑抗体谱 16 项检测	用于辅助诊断自身免疫性小脑炎
	过敏原谱(吸入组过敏原与食物组过敏原)	吸入组过敏原：树组合(柳树、杨树、榆树)、普通豚草、艾蒿、尘螨组合(屋尘螨、粉尘螨)、屋尘、猫毛、狗上皮、蟑螂、霉菌组合(点青霉、分枝孢霉、烟曲霉、交链孢霉)。食物组过敏原：鸡蛋白、牛奶、花生、黄豆、牛肉、羊肉、海鱼组合（龙虾、扇贝、鲑鱼）、虾、蟹	过敏性疾病的辅助诊断
	免疫细胞功能评估基础版	Ber-EP4	广谱表达于上皮细胞，高表达于鳞状细胞癌
		CD45	鉴别淋巴瘤和非造血组织肿瘤
		CEA mono	标记上皮性肿瘤，尤其腺上皮来源的腺癌
		CK5、CK6	主要在皮肤的基底细胞、间皮细胞和部分前列腺基底细胞上表达。常见于鳞癌、基底细胞癌、恶性间皮瘤、膀胱移行上皮癌和唾液腺肿瘤等的诊断

	检测名称	检测项目	临床意义
免疫系统疾病	免疫细胞功能评估基础版	CK7	腺癌和移行上皮细胞癌的特异性标记,腺癌中卵巢、乳腺、肺的腺癌为＋,胃肠道腺癌为－
		CK8	表达于腺癌和导管癌,鳞状细胞癌一般不表达
		CK8/18	表达于腺癌,鳞状细胞癌一般不表达
		CK19	表达于单层上皮,主要是腺上皮,用于腺癌诊断;不表达于肝癌,可用于肝癌和转移性腺癌的鉴别诊断
		CK20	表达于结直肠癌、导管腺癌、胆囊腺癌、默克尔细胞癌、小肠类癌、卵巢黏液性腺癌
		CKH(34βE12)	表达于鳞状上皮、导管上皮和其他复层上皮
		CKL(35βE11)	几乎可以标记所有非鳞状上皮,尤其各种单层管状腺上皮
		CK pan(AE1/AE3)	标记上皮及上皮来源的肿瘤
		EMA	广谱上皮标记物
		Ki-67	细胞增殖标记物,与分化、浸润及预后相关,应用广泛
		OSCAR	广谱上皮细胞标记物
		P63	在许多上皮细胞的基底层中高表达

	检测名称	检测项目	临床意义
免疫系统疾病	免疫细胞功能评估基础版	S-100	主要存在于神经组织、垂体、颈动脉、肾上腺髓质、唾液腺、少数间叶组织,可用于胶质细胞瘤、室管膜瘤、神经母细胞瘤、神经鞘瘤、恶性黑色素细胞瘤、脂肪肉瘤的诊断和鉴别诊断
		SMA	标记平滑肌、肌上皮细胞及其来源肿瘤
		Vimentin	特异性较差,在非肿瘤性上皮组织中很容易表达,可作为内参对照
	抗肌炎抗体谱	抗 Mi-2α 抗体 IgG、抗 MI-2β 抗体 IgG、抗 NXP-2 抗体 IgG、抗 TIF1-γ 抗体 IgG、抗 SAE1 抗体 IgG、抗 SAE2 抗体 IgG、抗 MDA-5 抗体 IgG、抗 SRP 抗体 IgG、抗 HMGCR 抗 IgG、抗 Jo-1 抗体 IgG、抗 PL-7 抗体 IgG、抗 PL-12 抗体 IgG、抗 EJ 抗体 IgG、抗 OJ 抗体 IgG、抗 KS 抗体 IgG、抗 Zo-α 抗体 IgG、抗 Zo-β 抗体 IgG、抗 Ha/Tyr 抗体 IgG、抗 cN1A 抗体 IgG、抗 PM-Scl 75 抗体 IgG、抗 PM-Scl 100 抗体 IgG、抗 Ku 抗体 IgG、抗 RO-52 抗体 IgG、抗 Th/To 抗体 IgG、抗 Fibrillarin 抗体 IgG	用于特发性炎性肌病 IIM 的辅助支持诊断

	检测名称	检测项目	临床意义
生殖系统疾病	Y 染色体微缺失	Y 染色体微缺失	检测因 Y 染色体上基因位点的微缺失而导致的先天性不育
	ABO 滴度（抗 A、抗 B）	女方滴度（抗 A、抗 B）	对怀疑有可能发生新生儿溶血病的妇女进行的孕前和产前检测
	抗滋养层细胞抗体 IgM	抗滋养层细胞抗体 IgM	反复流产患者的辅助诊断指标
	抗子宫内膜抗体	抗子宫内膜抗体 IgG	免疫性不孕不育的辅助诊断,是子宫内膜异位症和继发性不孕患者诊断及疗效观察的有效指标
	流产物的全基因组芯片检测	流产物的全基因组芯片	作为染色体异常导致的自然流产胚胎停育的辅助诊断
	抗精子抗体 IgM	抗精子抗体 IgM	免疫性不孕不育的辅助诊断,对临床不孕症的诊断治疗,预后判断是较有价值的指标
	抗卵巢抗体 IgM	抗卵巢抗体 IgM	卵巢早衰、不孕、月经紊乱、继发闭经和原因不明绝经的辅助诊断
	遗传疾病全外显子测序分析（含 CNV-seq）	遗传疾病全外显子测序分析（含 CNV-seq）	患者全外显子组遗传性疾病检测及低深度染色体数目异常及结构异常检测

续表

	检测名称	检测项目	临床意义
生殖系统疾病	叶酸代谢能力	*MTHFR* 基因突变	检测叶酸代谢能力,针对叶酸代谢障碍高危人群采取干预措施,有效预防神经管畸形、先天心脏病、唐氏综合征等出生缺陷以及妊高征等孕期疾病,同时叶酸也与心脑血管疾病、男性不育密切相关
	外周血染色体核型分析	外周血染色体核型分析	有助于诊断各种染色体异常引起的习惯性流产、死胎畸胎、不孕不育、遗传性疾病等
	雄烯二酮	雄烯二酮	增高提示女性多毛症、痤疮、先天性肾上腺皮质增生、肾上腺皮质肿瘤、多囊卵巢综合征等;降低提示肾上腺皮质功能减退症、卵巢功能减退症、镰状红细胞性贫血等
	不孕不育抗体检测	抗子宫内膜抗体	免疫性不孕不育的辅助诊断,是子宫内膜异位症和继发性不孕患者诊断及疗效观察的有效指标。IgG、IgM 代表既往或近期指标
		抗精子抗体	免疫性不孕不育的辅助诊断,对临床不孕症的诊断治疗,预后判断是较有价值的指标
		抗心磷脂抗体	与复发流产、死胎及全身性红斑狼疮、神经梅毒等神经系统疾病关系密切
		抗卵巢抗体	卵巢早衰、不孕、月经紊乱、继发闭经和原因不明绝经的辅助诊断

	检测名称	检测项目	临床意义
生殖系统疾病	不孕不育抗体检测	抗滋养层细胞抗体	反复流产患者的辅助诊断指标
		抗人绒毛膜促性腺激素抗体	先兆流产、绒毛膜上皮癌、葡萄胎、宫外孕的辅助诊断
		抗透明带抗体	不孕症、卵巢功能早衰的辅助诊断
消化系统疾病	大肠癌基因无创筛查	大肠癌基因	大肠癌基因突变筛查
	粪便钙卫蛋白检测	粪便钙卫蛋白	明确肠道是否有炎症
	粪便乳铁蛋白检测	粪便乳铁蛋白	检测肠道炎症和小肠炎症、炎症性肠病
神经系统疾病	抗 NF155 抗体检测	NF155 IgG4	辅助诊断慢性炎症性脱髓鞘性多发神经病及中枢和周围神经系统联合,脱髓鞘疾病
	抗 NF186 抗体检测	NF186 抗体 IgG	
	抗 CNTN1 抗体检测	CNTN1 抗体 IgG	
	抗 CNTN2 抗体检测	CNTN2	
	抗 CASPR1 抗体检测	CASPR1	
	中枢神经脱髓鞘 6 项抗体检测(转染细胞法)	AQP4、 MBP、 MOG、GFAP、AQP1、Flotillin-1/2	用于视神经脊髓炎,长节段性横贯性脊髓炎及 NMO 谱系病及多发性硬化的辅助诊断及鉴别诊断

续表

	检测名称	检测项目	临床意义
神经系统疾病	周围神经病 17 项抗体检测（血清）	GM1、GM2、GM3、GM4、GD1a、GD1b、GD2、GD3、GT1a、GT1b、GQ1b、sulfatide、NF155、NF186、CNTN1、CNTN2、CASPR1	用于 GBS、米勒-费希尔综合征、感觉性神经病及慢性炎症性脱髓鞘性多发性神经病的辅助诊断
	抗神经细胞抗体谱	抗 NMDAR、AMPA1、AMPA2、LGI1、抗 CASPR2、GABAB、DPPX、IgLON5、AQP4MOG、GQ1b 抗体 IgG	抗 NMDAR 脑炎、Bickerstaff 脑干脑炎、抗 DPPX、抗 IgLON5 抗体相关自身免疫性脑炎与视神经脊髓炎谱系疾病的诊断和鉴别诊断
	神经疾病检查	AchR、MuSK、Titin、VGCC、GM1、GM2、GM3、GD1a、GD1b、GT1b、GQ1b、GT1a、GM4、CD2、CD3、Sulfatides、神经元特异性烯醇化酶	重症肌无力、肌无力综合征的辅助及鉴别诊断，伴有胸腺瘤晚发型重症肌无力辅助筛查；用于 GBS、米勒-费希尔综合征、感觉性神经病的辅助诊断；脑梗死和神经胶质瘤的辅助诊断
	水通道蛋白 4 抗体检测（血清）	抗 AQP4/NMOIg 抗体 IgG	用于视神经脊髓炎、长节段性横贯性脊髓炎及 NMO 谱系病的辅助诊断及鉴别诊断
肾脏疾病	抗肾小球基底膜抗体定量检测	抗肾小球基底膜抗体	抗肾小球基底膜抗体是抗基底膜抗体型肾小球肾炎特异性抗体，包括肺出血炎综合征、急进型肾小球肾炎及免疫复合物型肾小球肾炎，还见于药物诱导的间质性肾炎
	抗磷脂酶 A2 受体定量检测	抗磷脂酶 A2 受体定量检测	原发性膜性肾病的诊断及鉴别诊断，疾病活动度及疗效检测，肾移植患者复发风险评估

	检测名称	检测项目	临床意义
肾脏疾病	尿 β_2 微球蛋白	尿 β_2 微球蛋白	用于肾功能的评价和辅助诊断
骨科疾病	总 25-羟维生素 D 浓度	25-羟维生素 D	辅助诊断骨质疏松症、维生素 D 缺乏或过剩导致的钙代谢异常,监测服用维生素 D 的患者疗效
	总 I 型胶原氨基端延长肽	总 I 型胶原氨基端延长肽	骨质疏松
	骨标志物 5 项	I 型胶原氨基末端肽;骨钙素;β-胶原降解产物;25-羟维生素 D3;全段甲状旁腺素	评估骨折风险,了解骨质疏松症病情进展、辅助选择药物、监测疗效
感染性疾病	Xpert MTB/RIF 检测	Xpert MTB/RIF 检测	检测结核分枝杆菌感染,检测是否对利福平耐药
	肠道病毒通用型核酸(定性)	肠道病毒通用型核酸(定性)	肠道病毒感染的辅助诊断。肠道病毒包括脊髓灰质炎病毒、埃可病毒、柯萨奇病毒和新型肠道病毒
	1-3-β-D 葡聚糖动态定量检测	真菌 D 葡聚糖试验	适用于除隐球菌和毛霉菌外的所有酵母菌和真菌感染的早期诊断,尤其是念珠菌和曲霉菌
	1-3-β-D 葡聚糖动态定量检测+曲霉菌免疫学试验	真菌 D 葡聚糖试验+曲霉菌免疫学试验	适用于侵袭性曲霉菌感染的诊断

续表

	检测名称	检测项目	临床意义
感染性疾病	EBV 核酸定量检测	EBV 核酸	阳性提示 EBV 感染
	维生素 A	维生素 A	孤独症、肺炎、早期发育迟缓、皮炎、贫血、视神经病变、脓毒症、夜盲症、睡眠障碍；消化道或呼吸道感染；皮肤干燥、毛囊角化、黏膜功能障碍；体液免疫和细胞免疫异常；引起中毒，颅内压升高，转移性骨痛伴软组织肿胀、血钙及尿钙升高、肝脾肿大
	维生素 E	维生素 E	败血症、呼吸道感染、糖尿病、能量代谢失调、脓毒症、焦虑、握力下降；早产儿局限性浮肿、贫血；血栓性静脉炎、头痛、呕吐、疲乏、凝血功能受损、增加出血的风险
	丙肝病毒基因分型	丙肝病毒基因分型	指导临床用药；判断疗效；预测疾病转归、判断预后
	结核杆菌蛋白芯片	结核杆菌蛋白芯片(LAM)，结核杆菌蛋白芯片(16KDa)，结核杆菌蛋白芯片(38KDa)	LAM、38KDa 任意 1 项指标阳性，提示患者体内有结核分枝杆菌抗体；仅 16KDa 阳性，提示患者体内有结核分枝杆菌抗体，但不排除卡介苗接种的影响，需要结合其他信息进一步确认；3 项均为阳性，提示患者体内有结核分枝杆菌抗体；3 项均为阴性，提示患者未被结核分枝杆菌感染

	检测名称	检测项目	临床意义
感染性疾病	结核感染 T 细胞	结核感染 T 细胞	辅助诊断结核杆菌的感染情况；结核病高危人群的筛查
	巨细胞病毒 DNA（定量）	巨细胞病毒 DNA（定量）	阳性提示巨细胞病毒感染
	EBV 抗体全套	EBV 病毒衣壳抗原抗体 IgA、EBV 衣壳抗原抗体 IgG、EBV 衣壳抗原抗体 IgM、EBV 早期抗原抗体 IgG、EBV 核抗原抗体 IgG	鼻咽癌、传染性单核细胞增多症等的辅助诊断
	风疹病毒核酸 RNA	风疹病毒核酸 RNA	风疹病毒感染诊断
	肥达试验	肥达反应	用于伤寒的诊断与鉴别诊断
	感染病原体宏基因组检测	所有病原体的核酸	病原体鉴别诊断
	单纯疱疹病毒	单纯疱疹病毒 Ⅰ + Ⅱ 型 DNA（定性）	阳性提示单纯疱疹病毒感染
	乙肝耐药全基因测序及基因分型	乙肝耐药全基因测序及基因分型	检测是否出现 HBV 耐药突变株，有助于及时调整治疗方案
	乙型肝炎病毒基因分型 A-J 型（测序法）	乙型肝炎病毒基因分型 A-J 型	指导临床用药、判断疗效、预测疾病转归及判断预后

续表

	检测名称	检测项目	临床意义
感染性疾病	隐球菌荚膜抗原定量	隐球菌荚膜抗原定量	适用于隐球菌感染的辅助诊断
	弓形虫核酸检测	弓形虫核酸检测	辅助诊断弓形虫感染
	丝虫病检测	丝虫病检测	辅助诊断丝虫感染
	脑脊液 14-3-3 蛋白检测（免疫印迹）	脑脊液 14-3-3 蛋白检测	脑组织中大量神经元破坏导致 14-3-3 蛋白释放至脑脊液,可作为临床诊断可疑 CJD 患者的特异性客观指标
	曲霉菌免疫学试验	曲霉菌免疫学试验	适用于侵袭性曲霉菌感染的诊断
	人乳头瘤病毒基因分型（Lumine×液相芯片法）	人乳头瘤病毒 24 种分型	检测 17 种高危亚型和 7 种低危亚型 HPV 感染
	人细小病毒 B19 IgM	细小病毒 B19 抗体 IgM	阳性提示人细小病毒 B19 近期感染
	水痘-带状疱疹病毒核酸	VZV-DNA 定性;水痘-带状疱疹病毒核酸 DNA	水痘-带状疱疹病毒感染诊断
	细小病毒 B19 DNA（定量）	细小病毒 B19 DNA（定量）	阳性提示人细小病毒 B19 感染
	心肌病毒抗体	心肌病毒抗体	病毒性心肌炎的早期诊断及指导用药等
	寄生虫全套	相关寄生虫的免疫学检测(血吸虫、肺吸虫、囊虫、旋毛虫、肝吸虫、裂头蚴、包虫)	检测寄生虫病原体抗体

检测名称	检测项目	临床意义
儿童实体瘤全基因组芯片检测	儿童实体瘤全基因组芯片检测	通过检测染色体变异,辅助儿童实体瘤诊断、预后分层和指导用药
儿童血液肿瘤全转录组测序分析	儿童血液肿瘤全转录组测序分析	对患者进行全转录组水平检测,辅助筛查血液肿瘤疾病相关融合基因及基因突变
细胞角蛋白19片段(CYFRA21-1)	细胞角蛋白19片段(CYFRA21-1)	非小细胞肺癌特异性标志物
融合基因定性(全转录组)(1个)	血液肿瘤全转录组测序	对患者进行全转录组水平检测,辅助筛查血液肿瘤疾病相关融合基因及基因突变
人附睾蛋白4	人附睾蛋白4	评估上皮性卵巢癌发病风险
血液肿瘤全外显子测序分析(含CNV-seq)	血液肿瘤全外显子测序分析	1.利用血液肿瘤全外显子测序分析和血液肿瘤转录组测序分析 2.帮助全面检测血液肿瘤相关的已知、新发、常见、罕见的基因突变与融合基因,帮助改善血液肿瘤的预后评价 3.检测内容涵盖靶向、化疗药物等信息,动态更新,辅助临床决策,帮助预测疾病进展及不同疗法的反应 4.包含血液肿瘤遗传风险相关的基因检测,帮助临床提示遗传风险信息 5.帮助发掘更多潜在致病、治疗靶点

左侧纵向表头:肿瘤筛查

续表

	检测名称	检测项目	临床意义
肿瘤筛查	角蛋白 18-3A9	角蛋白 18-3A9	对胃癌、膀胱癌、胆管癌等肿瘤的早期筛查
	硫氧还蛋白还原酶	硫氧还蛋白还原酶	肿瘤的超早期预警、恶性肿瘤的辅助诊断、肿瘤的疗效评估
	角蛋白 19-2G2	角蛋白 19-2G2	对肺癌、膀胱癌、食管癌等肿瘤的早期筛查
染色体遗传性疾病	*ATP7B* 基因热点突变	*ATP7B* 基因(或 *WD* 基因)突变 4 个外显子 8,12,13,16	Wilson 病是一种铜代谢障碍的常染色体隐性遗传病,通过基因检测,辅助诊断 Wilson 病,对患者直系亲属进行筛查
	黑斑息肉综合征(*PJS*)*STK11* 基因突变	*STK11* 基因突变检测	*STK11* 胚系突变作为 PJS 的分子基础,是该疾病的重要致病基因,通过 *STK11* 基因突变检测辅助诊断 PJS
	遗传性帕金森和肌张力障碍、ALS、痴呆相关 panel 检测	遗传性帕金森和肌张力障碍、肌萎缩性侧索硬化症、痴呆相关 panel 检测	用于遗传性帕金森和肌张力障碍、肌萎缩性侧索硬化症、痴呆的筛查
	遗传性血液和免疫系统疾病基因检测	基因检测	1.确诊胚系易感的髓系肿瘤 2.决定治疗策略:对于难治、复发或具有高危因素的血液肿瘤,如果一类遗传易感基因变异较多者通常化疗治愈率低,应选择 Allo-HSCT 建立正常的造血及免疫系统以提高治愈率 3.选择供者:选择遗传背景较优的亲缘供者,如果没有适宜的亲缘供者则选择非血缘供者

	检测名称	检测项目	临床意义
染色体遗传性疾病	尿有机酸气相质谱	气相色谱质谱遗传代谢病	辅助诊断遗传代谢病
	全外显子	全外显子基因检测WES,全外显子携带者筛查（2人），遗传病CNVseq检测,医学外显子5000种遗传病,医学外显子5000种携带者筛查(2人),人类全基因组测序	遗传性疾病筛查
	人类白细胞抗原检测	人类白细胞抗原检测	辅助鉴别诊断强直性脊柱炎及其他腰腿疼痛性疾病
	神经递质套餐1质谱法(血浆＋随机尿)	血:多巴胺、肾上腺素、去甲肾上腺素、甲氧肾上腺素、甲氧去甲肾上腺素、3-甲氧酪胺、5-羟色胺、谷氨酸、酪氨酸、色氨酸、γ氨基丁酸;尿:多巴胺、肾上腺素、去甲肾上腺素、肾上腺素、甲氧去甲肾上腺素、香草扁桃酸、高香草酸、5-羟吲哚乙酸	辅助诊断遗传病
药物浓度	丙戊酸钠血药浓度	药物浓度检测	丙戊酸钠临床用药检测
	FK506血药浓度(峰值)(他克莫司)	FK506(峰值)	FK506临床用药监测

续表

检测名称	检测项目	临床意义
FK506 血药浓度(谷值)(他克莫司)	FK506(谷值)	FK506 临床用药监测
地高辛	地高辛	通过对药物浓度的测定,有助于临床调整药物剂量,避免药物过量引起的中毒或药物不足而不能达到预期治疗效果,从而提高临床疗效
药物浓度 环孢素 A 血药浓度	环孢素 A 血药浓度(峰值);环孢素 A 血药浓度(谷值)	通过对药物浓度的监测,有助于临床调整药物剂量,避免药物过量引起中毒或药物不足而不能达到预期的治疗效果,从而提高临床疗效
氨甲蝶呤	氨甲蝶呤	药物浓度监测
尼罗替尼	尼罗替尼	抗肿瘤治疗药物浓度测定(慢性髓性白血病)
泊沙康唑血药浓度(质谱法)	泊沙康唑	抗真菌类治疗药物浓度测定(念珠菌感染:念珠菌病、珠菌菌血症、念珠菌性心内膜炎。曲霉菌感染:侵袭性曲霉菌病)